让现代生命科学之光，照亮中医医技传承之未来。

《低频电磁生物传导技术与疼痛治疗》编委会

著　　者：王一飞　吴国宪

选题策划：广东省生物医学工程学会

医学顾问：刘义海　翁宗奕　潘振辉　黎　程

孙鸿涛　叶德宣　宋成宪

技术提供：广州三得医疗科技有限公司

编　　辑：高海飚　蔡超嘉

审　　订：齐守魁　吴晓阳

装帧设计：鄂卓·索伦图　吴晓虹

插图绘制：高　峡　吴晓虹　李振方

中医医技与大健康丛书
Skills of traditional Chinese medicine & Health

现代生命科学+中医医技的创新应用

低频电磁生物传导技术与疼痛治疗

王一飞　吴国宪　◎著

暨南大學出版社
JINAN UNIVERSITY PRESS

中国·广州

图书在版编目（CIP）数据

低频电磁生物传导技术与疼痛治疗/王一飞，吴国宪著．—广州：暨南大学出版社，2016. 7

（中医医技与大健康丛书）

ISBN 978 – 7 – 5668 – 1865 – 2

Ⅰ. ①低…　Ⅱ. ①王…　②吴…　Ⅲ. ①疼痛—中医治疗法　Ⅳ. ①R242

中国版本图书馆 CIP 数据核字（2016）第 129864 号

低频电磁生物传导技术与疼痛治疗

DIPIN DIANCI SHENGWU CHUANDAO JISHU YU TENGTONG ZHILIAO

著　者： 王一飞　吴国宪

出 版 人： 徐义雄
策划编辑： 黄圣英　郑晓玲
责任编辑： 郑晓玲　冯　琳　吴筱颖
责任校对： 杨柳婷　李林达　林冬丽
责任印制： 汤慧君　王雅琪

出版发行： 暨南大学出版社（510630）
电　　话： 总编室（8620）85221601
营销部（8620）85225284　85228291　85228292（邮购）
传　　真：（8620）85221583（办公室）　85223774（营销部）
网　　址： http：//www. jnupress. com　http：//press. jnu. edu. cn
排　　版： 广州市天河星辰文化发展部照排中心
印　　刷： 深圳市新联美术印刷有限公司
开　　本： 787mm × 1092mm　1/16
印　　张： 13
字　　数： 240 千
版　　次： 2016 年 7 月第 1 版
印　　次： 2016 年 7 月第 1 次
定　　价： 49. 80 元

（暨大版图书如有印装质量问题，请与出版社总编室联系调换）

序

自古至今，人们所追求的生命天年，实际就是指高寿100岁。

100年是一个漫长的过程，其间不可能不出现任何疾患。宇宙万象，寿命有度，生死有常，这是生命不依人们意志而转移的规律。

现代医学科技高度发达，人们可以通过药物、先进的器械等在一定程度上帮助延续生命长度和提高生命质量，但是，不能因此丢弃了人类数千年所积累的那些防病治病的朴素精华，尤其是中华文化所创造的中医理论体系和实践方法。它关于人类机体自我养生、治未病、防患未然等理念，是人类文明的瑰宝，只有在新的条件下，以新的视角和手法发扬光大，才是最聪明和正确的选择。

由暨南大学生物医药研究院王一飞教授和低频电磁生物传导技术发明人吴国宪共同撰写的《低频电磁生物传导技术与疼痛治疗》，就是一本以现代科技诠释中华数千年经络奥秘的实用性非常强的指导用书。该书应用低频电磁生物传导技术防治常见慢性病，能有效解除疼痛，激活人体自愈功能。需要特别提及的是，低频电磁生物传导技术首创了现代生物传导技术与中医经络理论的对接，开创了一种中医"整体观"与西医局部治疗结合的全新医学模式。它既符合未来中西医结合的发展趋势，也为我国全科医学、全科医疗卫生事业和社区卫生服务适宜技术的应用与推广提供了新的手段。此外，在安全、舒适、高效的核心设计思想指导下，该项技术推崇人性化即"因人而异"的分别施治理念，这就使其成为一种好工具，让每一位医技精湛的中医师都能够发挥自身的特长。更令人欣喜的是，该项技术所具有的精确诊断和有效干预手段以及对中医医技的创新性发展，在当下中医不断被国际医学界推崇的历史条件下，适时地为中医医技在国际医学界的推广应用，创造了前所未有的可复制条件。这无疑是一个跨越时空距离的发明，有着很高的医学价值及社会进步的普遍意义。

祝愿本书的面世能给予大众实用的健康指导，同时，也借此序寄望低频电磁生物传导技术，在医学专家和医学科研机构的更多参与下，在未来发掘更大潜力，日臻精湛，为大众带来健康、快乐、幸福生活之福音。

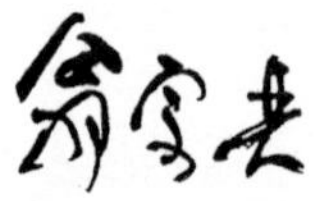

（医学教授、广州医科大学前党委书记）

2016 年元旦

前　言

认识吴国宪总工程师，认识“三得技术”，源于我的疼痛病。

近两三年来，我的腰部每年都会有一两次疼痛，严重时腰部几乎无法正常直起。我由于担任中国生物医学工程学会常务理事及广东省生物医学工程学会理事长的缘故，认识了许多医院的名医，感恩他们帮我治疗，采用针灸、推拿按摩、吃药等手段，每回总要折腾一到两周才能逐渐康复。

2015 年初，腰部疼痛又不期而至，我的一位好友广东省第二人民医院骨科主任孙鸿涛教授介绍我试试吴总工的“三得技术”。据他介绍，许多医生都找过吴总工治疗过疼痛或疲劳相关疾病，一些医院已经引进“三得技术”系列设备，并成立一个针对医护人员自身疼痛及过度疲劳康复的相关科室。这个信息听上去蛮有说服力，但由于我经历了多种腰部治疗，也由于职业生涯见多了各种病案，因此并未立即认同，而是心有存疑。

抱着试试看的态度，我有幸结识了吴总工。此后的情况，果然不负孙主任的大力推荐，经吴总工运用“三得技术”治疗后，我的腰痛竟很快得到了治愈！喜出望外之余，也因为在治疗理念上的灵犀相通，我和吴总工成了挚友。

一年来，在与吴总工不断交流、探讨与他的发明相关的学术问题过程中，我逐渐对“三得技术”的核心实质有了非常清晰的认识——这真是一种全新的能量生物传导治疗模式。借助于我常年在生物工程领域的学科知识积累，最终我们以最严谨的科学态度，将“三得技术”精准表述为——“低频电磁生物传导技术”，使之更完整地为现代医学体系所认知、理解、应用和传播。我可以肯定地说，低频电磁生物传导技术是一项极有价值的医学创新，概因它所涵盖的研究范围既严谨又极富想象力，尤其是它将中医经络理论与现代能量生物传导技术成功“嫁接”，这的确前无古人，也是中医自数千年前走到今天这个历史阶段所遇到的嬗变机遇。历史总要有人去书写。说低频电磁生物传导技术极有可能继青蒿素之后，再次让国际医学界对中医体系的科学性获得进一步洞察，发现其新的利用潜力，丝毫不为过。

诚然，从建立生物科学体系来说，我们还需将就低频电磁生物传导技术所涉及的许多重要课题展开一系列新的学术探索、临床实验与案例积累，不断地充实基础理论，优化治疗手段。这是一个循序渐进的过程，也是中国乃至人类在未来大健康领域所倚重的科研方向之一，值得我们持续地付出与追求。

回到实用医学的视角，低频电磁生物传导技术目前达成的研发成果，在治疗疼痛症方面具有非常良好的表现，它利用无创伤性“低频电磁能量传导”理论，克服了药物、针灸、牵引、封闭等治疗疼痛方法的局限性和具有副作用的缺陷，实实在在地减少了患者吃药、打针、动手术的概率。同时它对重大疾病的预防和早期干预也具有独特的作用。低频电磁生物传导技术集无创治疗与疾病早期保健于一身，对推动中国的疼痛医疗、康复医疗及疾病早期预防均有极强的理论意义和实用价值。它犹如医学界一颗闪闪的新星，让人们看到希望。我们相信，通过不懈的努力和推动，可以使这项科技领先的社区卫生服务适宜技术进入成千上万的社区和普通家庭，这对于民生大健康具有不可小觑的意义。同时，我们也期望低频电磁生物传导技术有朝一日走出国门，造福于世界人民。

本书是我们解读低频电磁生物传导技术核心理念、机理及应用实践所编写的“中医医技与大健康丛书”的第一本书，以疼痛为专题，日后我们还将陆续推出一系列实用专题指导用书，为大家认识和应用这项技术提供帮助。愿这套丛书带给每一位与低频电磁生物传导技术有缘的读者新的医学启示、新的健康选择，也愿读者拥有更加幸福、快乐的生活。

谨此抛砖引玉，是为前言。

王一飞

2016 年 1 月 20 日于广州暨南大学

目　录

引言

扁鹊是一位能「疗沉疴，起死生」，攻克疑难杂症、治疗垂危病人的神医。然而，神医的最高境界却不在此。

第一节 “医”之本源

一、《扁鹊论医》——一个古老而富有哲理的故事

魏文侯问扁鹊曰：“子昆弟三人其孰最善为医？”

扁鹊曰：“长兄最善，中兄次之，扁鹊最为下。”

魏文侯曰：“可得闻邪？”

扁鹊曰：“长兄于病视神，未有形而除之，故名不出于家。中兄治病，其在毫毛，故名不出于闾。若扁鹊者，镵血脉，投毒药，副肌肤间，而名出闻于诸侯。”

魏文侯曰：“善。”

——《鹖冠子·世贤第十六》

魏文侯问扁鹊：“你家兄弟三人都精于医术，到底哪一位最好呢？”

扁鹊答：“长兄最好，中兄次之，我最差。”

魏文侯再问：“那么为什么你名气最大呢？”

扁鹊说：“我长兄治病，是治病于病情发作之前，在伤害尚未形成时便洞察病因，消除隐患。由于一般人不知道他事先能除病，因此他的名声传不出家门。我中兄治病，是治病于病情初起时，在病患刚刚萌芽时就治愈了，别人以为他只能治些小病，所以他的名声传不出街巷。像我这样的，是治病于病情严重之时，病人十分痛苦，甚至有性命危险，我用针刺血脉，给病人吃烈性药，用药膏敷肌肤，别人都认为我医术最高明，所以我的名声传遍全国，甚至在诸侯间闻名。

魏文侯说：“我明白了。”

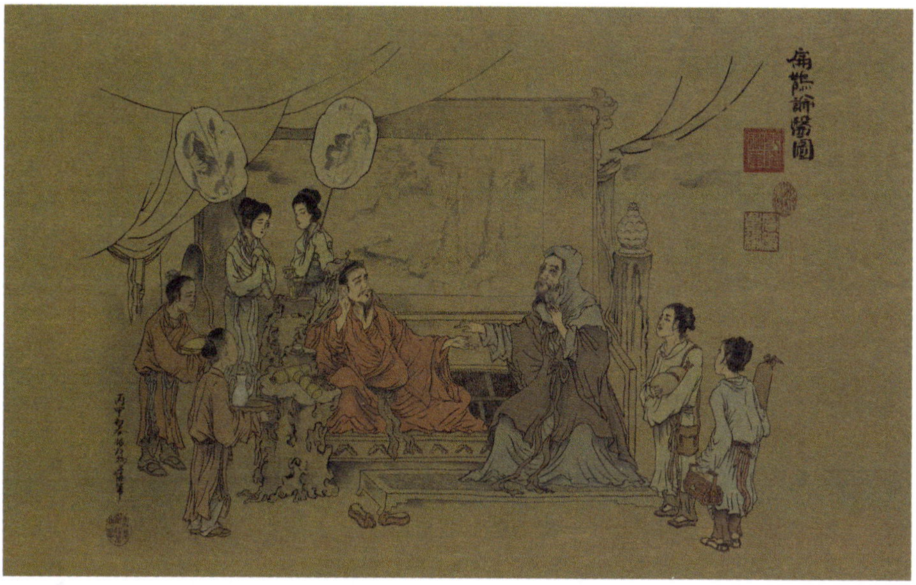

《扁鹊论医图》（2016 年作，作者：李振方）

二、关于中西医

扁鹊[①]（前 407—前 310）生活在春秋战国时期，因为医术高超，能“疗沉疴，起死生”，攻克疑难杂症，治疗垂危病人，所以被世人称为“神医”。他创造的望、闻、问、切诊病方法，奠定了中医临床诊断和治疗方法的基础，并一直延续了两千多年。扁鹊被后世尊为中医学的开山鼻祖。

扁鹊所处的时代，是中国历史上伟大思想家辈出的时代。无独有偶，那个时代也是西方文明的奠基时期。我们从西医史籍中得知：原来被西方奉为“医学之父”的古希腊“神医”希波克拉底[②]（约前 460—前 370）仅比扁鹊年长 53 岁。可以想象吗，在那段遥远的时空里，东方和西方两大医学奠基人共生，这是多么不可思议的历史巧合！

---

① 扁鹊，姬姓，秦氏，名缓，字越人，又号卢医，春秋战国时期名医。渤海郡郑（今河北沧州市任丘市）人。因为医术高超，被认为是神医，所以当时的人们借用了上古神话黄帝时神医“扁鹊”的名号来称呼他。扁鹊奠定了中医学的切脉诊断方法，开启了中医学的先河。

② 希波克拉底，古希腊伯里克利时代的医师，被西方尊为“医学之父”，西方医学奠基人。提出“体液学说”，他的医学观点对以后西方医学的发展有巨大影响。《希波克拉底誓言》是希波克拉底警诫人类的古希腊职业道德的圣典，他向医学界发出的行业道德倡议书，是从医人员入学第一课要学的重要内容，也是全社会所有职业人员言行自律的要求。

巧合的事情不止这一件。

翻阅史料我们惊异地发现：两千多年前的西医和中医，并非今天我们所看到的南辕北辙状态，其核心思想及治疗手段有许多相似之处。希波克拉底阐述的医学根本概念："人体自然倾向于维持一种稳定的状态。一个健康的人，组成机体的各种元素之间存在着某种和谐。当平衡被打破后，人就会生病。而医生的职责就是要恢复机体的平衡。"这不正是传统中医学说中关于阴阳平衡的理论吗？在述及当时盛行于西方的"相面术"时，希波克拉底也说："如果一个医生事先不好好地审视病人的面相，便不能准确地给病人诊断。"这与扁鹊"望、闻、问、切"四诊法中首要之"望诊——察五色，观五脏"何其相似？与希氏同时代的古希腊医生们普遍认为，大自然具有建设的力量，人的身体有自愈倾向，《疫痨论》提醒说，医生应当"帮助"病人的身体，或者至少是不能损害人的身体，这种普遍观点之集大成者便是著名的"希波克拉底劝诫"——"首要之务是不可伤害，然后才是治疗"（拉丁语 Primum non nocere，deinde curare）。这项济世救人的准则成为西方医学新生入学的第一课，一直延续到现在。究其思想起源，与中医核心理论"整体观"十分相近。

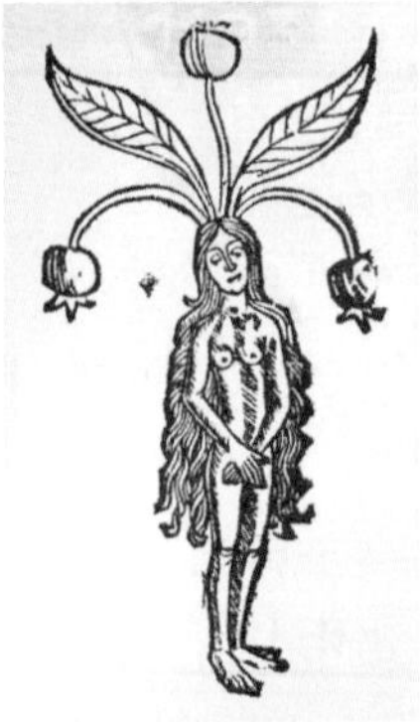

《百物辑录》中描绘为女性的曼德拉草（约阿拿·德·库巴普鲁斯，1499 年）

图片来源：《西医的故事》

今天医学界将中药与西药划分得泾渭分明，但在公元元年前后的古希腊、7—13 世纪的古阿拉伯乃至延续到欧洲 16 世纪前后，草药一直是西方社会的主要药剂，如 14 世纪由尼古拉所著的《解毒述要》（*Antidotaire*）就辑录了 174 个方剂，涉及曼德拉草、橄榄油、罂粟、莴苣、樟脑、玫瑰油等植物或植物提取物，二者的区别仅在于思维模式指引下的应用方法迥异。西药最终朝着侧重于临床对症的方向迅猛发展，而中药更侧重于调理阴阳平衡即整体治疗。今天我们所看到的化学提炼或合成是西药的基本制作形态，但许多西药的原料亦取自天然植物。甚至西医在 17 世纪末迅速传入中国的一个重大契机，也是由于传教士洪若翰等人用植物提取的金鸡纳霜治好了康熙皇帝的疟疾[①]，从

① 康熙三十二年（1693）五月，时在京城宫中的康熙疟疾发作，寒热交错，苦楚万分。御医们开了多剂药方都不见效。于是，康熙颁旨，谕在广东传教的法国传教士洪若翰等两位神父星夜返京，他们刚刚收到从法国寄来的一斤金鸡纳霜。接到康熙的御旨，洪若翰等两位神父立刻把药带入京师。两人知道康熙得的是疟疾之后，就对康熙说："这种病没有大碍，它是通过蚊虫叮咬传染的，只要服用我们带来的这种'金鸡纳霜'就可以治好。"康熙服用后果然很快痊愈了。金鸡纳霜又叫"奎宁"，用产于南美洲秘鲁的金鸡纳树的树皮研磨而成，是治疗疟疾的特效药。

此西医东渐，中医药开始了亘古未遇的坎坷命运。

从以上对比中，我们可以看到西方医学在萌芽时期并非所谓的“头痛医头，脚痛医脚”，请看看下面的摘录：

> 萨莱诺医学（注：11 世纪）的重要参考书还是《医学之花》（*Flos Medicinae*），书中强调“健康生活”的重要性，被称为萨莱诺养生法（Regimen sanitatis salemitanum）。……在书中，第一个建议是呼吸清净的空气，因为清净的空气可以“凉爽心脏”。他们认为夏天和冬天的空气不好，认为春天是万物复苏的季节，所以这个季节的空气有治疗作用。……
>
> 萨莱诺养生法竭力反对有钱人家每天吃四顿丰盛大餐的习惯，主张每天只吃两顿饭，把面包作为饮食的基础，多吃白肉，尤其是禽类的肉，少吃“具有刺激性的”红肉，多吃鲜鱼，少吃咸鱼或者干鱼。……
>
> 身体锻炼是必要的，但要适度。希腊罗马的传统很注重身体锻炼。萨莱诺养生法甚至主张每天步行，或者在较好的环境里骑马，这样做有助于保持体型，而保持好的体型是健康的基础。……
>
> ——《西医的故事》

瞧，西医也讲养生，有史为证。可见无论中医西医，人们对身体健康的朴素认知都曾经是相通的，二者最后逐渐分道扬镳，与东西方哲学思辨之差异有很大关系。我们看到这样一个事实，在西方科技求证的细分化趋势之下，西医在利用科学理论实现技术手段上日益高、精、深，这固然是人类文明的进步，但它在很大程度上无可避免地与朴素养生之道越来越远，“医学之父”希波克拉底关于维护人体自身修复功能的伟大观点，在当今西方临床医学中早已荡然无存！而中医呢，却在自身理论与实践的不断累积中完整地传承了那些朴素的、与自然息息相通的医道和医技，这也正是西医在有些领域颇感困惑的时候向中医寻求帮助的原因。

这里引出了一个特别值得探讨的话题，那就是中西医学不断延伸、发展，各自沿着殊异之路形成巨大差别后，它们能否在今天以及未来，在新科技和新思维的催生之下，再度融合，趋归本源？在低频电磁生物传导技术与中医经络理论的对接实践当中，我们找到了一线希望。具体阐述请见第二章第二节《生物传导技术与中医经络理论》。

第二节 “似是而非”两大课题

一、关于“亚健康”

“亚健康”这个当今的热门词，与《扁鹊论医》里面所提及的“未病之病”意思完全吻合。对于亚健康是否应视其为“病”，古人的表述似乎准确一些，所谓“未病”并不是“没有病”，而应当理解为“疾病症候”或“疾病的进行时态”。《失传的营养学——远离疾病》的作者王涛①在论及“亚健康”时，观点非常精辟且叙述极为有趣，在此择要引述以说明“亚健康”与疾病的关系问题。

请看右图。有一天，您的冠状动脉血管终于从A状态走到了D状态，血液几乎流不动了。由于堵塞已达70%，医生在诊断结论上写下“冠心病”三个吓人的黑字。但是这三个字并非一蹴而就的，它可能从您孩提时代就开始了，经过您几十年日积月累的“努力”终于得以实现。那么请想一想，在血管堵塞10%时您有没有病呢？堵塞40%时您有没有病呢？当然有！只有100%无堵塞才是健康的，那是在您刚刚出生的时候。因为这个病情逐渐加重的过程很漫长，您之前一点也没有感觉到，而那个过程就是我们常说的“亚健康”状态。关键是，没有感觉不等于没有病。这个例子告诉我们，“亚健康”这个叫法是不准确的，应该把“亚健康”改称为**“疾病的早期阶段”**或**“疾病的非临床阶段”**，您在该阶段里几乎没有什么症状，但您的确已经有病了。

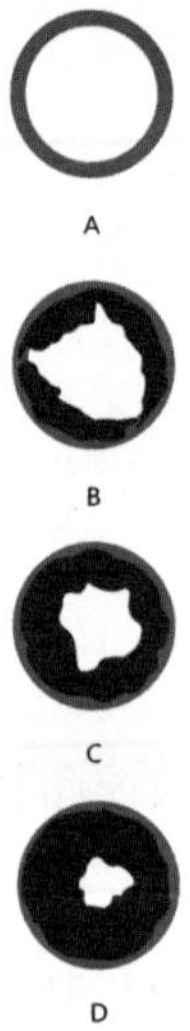

一根血管逐渐堵塞的过程

A 正常血管

B—C 堵塞逐渐加重

D 在狭窄的血管中央形成血栓

---

① 王涛，营养医学理论创始人，从医20多年，西医本科、硕士，中西医结合专业博士，后到日本东京大学进行博士后研究。医学专业知识功底深厚，在临床各科、男性学、病理学和肿瘤学等多学科都有很深的造诣，对各种疾病的发生、发展和治疗及人体营养与健康的关系都有深刻独到的见解。先后在北京、上海、青岛、郑州和乌鲁木齐等地讲学，所撰写的《失传的营养学——远离疾病》具有较大影响。

看完上面这段文字，我们应已警醒，更清晰地了解到“亚健康”的实质就是“不健康”，不健康即有病，是疾病的一种早期状态，因为该状态不易被察觉，所以通常医院在该阶段无法提供证据确凿的诊断报告，也就无法确认您有病。事实上这时候的“亚健康”正在一步步侵蚀您的机体，直到有一天全面爆发（这时医院可以做出诊断报告了），则一发不可收拾。

二、 关于疼痛

在了解了“亚健康”的本质之后，我们将更充分地意识到“防患于未然”有着多么重要的意义！而本书从第三章开始介绍的临床实用新技术、新方法和新视角，在很大程度上是在界定“亚健康 = 疾病”的结论下展开的。

那么，一个十分现实且重要的课题又摆在了我们面前：“亚健康”即“疾病的早期状态”有哪些表象？这些表象背后潜伏着哪些病？我们不是扁鹊兄弟，凭着什么去做出正确的应对呢？

这不是一个小问题。假设你在读这段文字的时候，精神不错，可是腹部在肝区有些隐隐作痛，暂时还没有痛到让你难以忍受的地步，而且过一会儿就不再痛了。但它已经在暗暗地提醒你：肝脏出什么问题了，该去做做检查了。由此，我们发现了疼痛在“亚健康”状态中所扮演的角色，它如同一个坚守岗位、发现疾病的“哨兵”，这代表了疼痛对人“友好”的一面，即它的警示作用。但上面这个例子实际上有些不太“友好”，因为它是在机体内部发出的警报，从疼痛学分类上是属于内源性疼痛，后文将详细述及。

从生理感应的角度来说，疼痛是最直接地判断疾病隐患的一系列提示信号之一（其他感知还有冷、热、痒、麻、眩晕等），它发出信号的形式有很多种，我们可以通过初步的医学知识，大致判断它究竟是什么病症的预兆，譬如经常性偏头疼，可能是颈椎出了问题；偶尔足尖痛，要查一查是否得了糖尿病；腰部隐隐作痛而频繁发作，是否肾脏出现了病变……总之，人体神经的生物传导非常敏感，它会在不同的疾病阶段发出不同类型的信号。对于“亚健康”者来说，最需要密切关注的是一些程度不同的内源性疼痛，有些很轻微，有些稍纵即逝，有些具有间歇性或持续性的特点，都不应掉以轻心。

学会区分不同的疼痛类型，有助于我们对“亚健康”的表象做出一个大致的分析判断，至少在与医生沟通时能够对症状表述更准确。这在西医被称为“主诉”，而对中医师来说就是四诊法中的问诊——

> 一问寒热二问汗，三问疼痛四问便，五问呕眩六问悸，七苦八渴俱当辨，九问旧病十问因，病机全从证象验；妇人尤必问经期，先后闭崩宜问遍，再添片语告儿科，外感食积为常见。[①]

疼痛，是一个既普遍又特殊、既友善又邪恶、既可以不是病又常常与各种疾病有着千丝万缕关联的、让每个人都无法忽略的角色。关于它的种种，请阅读下一章之详述。

---

① 问诊是询问病人及其家属，了解现有证象及其病史，为辨证提供依据的一种方法。明代医家张景岳认为问诊“乃诊治之要领，临证之首务”。综观四诊所获证象，大半由问诊得来，即知此言不谬。问诊范围甚广，此处引用的口诀即为《景岳全书》中所列之“十问”。中医博大精深，然中文有编口诀帮助记忆，此为佐证。

第一章

疼痛

每个人一来到这个世界，疼痛便如影随形，它就好比我们身体一个不可或缺的组成部分，不时出现，然后恋恋不舍地离开。

第一节　疼痛的定义

说起疼痛，谁都不陌生。

每个人一来到这个世界，疼痛便如影随形，它就好比我们身体一个不可或缺的组成部分，不时出现，然后恋恋不舍地离开。

有时候，疼痛很温柔，温柔到可以忽略不计。可是你切不可掉以轻心，被表面现象所迷惑。因为在温柔的背后，也许正酝酿着一个未知的危险。

有时候，疼痛来势汹汹，突然间疯狂地肆虐着你的机体，令你不堪忍受！但你也许不必惊慌，那可能只是它的一次临时光顾，例如你吃错了食物，肠胃立即表示抗议，一旦把坏东西赶出体外，疼痛便会烟消云散。

疼痛的原因和表现五花八门，千奇百怪。在这里，那些人为伤害或遭遇意外所带来的疼痛，抑或人们心理上由于某种特别情绪所导致的疼痛感，不在本书所关注的范畴，我们暂不探讨。我们今天直面的是这样一个焦点问题：当一个看上去很健康的人，在似乎没有任何理由的情况下，持续或间歇地出现了某种或隐约或明显的局部疼痛症状，该如何正确地分析和判断发生了什么情况？换句话说：那些造成机体疼痛的起始原因是什么？我们力图用哲学般的深度思考，对疼痛的发生做出整体性解释，从而找到一种解除疼痛的普适方法，这便是本节的核心主题所在。

一、 定义

国际疼痛学会（IASP）对疼痛的定义是：“真实存在的或潜在的组织损伤或类似情况所带来的不愉快感觉及情绪体验。”该定义的要点可解读为：有些疼痛的原因是真实可见的，而有些疼痛则是由潜在的、可能的、来历不明的组织损伤造成的。

再看看建立在现代神经学和生物电子理论上的说法：“痛觉产生于一系列的电信号，这些电信号由神经细胞发出至中枢神经系统，并且最终传输到大脑。”这是2012年英国利兹大学的研究者发现的“由神经细胞信号传导引起的疼痛机制”的结论，但让人有点着急的是，对于疼痛信号的产生，他们目前还没有搞清楚。

二、 通俗阐述

中医在说明“什么是疼痛”的时候，语言是模糊的，用八个字就概括了：“痛则不通，通则不痛。”甚至在讲到疼痛的起因时，还是这八个字！和国际疼痛学会三十多字力图精确的定义相比，这八个字简单不明了，需要慢慢领悟。

其实，语言越简单，蕴含的道理往往越深刻。譬如我们可以用一座现代化建筑来说明“通”字的道理：一座大厦布满了各种循环管线——电源电路、供水管路、下水管路、暖气管路，还有信息通路即电话线路、电视信号和网络线路，有些还增加直饮水系统和安全呼叫线路，可谓错综复杂，各司其能，缺一不可。而这些管线必须时刻保持畅通状态，否则，无论哪一个环节出问题，都会令大厦变成一栋有缺陷和故障的建筑，久而久之就不会再有人住进去。同样的道理，人的身体好比一栋建筑，它的“管线”包括呼吸系统、消化系统、血液循环系统、肌肉运动系统、神经传输系统乃至中医理论特别强调的经络系统等，都必须时刻保持畅通。否则，无论哪里堵塞，都会造成身体相关部位的病变，病变必然会导致疼痛（中医的说法为：人体经脉气血流畅时，则周身相安；人体若气、血、经络等阻滞不通时，便会出现疼痛）。

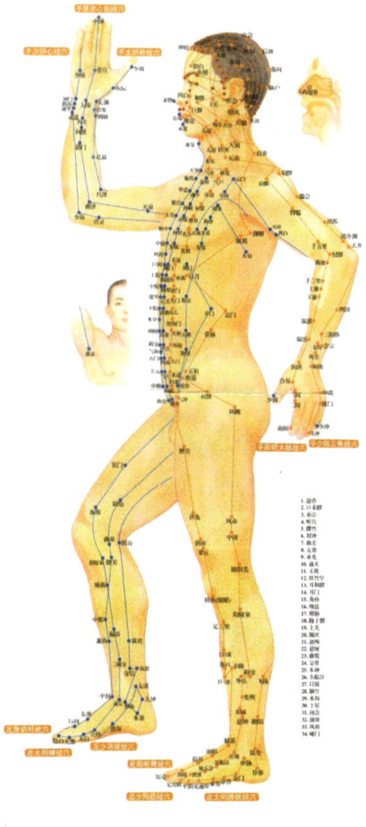

我们祖先发现了人体经络并总结出逾千年的实践论，其价值将由未来医学的进步去证明

图片来源：http：//blog.sina.com.cn/s/blog_ 92632f3e0102vxy5.html

我们的祖先何等聪明，一个“通”字便凝练无比地概括了疼痛的本源。

在上述因果关系的第一层级中，“不通”是因，病灶是果；第二层级则病灶是因，疼痛是果。因此我们完全可以确定一个事实：某些疼痛是病灶的反馈，是疾病形成前的预警信号。然而现代西方实证医学（如常规的医疗门诊）基本上无法对初起的、隐性的、微小的疼痛做出实际判断与处理，因为它所依赖的那些体检指标并不能显示出异常情况。所以，我们祖先发现了人体经络并总结出逾千年的实践论，在此时才体现出它的伟大。为何你早晨肩背部会隐隐作痛？据查，你昨晚受寒，令某处局部组织淤阻，形成了一个病灶。体检指标不会告诉你这些，而中医师凭借望、闻、问、切和丰富的经验综合判断就可以告诉你。他也许只需在几个关键穴位施以针灸治疗，你的疼痛便会随即消失。不仅如此，这几针可能阻止了你身体将发生的一场旷日持久的肩周炎。

本书并非有意褒奖中医、贬低现代医学，只因为涉及方法论的异同。的确，中医在“未病先治”方面的优势是显而易见的。当疼痛出现时，即所谓疾病的预警信号刚刚发出时，《黄帝内经》中简洁凝练却深奥无穷的学说正巧可以发现它隐藏于表象背后的真相。至于解决问题的手段，除纯粹的中医手法之外，现代科学技术在许多领域的研究理论与成果都有非常大的用武之地，谁懂得善加利用，谁就能够释放其潜力，赋予其超出想象的威力。

三、 结语

疼痛究竟是怎么一回事？

上文给出了不完全答案：疼痛要么是一种早期病灶的预警（任何非外伤的微小疼痛都不能忽视）；要么是一场突如其来的急病；要么是长时间骚扰人的某种慢性病（慢性病总是伴随着持续或间歇疼痛，以中老年人为主）；要么是已经病入膏肓的绝症（如癌症晚期的疼痛给人带来巨大痛苦）；要么，它反正就是痛，没什么道理可讲（神经系统不正常了）。还有，程度（疼痛等级）和表现不同，疼痛的种类也大不相同。关于这一点，下一节将会详细阐述。

第二节 疼痛的等级和种类

虽然疼痛的种类及表现是多种多样的，个体的感觉也是千差万别的，但疼痛专家们在对各种疼痛做出大量分析之后，找出了一套对于疼痛感的程度进行等级划分的方法。

一、 疼痛的等级

目前国内外较常采用评判疼痛程度的方法是数字评分法（VAS），用 0 ~ 10 分来表示疼痛的程度，0 代表无疼痛，10 代表最痛，病人根据自身的疼痛程度在 11 个数字中挑选一个数字，然后告知医生自己到底有多痛。

0 分	无疼痛
1 ~ 3 分	有轻微的疼痛，患者能忍受
4 ~ 6 分	患者疼痛并影响睡眠，尚能忍受，应给予临床处置
7 ~ 10 分	患者有渐强烈的疼痛，疼痛剧烈或难忍

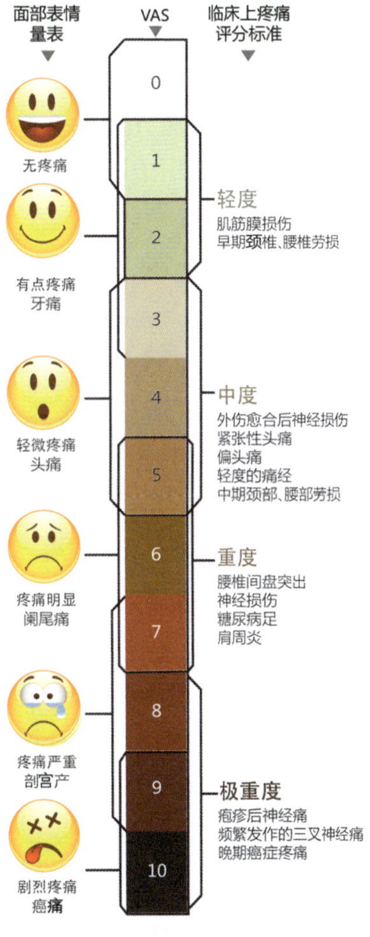

疼痛等级示意图

图片来源：http：//new. hexun. com

这样做看来是很有必要的，因为医生需要知道患者的真实感受，才能够更加准确地评估病情，采取更适当的治疗措施。不过，对于右图这个疼痛等级划分，我们觉得还是没有很准确地概括，最起码用“牙痛”来代表轻度疼痛，这个评分就有点让人质疑。事实上，牙痛几乎包括从 1 分到 10 分的所有疼痛等级在内。

疼痛极其复杂，估计患者自述疼痛程度时，主诉十有八九会被夸大，因此为疼痛区分等级应该“仅供参考”，医生还需结合其他检验和综合分析作为准确诊断的依据。

二、疼痛的种类

再次强调：疼痛是极其复杂的！有多少种疾病就有多少种疼痛，这一结论即使不能说完全准确也八九不离十。为什么？因为首先疼痛发生的情况具有很大的变数，譬如胀痛有6个分级的痛度，一个发生在头部，一个发生在胃部，那么一个被称为“头痛”，一个被称为“胃痛”，其致痛机理完全不同，那么显然它们不是同一种疼痛；其次疼痛总是为主观意识左右，在同样的位置发生同样的痛证，很有可能由于你身体和情绪的变化而对其前后感受完全不同，结果被描述为不同的疼痛种类……如果都按这些情况为疼痛分类，那估计永远也分不清楚了。

以下这组疼痛分类来源于中国医药网[①]，它根据不同的疼痛特征作为基础参照来分类，然后用中医观点对其进行分析解释，共有十种，摘录如下：

一、胀痛： 痛有胀感,谓之胀痛。以胸、胁、脘、腹、腰、骶胀痛最为常见。外感风寒或恚怒伤肝，经脉挛急，卫气运行不利，常成此证。单纯气滞者少，兼见血郁、湿滞者多。

二、窜痛： 疼痛部位游走不定，谓之窜痛。病在气分，是因邪客少阳三焦，卫气运行不利，而兼经脉挛急使然。

三、重痛： 疼痛兼有重感，谓之重痛。湿滞体表常见此证。《金匮要略》所谓“腰下冷痛，如带五千钱”，即属湿滞体表腰部而呈重痛。

四、刺痛： 痛如针刺谓之刺痛。有外伤病史，或痛程较长，或痛点固定不移，属于血瘀。若系新病，部位并无定处，则与掣痛毫无二致，是因经脉挛急所致，不是瘀血阻络，应当明辨。

以上是气血津液病变表现的特征。

五、掣痛： 经脉挛急而痛，谓之掣痛。寒主收引，经脉因寒而挛，牵引小络，则疼痛作矣！但亦不尽如此，因热而痛者偶亦有之。如暑温热入心包（大脑）而呈暴痛如裂即是一例。

六、绞痛： 疼痛剧烈犹如刀绞，谓之绞痛。机理不一，中寒气闭，胃肠经隧挛急、套叠而痛者，有之；情绪激动，包络挛急，心区绞痛

① 中国医药网，http：//www.pharmnet.com.cn/tcm/。

者，有之；胆液凝结成石，阻塞胆道而痛者，有之；尿液凝结成石，阻塞尿道而痛者，亦有之。凡此种种，均因经脉痉挛或阻塞不通使然。唯有肿瘤晚期剧痛难忍，不属此例。

以上是以经脉挛急为主的特征。

七、冷痛：痛处觉冷或遇冷即痛，谓之冷痛，病性属寒。多因寒滞经脉、关节，津血痹阻所致。也有自身阳虚，经脉失温而致者。

八、热痛：痛处灼热谓之热痛。是气郁化热，津凝成湿，血郁于络，阻滞不通的综合反映，病性属热。如体表之疮、痈、疔、疖，脾系之龈肿而痛、胃痛、腹痛等，都是局部病变。

九、隐痛：局部微痛不休，谓之隐痛。多由局部气血微结不通，或糜烂久不愈合，或气血亏损不能温养经脉所致。见于多种慢性病中。

十、虚痛：经隧空虚而痛，谓之虚痛，病性属虚。气虚、血虚皆能致此，如饥饿则胃部疼痛，乃气虚而挛也；吐、衄、血崩，大量失血而心区绞痛，小腹急痛者，乃血虚而挛也。

可以看出，此乃配合中医学的分类方法，虽为一家之言，然比较符合中医对痛证的诊治思路。而西医的分类更符合现代医学的归纳推演，比如：根据疼痛的性质可分为刺痛（又称第一痛或锐痛）、灼痛（又称第二痛或钝痛）、酸痛（又称第三痛）、跳痛、触痛等；根据疼痛部位可分为局部痛、放射痛、扩散痛、牵涉痛等；根据疼痛的病因则可分为生理性痛、病理性痛、幻肢痛、残肢痛、中枢痛、痛性麻木、疱疹后神经痛等；根据疼痛的持续时间又可分为急性痛和慢性痛等。

请注意：从更为宏观的分类来看，上述所有疼痛里，绝大部分属于内源性疼痛，即“致痛源头来自身体组织内部”的疼痛，只有极少数类别的疼痛名称与外源性疼痛有关，这一般是指受到外部伤害所致的疼痛，与身体疾病并无直接关系。

了解疼痛等级和疼痛分类，有助于我们更好地诊断和治疗疼痛。

第三节 疼痛医学的历史、现状及面临的课题

疼痛确实是一个与生命延续同步的巨大课题。不仅是人类，任何动物都同样具有疼痛感知，这是显而易见的。甚至最新的科学研究发现，就连植物也有与人类和动物相类似的致痛递质且会产生“触碰反应”，它会分辨爱抚与恶劣触碰的区别，并由此发出改变生长状态的电信号。假若植物也有神经系统和思维意识的话，那些意外的、不友善甚至粗暴的触碰想必也会使它疼痛难忍吧！

一、历史

“疼痛”作为一门医学专科，是从何时开始的呢？

上溯到春秋战国时期，中国著名医学家扁鹊就使用过针灸、按摩等方法止痛并施行外科手术；在中国古典医学名著《黄帝内经》中，也有关于疼痛起因及针刺治疗头痛、牙痛、耳痛、腰痛、关节痛和胃痛的详细论述①；公元前1500年，古埃及人就掌握了用罂粟等植物止痛的方法——这些都是人类疼痛医学的早期记载。

由于历史文化的差异，西方国家最初的疼痛治疗医师是由牧师和巫师担任的，即为西方历史中所谓“医疗技艺受形而上学和宗教影响，在魔法实践和脆弱的医学基础之间摇摆”的中古时期；而正如上文提及，我国最早治疗疼痛的是传统中医师尤其是针灸医师。东汉名医华佗（约145—208）首创以酒服“麻沸散”施行腹部手术，开创了全身麻醉手术的世界先河。据目前可获得的资料来看，此例在中外疼痛医学史上是罕见和空前的创举。中医在疼痛治疗领域有着值得国人骄傲的过往。

到了17世纪中叶即第一次工业革命前夕，西方现代医学渐露曙光，并随着科

① 《黄帝内经·素问·举痛论篇》论述了各种疼痛的表现以及产生的原因。原文为：“帝曰：‘愿闻人之五脏卒痛，何气使然？’岐伯对曰：‘经脉流行不止，环周不休，寒气入经而稽迟，泣而不行，客于脉外则血少，客于脉中则气不通，故猝然而痛。’”翻译为现代文就是“疼痛是寒邪侵犯人体经脉，引起气血不畅所致”。《黄帝内经·素问·刺腰痛篇》提到各种腰痛的产生和使用针刺治疗的方法。原文写道：“足少阴令人腰痛，痛引脊内廉。刺少阴于内踝上二痏。”翻译成现代文即“足少阴脉发病使人腰痛，痛时牵引到脊骨的内侧，治疗时应刺足少阴经在内踝上的复溜穴两次”。

学技术的进步得以加速发展。美国在20世纪初期，已有了麻醉科医生开设疼痛医学门诊的记载；到了20世纪50年代，国外已经有不少医院开设疼痛门诊，还建立了专门的疼痛治疗研究机构。由麻醉医师一直是疼痛治疗首要的角色可见，人类对于疼痛治疗的临床实践，皆缘于“强制性消除或阻断痛感”这样一种刚性需求。疼痛是一个既古老而又现实存在的大课题，很显然，过去的手段绝大部分依赖于药物作用，但也有例外。

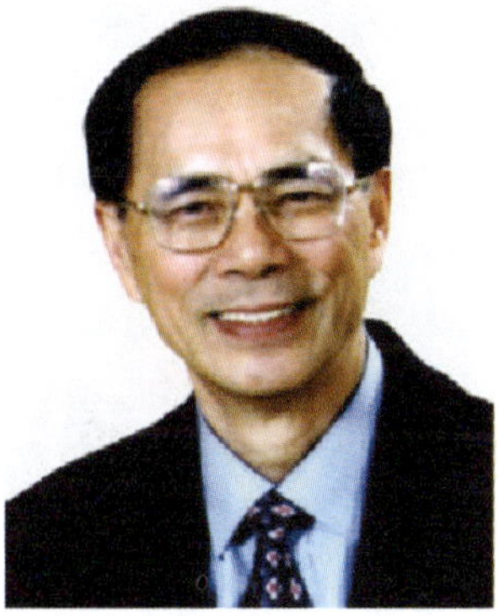

韩济生

图片来源：http：//dlmedu.cuepa.cn/show_more.php?tkey=&bkey=&doc_id=1319052

物理手段便是例外。一直以来，我国在疼痛研究上更注重中医传统，与西方主流医学有着巨大的方向性差异。1965年，北京医学院接受周恩来总理的重托，委派韩济生[①]组建并率领一个科研攻关团队，开始了针刺镇痛原理的课题研究。韩院士与北京医学院的同事和学生一道，从观察人体针刺镇痛现象时空规律开始，找出产生中枢神经递质和神经肽（内啡肽）的神经化学原理，继而发现不同频率的电针刺激可引起不同种类的神经肽的释放，阐明了其生理机制和分子机制。经过数十年的深入探索与实践，他们取得了相当有价值的研究成果。韩院士及其科研项目于1987年和1999年先后两次获得国家自然科学奖。特别值得一提的是，在20世纪70年代，由韩济生团队带动的中国“针刺麻醉”项目，曾经震撼性地成为“我国针灸学发展史上的一次飞跃”，于1971年7月18日由新华社正式向全世界发布，并随即在全国范围掀起了史无前例的、延续十余年之久的针麻热潮。相信许多从那个时代过来的人记忆犹新（可参看附录五《“针刺麻醉”历史钩沉》）。

同一时期，世界现代疼痛医学研究也在飞速发展。1973年，国际疼痛学会成

① 韩济生，神经生理学家。浙江萧山人。1953年毕业于复旦大学上海医学院医学系。任北京大学医学部教授、神经科学研究所所长，1993年当选中国科学院院士。自1965年起从事针刺镇痛原理研究。首先阐明针刺人体一个穴位引起镇痛的时间空间分布规律，进而证明针刺可促进神经系统中分泌出5-羟色胺、神经肽等具有镇痛作用的化学物质。发现改变穴位上电刺激的频率可引起脑中释放出特定的神经肽。若刺激时间超过两个小时又可促使脑中产生CCK等对抗镇痛的物质。每个人针刺治疗效果的优劣取决于本内镇痛和抗镇痛两类物质的多寡和是否相对平衡。据此原理设计制造出的“韩氏穴位神经刺激仪”，可有镇痛、解痉等效果，还可用于海洛因成瘾的治疗。

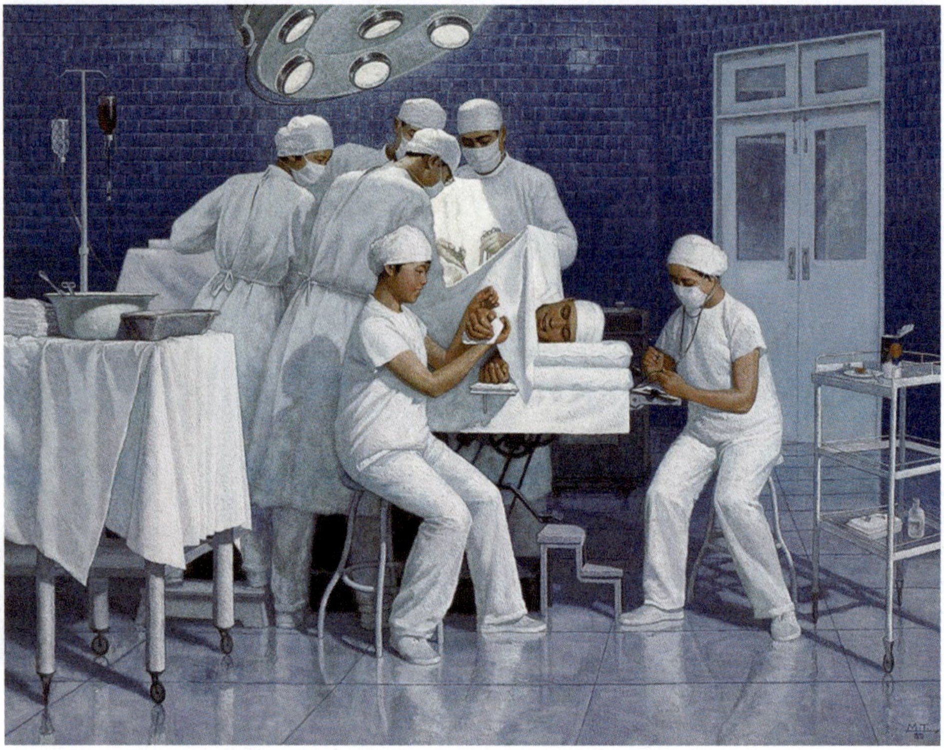

油画《针刺麻醉》（1972 年作，作者：汤沐黎）

图片来源：http：//blog. sina. com. cn/s/blog_ 8a66e0610102uxbk. html

立，这标志着人类疼痛医学科别的正式诞生。

可谓牵一发动全身。疼痛之复杂，并非一科一室的事情，它涉及若干医学专科：麻醉科、骨科、神经内科、神经外科、风湿免疫科、肿瘤科、康复医学科等。从而也说明了一个严肃的事实：疼痛医学本身是一个极其边缘的科学①，除了单纯的止痛目的（譬如对晚期癌症患者必须采用最大限度的止疼措施以减轻患者临终前的痛苦）外，更多的情况是具有多领域、多变化、综合性的特点，甚至往往必须由对症专科进行最终的治疗处理。正因为此，疼痛医学自诞生以来，国际致力于疼痛医学的医务人员便开始有意识地把多学科知识结合起来，集中力量于慢性（病理性）疼痛的综合诊断与治疗方向上，对此展开了大量研究。

① 百度百科的定义：疼痛医学（Pain Clinic），是与神经内科学、麻醉学、放射介入治疗学、骨科学等融合而成的一门新兴边缘学科。疼痛医学与相邻学科治疗疼痛既相互配合，又有明确区别与分工。

1989 年，国际疼痛学会中国分会成立，这标志着中国从此汇入现代疼痛医学主流。1992 年该分会正式更名为“中华医学会疼痛学分会”，依然属于国际疼痛学会的一个分支。在中国，这个比国际疼痛医学正式创立晚了16 年的新学科，有着与国外景况迥异的发展历程，尤其在物理治疗方面，其斐然的基础理论和临床实践成就，理所应当地荣归韩济生院士及其领导的科研团队，该团队继续担当着中国疼痛学科发展的旗手。实际上，在该学会成立前的改革开放之初，现代疼痛医学已随着社会的巨大需求在中国悄然发展起来，逐渐形成“星星之火”。当时大多数疼痛学科的带头人基本上是凭着对疼痛治疗的兴趣，从麻醉科医生转行甚至兼职，从门诊治疗开始，逐渐发展出体系化的疼痛诊断与治疗学说。经过近 30 年的独立发展，我国在疼痛医学领域不断吸收国外同行的先进经验，更可贵的是借助祖国医学得天独厚的条件和研究成果，古为今用，洋为中用，逐步形成了诸多有中国特色的疼痛诊疗思路与技术手段。

二、 现状

进入 21 世纪，世界疼痛医学领域进一步朝着先进技术发展，疼痛医学的基础理论研究、临床诊断及治疗技术不断更新，疼痛治疗的范围不断扩展，临床疗效不断改善，目前已成为临床医学领域中一门蓬勃发展的新兴学科。在一些国家，疼痛学科已经是单独的一级临床学科，例如，据 2007 年的统计数据显示，欧洲 15 个国家共有多学科疼痛治疗中心 102 所，疼痛治疗诊所 238 间。而在有些国家，疼痛科是麻醉科的重要分支，例如日本，东京大学医学部附属医院早在 1962 年就开设首个疼痛治疗门诊，如今其合并于麻醉科的“疼痛缓解中心”，以日本特有的精细诊治、高密度的科际甚至院际协作以及有口皆碑的日本式贴心服务三大法宝，面向全球患者提供包括疼痛性质综合分析、健康素养判断、剧烈疼痛和神经病理性疼痛筛选、人格测验、心理精神评估等全方位治疗服务。再如韩国，不仅有众多大学和综合医院普遍开展的急、慢性疼痛的专科治疗，还有年轻麻醉医师开设的私人疼痛治疗诊所。

2007 年，中国疼痛医学迎来了一个新的发展契机。原卫生部医政司为适应疼痛学科的新发展，于 2007 年 7 月 16 日下发了《关于在〈医疗机构诊疗科目名录〉中增加“疼痛科”诊疗科目的通知》（卫医发〔2007〕227 号）。核心内容摘要如下：

……随着我国临床医学的发展和患者对医疗服务需求的增加，根据中华医学会和有关专家建议，经研究决定：

一、在《医疗机构诊疗科目名录》（卫医发〔1994〕第27号文附件1）中增加一级诊疗科目“疼痛科”，代码：“27”。“疼痛科”的主要业务范围为：慢性疼痛的诊断治疗。

开展“疼痛科”诊疗科目诊疗服务的医疗机构应有具备麻醉科、骨科、神经内科、神经外科、风湿免疫科、肿瘤科或康复医学科等专业知识之一和临床疼痛诊疗工作经历及技能的执业医师。

……

国家为疼痛科的创立颁发了“准生证”，意味着中国的疼痛学科在建制上将进入发展的快车道。至此，全国各大城市众多二甲以上、符合227号文件规定的医院纷纷成立了疼痛科，尤其原本在疼痛领域就集中了科研或丰富临床经验人才的医院，理所当然地成立了专门的疼痛科，甚至有些直接转为疼痛医院。除此之外，在全国已有数十个符合规范化管理标准的疼痛中心。

从成效看，疼痛专科的出现首先对于某些核心症状即为疼痛、缓解疼痛即告痊愈的病种（诸如残肢痛、幻肢痛、带状疱疹后遗神经痛、三叉神经痛等）有着直接、显著的帮助；其次对于各类疾病的诊疗，多了一扇观察、判断的窗口。所谓多学科会诊，其意义就在于从不同角度分析病因，综合辨症施治。那么，从疼痛的表象与各种疾病之间错综复杂的关系中做出独立判断，这在疼痛专科成立之前是很难做到的。从方法看，初期的技术手段基本依赖于比较单一的神经阻滞疗法，目前已发展为国内广泛应用的多种疗法，包括：脊髓电刺激或外周神经刺激、鞘内药物泵植入手术、椎间孔镜下髓核摘除、神经根脉冲射频、间盘热凝、等离子射频消融、椎体成形术等难度较大的疼痛介入、针刀技术及微创手术治疗等，从中足见我国现代疼痛学科的发展成绩不俗，在各方面颇具后来居上的势头。

然而欣喜之余，也必须看到中国与西方先进国家仍存在整体上的巨大差距。

其一，即使如前所述已经有不少地区的大医院成立了疼痛科或转型为疼痛医院，亦有如此众多的疼痛专科学者和科研机构展开了包括中西医多种医术在内的研究和临床实践，获得了许多令人振奋的成果，推动了我国在疼痛治疗领域的进步，但是从全国范围来看，疼痛医学技术发展并不均衡。事实上，目前甚至有些国内知名的大医院都还没有设置疼痛科，有的医院虽然开设了疼痛医学科，但还是以门诊居多，疼痛科医生往往还停留在由麻醉医生兼职的阶段；还有更多的医院，甚至连疼痛科的影子都见不到。

其二，对众多已具备硬件资质的医院来说，目前虽然拿到了疼痛科的“准生证”，但因疼痛病因的复杂性，许多医生对于其专科范畴之外的疼痛医学现象缺乏了解，而若要具备疼痛科诊疗资质则必须熟悉多学科知识，这种综合性和高要求的人才培养与选拔并非易事。因此，这类医院在疼痛科学术带头人尚未浮出水面、技术梯队尚未形成的条件下，设立疼痛科的计划也无法在短时间内列入议事日程。

其三，在技术手段上，由于疼痛的复杂性与并发性交织呈现，使得准确诊断病情不易。有时，面对顽固性痛症如癌痛、神经痛等时，单纯的疼痛治疗往往无法有效对症，显得无能为力。一旦治疗效果不理想，无论是对医生还是对患者都是一种挫折，这也是造成设立疼痛科被认为“吃力不讨好”的原因之一。许多患者还会认为专门跑去疼痛科治疗疼痛，只是“治标不治本”的权宜之计，并不能解决根本问题。

以上现状，不一而足。

三、 面临的课题

虽则如此，其实无须沮丧。

随着人们对于生活品质要求的极大提高，也基于现代环境变化对健康日益严峻的影响，人们对于疼痛治疗有着越来越大的需求。这个紧跟时代趋势应运而生的科别，也面临着更大的机遇、挑战和发展空间。那么，对于所有从事疼痛治疗原理、机理、方法和手段研究的科学工作者们来说，最重要的是：如何以持续的创新精神，在这个医学观念不断被各种新科技、新发明、新理论刷新的时代，面对疼痛尤其是慢性痛，找出更加有效的解决方案，造福千千万万的社会大众。许多专家、医师和学者一直坚韧不懈地投身于这个独特领域。

爱因斯坦曾说：“永远不要停止质疑。”他还说：“提出一个问题往往比解决一个问题更重要。因为解决问题也许仅是一个数学上或实验上的技能而已，而提出新的问题、新的可能性、从新的角度去看旧的问题，却需要有创造性的想象力，而且标志着科学的真正进步。”人类医学史历经数千年，现代医学史历经数百年，仔细回顾历史并浏览现代疼痛医学所取得的各种进步和不足，从中可以发现一些足以启智的现象，值得我们认真梳理并努力进入新的思考。

疼痛医学至今还面临着哪些共同的课题呢？在此列举一二，抛砖引玉。

例一：疼痛医学研究的对象是药物。纵观各种生理性和病理性的疼痛研究，大都基于“为药理效应提供参考依据”的目的而展开。疼痛本身是如此复杂，而药理学的复杂性亦有过之无不及，科学家们常常会被绕进一个环环相扣的迷宫之中。从下面这段描述中便可略见一斑：

> 阿片类物质属于临床使用效果最好的镇痛药物，是治疗急性痛、手术后痛以及癌痛的金标准。但是，阿片类物质在治疗神经病理性痛时往往伴随剂量的逐步增大表现出吗啡耐受以及副作用而导致镇痛作用有限……而用丙戊茶碱能够抑制慢性痛引起的胶质细胞反应，抑制促炎性因子从而减弱吗啡耐受。
>
> ……
>
> 丙戊茶碱是非典型甲基黄嘌呤，能够显著地改善神经病理性痛行为反应，并且与胶质细胞反应和细胞因子表达有关。并能减轻胶质细胞增殖和迁移，机制不清。……
>
> ——《生命之窗：生命科学前沿纵览（疼痛生物学）》

此段摘录只是许多类似情况中的一个案例。药物的毒副作用可谓“按下葫芦浮起瓢”，顾了这头儿还要顾那头儿。从广义上来说，基于现代医学的治疗药物大都属于非人体必需摄入物质，而为达到特异目标（如镇痛）而研制的药物，必须打乱机体原有平衡，干预全身或局部身体组织运行，其副作用和耐受性无可避免。对此，药理科学家们往往考虑采用一种药物去弥补另一种药物的副作用，然而复合给药又可能产生新的“机制不清”的副作用，这也使得临床医师们在寻求“安全且持续有效地镇痛”上承受极大的考验。

在此，我们提出质疑的新观点是：随着药物治疗遭遇越来越多的局限与困惑，疼痛医学的研究到了给“非药物治疗”更多关注的时候。这也是本书着力阐释一种止痛新技术的缘由之一（可参见第二章第四节《物理治疗的优越性》）。

例二：疼痛医学中最常见的“神经阻滞”概念。所谓“神经阻滞”，是指采用化学药剂（如局部麻醉药、神经破坏药等）或物理（如加热、加压、冷却、电刺激等）方法作用于神经组织和神经末梢周围，使神经传导功能暂时或永久性阻滞的一种技术。

“神经阻滞”概念的形成源自古老的麻醉术，但在科技飞速发展的今天，它的手段已经远远超越了从前任何一个时代。在这个话题上，也许我们涉及的层面要更广泛一些，例如疼痛的微创治疗。说到底，微创治疗的总体思路还没有摆脱神经阻滞的固有思维（有些已经超越，如治疗腰椎间盘突出采用的消融术等）。虽然神经阻滞疗法的确十分有效，尤其是在缓解各种顽固性疼痛、单纯性疼痛和癌痛方面功效卓著，但是，疼痛医学对于疼痛源头与致痛机理的关联性研究，迄今为止显得相当不足。

打个比方：历史上黄河决堤数百次，其深层原因是上游严重的水土流失造成中下游大量淤积，治理中下游河道可暂时缓解水患，但无法真正避免决堤再次发生。神经阻滞就像在中下游治理堤坝和清理河道，其关注点局限于通路而忽略了源头。事实上，内源性疼痛更多来自机体病变，有一个或多个致痛源。但目前疼痛医学研究的取向并不太关注源头，甚至特意要分离各种病源，似乎只需精确阐明疼痛本身的问题，精细建构感觉神经的传导路径和细胞活动模型，然后集中力量运用各种阻滞手段达到疼痛治疗的目的，这才是正路。对此，我们再次提议，不妨从一个新的视角，看看中医能给我们些什么。

中医是建立在“整体观”基础上的一门医学。

两千多年前，西医和中医在核心思想及治疗手段上有许多相似之处，但二者逐渐分道扬镳则与东西方哲学思辨之差异有关，对此我们暂不做深入探讨。

现代疼痛医学的研究，始终沿着西方实证科学的强大体系向前推进，而实证科学的价值，就在于它严谨的实验性、翔实的数据与科目细分，这是主流。有趣的是，即使在以中医学为发端的研究领域，它取得的成就也是西医的、实证的，如韩济生院士科研团队对于针刺镇痛原理的研究聚焦在痛感阻断方向上，其“从针刺人体穴位引起镇痛的时空分布规律切入，证明了针刺可促进神经系统中分泌5-羟色胺、神经肽等具有镇痛作用的化学物质……”，从以上描述中可见一斑。

对于神经阻滞的过多倚重，或许会让这门学科变得步履蹒跚。我们何不放开思想，去做一个假设：

假设中国的疼痛医学是建立在中医体系之上的，那么它的研究取向势必以中医“整体观”为指导，其中最具实用性的经络学说之“痛则不通，通则不痛”，将引导整个疼痛学科的研究方向。也就是说，集中科学力量在疼痛源头的疏通上，而并非集中在当下对各级神经通路的阻滞上。如此一来，许多原本难以治愈的疼痛便从根源上彻底解决了，无须阻滞，也无须手术。当然，这个过程暂时没有精确的数据支持，概因经络的存在至今仍未被精确证实。这一点，大概是中医在现代科学体系上的“硬伤”，也是被许多人诟病的话柄。但经络学说的实效性不容置疑！更有人说：现代科学无法找到经络，是因为它还没有发展到能够找到经络的水平。对此，我们相信是真理，只是需要给中医一点时间去证明它。

以上纯粹是一种假设，但想象力正是推动科学发展的原动力。无论如何，疼痛医学的未来充满无限魅力和想象空间，因为它还有许多领域没有被人发现，还有许多谜底需要智慧去解开。然而从现实考虑，我们更应该记住这样一段话：

> 疼痛的研究要紧贴临床。一切治疗疼痛的行为都是以病患为服务目标的，我们期待看到人文主义的光芒指引疼痛学研究沿着以病患的体验为第一准则的崇高道路走下去。
>
> ——《生命之窗：生命科学前沿纵览（疼痛生物学）》

最后再述及本书的主旨。

我们应该庆幸能够生活在21世纪初，这个承前启后、汰旧更新、信息异常发达的时代。在人类知识的加速度累积之下，相关科学成果浩若繁星，令人目不暇接，无论是中医还是西医，扑面而来的各种研究理论及临床参照信息为我们的创新带来了前所未有的机遇。从历史发展的角度来看，低频电磁生物传导技术的出现，既有它源自“中医思想+现代电磁学边际效应”创新的偶然性，也包含了时代的必然性。它在未来疼痛医学的发展中将起到怎样的作用，将带来治疗观念和临床实效上怎样的变化？让我们一起，拭目以待。

第二章

生物传导技术

生物传导技术作为各项生物基础学科的应用手段，是包括生物电测量技术、生物体电特性测量技术以及临床医学中生物电治疗技术在内的应用技术之集合。

第一节　拨开生物传导技术的迷雾

一、生物电

进入20世纪中后期，“共生起源”的进化理论为世人瞩目。

“共生起源”指两种或多种生物彼此互利地生存在一起，是缺此失彼都不能生存的一类种间关系，是生物之间相互关系的高度发展，例如包括人在内的动物与细菌之间的共生关系（事实上人体内有一半以上的细胞是微生物）。共生生物在生理上相互分工，互换生命活动的产物，在组织上形成相互依存的结构。这一学说对于达尔文进化论的核心——“个体在进化中自然选择”造成很大冲击，因为科学家通过实验发现，许多生物个体在缺失了共生生物体时，便丧失了生存的意义。

生命的神奇，常常超乎我们的想象，但为何大自然要以这种关联性创造生命呢？个体与个体之间、个体与群体之间、不同生物体之间共生乃至共同进化的基础是什么呢？它们靠什么进行“生命活动的产物”互换呢？由此，我们联想到它们之间几乎唯一共通的生命能量——生物电。

自然界的一切生物体都存在电，这种由生物体产生的电就称为“生物电”①。现代分子生物学在确证生物电存在于生命体的同时，也提出了一道重大思考题：生物电究竟只是生理现象还是生命的本质呢？对于这个问题，很多著名科学家已经给出了答案——

生命的本质，就是电本质。

这句话分量实在不轻！因为它定义了生命科学在未来关注的焦点，即任何触及本质的思想及方法，都有可能带来意想不到的重大改变。假设从“电本质”的

① 生物电现象是指生物机体在进行生理活动时所显示出的电现象。一个活细胞，不论是兴奋状态还是安静状态，都不断地发生电荷变化，这种现象是普遍存在的。生物学家认为，组成生物体的每个细胞都是一台微型发电机，人体任何细微的活动都与生物电有关，心脏的跳动、大脑的活动、肌肉的收缩、眼看、耳听、鼻嗅的活动都伴随着生物电的变化；正常人的心脏、大脑、肌肉、视网膜、肠胃等器官中生物电的变化都是很有规律的。

角度切入临床医学，那么过去我们在对抗疼痛的进程中似乎无法绕开“借助药物阻滞神经信号传递”的惯性思维窠臼，现在我们则可以集中思考如何通过对生物电运动秩序的干预，从源头上消除致痛因素，同时完成某项相关疾病的治疗。换成关联式便是：调谐生物电 = 治病，浅显比喻就是像收音机调台一样，频率调准了，你想听的节目就有了。也就是说，原先各种复杂的疾病一下子找到了共通的解决之道，无非是借助科技手段将杂乱无章的人体生物电调整到有序而已。

科学在求证过程中是来不得半点虚假的，因此我们要为这种大胆假设找到依据。首先我们需要知道，生物电是如何展现“生命的本质”的？它在生命体内甚至体外（个体与个体之间）是怎样表现的？其次我们想了解更多：关于“生物电”“生物磁场”和“生物传导”，在这几个互相关联的概念上，科学讲述了什么？技术又改变了什么？最后我们希望厘清周围的杂音，以严谨的态度帮助读者分辨哪些是科学，哪些是伪科学。

科学并非总是板着面孔的，探索的过程充满着新奇与趣味。

二、 由著名的伽伐尼青蛙实验说起

在 1791 年发表的《论在肌肉运动中的电力》一文中，意大利解剖医学家及物理学家 L. 伽伐尼记述了自己的经历：“我把青蛙放在桌上，注意到了完全是意外的一种情况，在桌子上还有一部起电机……我的一个助手偶然把解剖刀的刀尖碰到青蛙腿上的神经……另一个助手发现，当起电机的起电器上的导体发出火花时，这个青蛙抽动了一下……因这现象而惊异的他立即引起了我的注意，虽然我当时考虑着完全另外的事情，并且是全神贯注于自己的思想。”

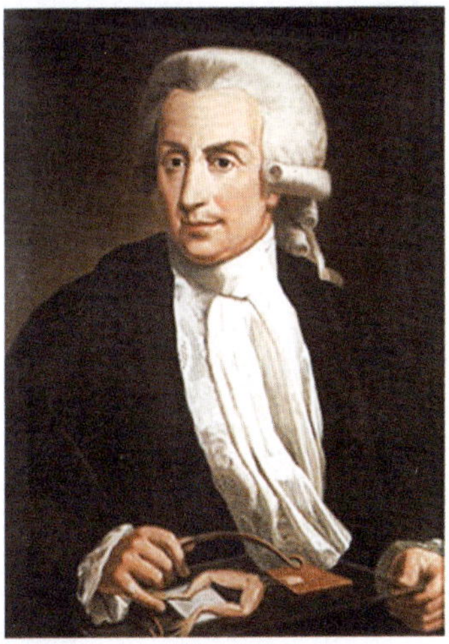
伽伐尼
图片来源：http//www.woxihuan.com

伽伐尼在重复这个实验的时候，观察到了同样的现象。他发现，用金属接触神经和发出电火花都是必要条件。……这些现象使伽伐尼猜想，在动物体内存在着某种电，如果使神经和肌肉与两种不同的金属接触，再使这两种金属相接触，这种电就会被激发出来，所以这很可能是从神经传到肌肉的特殊的电流质引起的“动物电”，每根肌纤维就是一个小电容器，放电时便产生收缩。[1]

这是生物电现象最早的记载。后来的研究者证明伽伐尼当时的推理由于缺少必要的周边知识，因此并不正确。青蛙腿抽搐是因为青蛙腿上的神经受到了电刺激，产生新的生物电，后者沿神经传导到肌肉，引起了肌肉的紧张收缩。但这项实验的伟大意义，在于开辟了此后对于生物电现象的研究之路。随着人类对电的一般规律和本质逐渐认识，并随着电测量仪器的精密化，该领域的研究日趋深入。20 世纪初，W. 艾因特霍芬[2]用灵敏的弦线电流计，直接测量到微弱的生物电流。1922 年，H. S. 加瑟和 J. 埃夫兰格[3]首先用阴极射线示波器研究神经动作电位，奠定了现代电生理学的技术基础。1939 年，A. L. 霍奇金[4]和 A. F. 赫胥黎将微电极插入枪乌贼大神经，直接测出了神经纤维膜内外的电位差。这一技术上的革新，推动了电生理学理论的发展及成型。

说到这里，我们有必要重温一下在中学时期学过的一些基础知识，以便之后的理解。

首先，无论植物还是动物，都是由细胞构成的；细胞包括细胞壁、细胞膜、细胞质、线粒体、核糖体及细胞核等，它们在细胞内各司其职，共同组成生命运动的最基本单元。细胞的上述结构及物质由大量的各种分子组成，而分子又由更微小的原子组成（例如地球上数量最多的水分子是由 2 个氢原子和 1 个氧原子构成的）。原子由原子核（质子 + 中子）和核外轨道电子组成，不同的原子拥有不同数量的质子、中子和电子（如 1 个钠原子有 11 个质子、12 个中子和 11 个电子），它又是构成自然界各种元素的基本单位。原子核带正电荷，核外轨道电

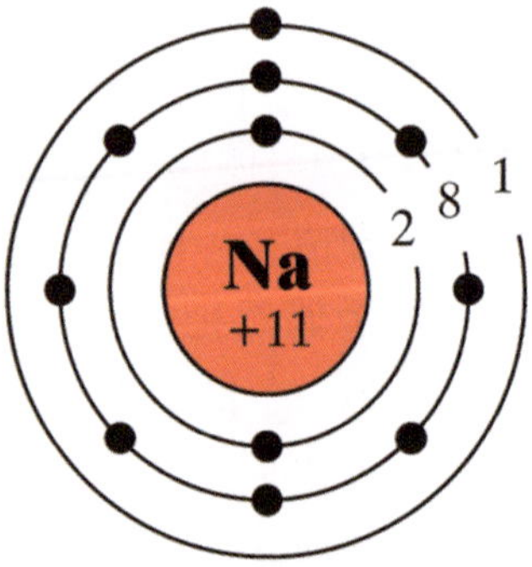

钠原子结构图

① 资料来源：http://www.eepw.com.cn。

② W. 艾因特霍芬（1860—1927），荷兰生理学家，在心电图领域做出卓越的贡献，被誉为“心电图之父”，并于 1924 年获诺贝尔生理学或医学奖。

③ H. S. 加瑟和 J. 埃夫兰格均为现代电生理学技术奠基人。

④ A. L. 霍奇金，英国生理学家。1914 年 2 月 5 日生于英国牛津郡班伯里，1936 年毕业于剑桥大学，1937—1938 年在美国洛克菲勒医学研究所和马萨诸塞州工作。第二次世界大战期间他为英国空军部研究雷达，战后回到剑桥。1945—1952 年在剑桥大学生理系任讲师和研究指导助理。1952 年成为富勒顿研究教授，1970 年被聘为剑桥大学生物物理教授，之后被委任为莱斯特大学的名誉校长。

子带负电荷，两者所带电荷相等，电极相反，因此原子本身呈中性，电子按一定的轨道绕原子核运动。当原子接收外来能量，使核外轨道电子脱离原子核的吸引而自由运动时，原子便失去电子而显电性，成为离子。依此论据，说明构成细胞的最小单位实际上是无数的原子和离子。

通过温习，我们应该能够理解科学家所谓“电本质”的说法是如何形成的：细胞本身就带大量电子，外部能量（包括大脑发出的指令）随时随地都会激发细胞中的原子生成电离子，当大量原子处于活跃的离子状态并产生运动时，生物电流便生成了。

以疼痛为例：伤害性刺激（外部能量）首先触及外周游离的神经末梢（广泛分布于机体的皮肤、肌肉、关节和内脏组织），依刺激强度、部位和性质等不同，形成不同的致痛信息，信息通过神经系统传递到下丘脑从而产生痛感。在疼痛生物学里，这些信息主要是以各种致痛的化学物质（又称为神经递质）的产生来辨别和分类的。请注意，神经递质会激活不同的电离子在神经细胞膜的离子通道①中传递和运动，这便初步地解释了疼痛学范畴内的生物传导机理（当然实际的传导现象比现在的解释要复杂得多，那些是留给科学家们的研究范畴）。

同样原理，人为地对身体施加各种不同形式的刺激或干预（如按压、抚触、药物、针刺、电磁能等），可激发不同的镇痛信息，如前文提到针灸人体某些穴位可释放脑啡肽从而降低神经系统对疼痛的敏感度，这便是其中一种镇痛表达。而后面我们将重点提及的低频电磁能的镇痛机理，除与针灸一样对神经传导通路产生抑制疼痛兴奋的作用外，更具有对致痛源头的干预能力。一些实验证明：电磁场可以调节生物电磁过程，使机体产生微电流，形成神经反射，对中枢神经系统、血管、脏器等具有双向调节作用，使血液黏稠度降低，增强机体免疫功能，临床应用范围包括镇痛、止血、镇静、解痉、抑菌、消炎、消肿、降压等，且尚无绝对的禁忌证。后文将详述。

---

① 现代生物学在解释生命过程的基本原理方面已经深入到原子水平。生命现象最基本的过程是基于细胞膜内外两侧存在电势差而形成的电荷运动，细胞的代谢作用、神经的信息传递以及细胞膜的结构与功能，都揭示了离子通道的存在。离子通道在神经和肌肉应激系统中具有重要意义，当位于神经细胞表面的离子通道在来自邻近的神经细胞的化学信号作用下而开启时，会产生一种被称为“神经细胞”电压的作用，于是，一种电脉冲信号就会通过在数毫秒之内开启和关闭的离子通道而沿着神经细胞的表面传递。美国分子神经生物学和生物物理学教授罗德里克·麦金农在 1998 年确定了钾离子通道的空间结构（高分辨率电子显微镜），使整个学术界震惊。这项贡献，使我们知道离子可以通过由不同的细胞信号控制其开启和关闭的通道而流动。

三、 生物传导技术

经过几个世纪的科技飞跃，现在电子计算机已开始应用于电生理研究，当年的伽伐尼如果穿越到21世纪，便可以从电子仪器上清晰地追踪到使蛙腿抽搐的诱发电位，并可以对细胞发放的电信号参数进行精确的分析计算了。

人类对生物电的认识与应用，数百年来获得了从前难以想象的进步，与现代科技水平的整体背景相关联。在生物科学领域，诞生了多项细分的交叉学科如生物物理学、生物电化学、生物电子学、生物电磁学等，而生物传导技术作为各项生物基础学科的应用手段，是包括生物电测量技术、生物体电特性测量技术以及临床医学中生物电治疗技术在内的应用技术之集合。人们最熟知的生物电测量技术如心电图、脑电图，便是利用生物体发生病变则生物体的电现象也会发生病理性改变的特性，根据正常细胞与病变细胞之间的生物电流差异记录，测定受检者的心跳是否规则、有无心脏肥大、有无心肌梗死、脑内是否长肿瘤、有无可能发生癫痫……此外还有肌电图，甚至视网膜电图、胃肠电图等，都已经成为现代人发现、诊断和估量疾病进程的重要手段。

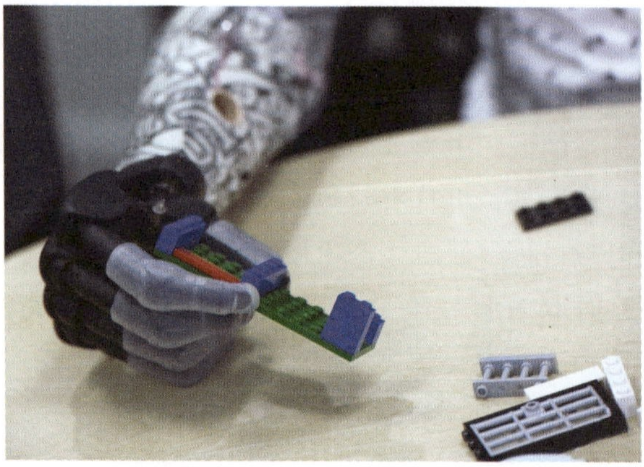

人类对生物电的深入研究，已在“智能假肢”的发明应用中显出奇迹

图片来源：http：//blog. sina. com. cn/s/blog_ 12f4eb6990102vud5. html

在生物电治疗技术方面，自20世纪70年代开始，一些专家应用生物电检测技术在中医经络及针灸技术方面探索研究。与电相关、以刺激干扰为主的电疗技术如心脏起搏器、心脏电击、各种电疗仪（直流电、低频电、中频电、高频电、脉冲电和电磁能）等也随之作为辅助疗法在临床中广泛应用。进入21世纪，生物电应用研究不断创新，其范围越来越广阔，一些成果令人瞩目，例如“生物电假肢”（智能假肢）的应用。智能假肢，又叫神经义肢，是科学家们利用现代生物传导技术为患者把人体神经系统与电子驱动器械连接起来，以嵌入和听从大脑指令的方式替代躯体缺失或损毁部分的一种生物电子装置，基于“即使人体筋肉骨骼损毁或丧失，曾经控制着它们的大脑区域及神经也会继续存活”这一特点而发明。对许多伤残者而言，与断肢对应的脑区和神经都在静候联络，如同被扯掉的电话线。医生们利用神乎其技的外科手术，为患者把“人体电路”与照相机、话筒、马达之类的装置连接起来，于是，盲人能视，聋人能听，断臂者能双手操持家务。据报道，美国芝加哥康复中心内科医生兼生物医学工程师托德·库伊肯，曾为因车祸而左臂截肢的阿曼达女士制造了一种假手，从肩膀到肘关节使用了五只油压马达，手掌及手指的动作利用两只电动马达。手臂在发出动作之前，利用上半身的各肌肉电流来作为假手活动的指令，即在背脊及胸口安放相应的电极，用微型信号机来处理那里发生的电流信息，七只电动马达就能根据想要做的动作进行运转。这支假手的动作与真手臂大致相同，能够做诸如转动肩膀、手臂、手掌及弯曲关节等27种动作，由于主要部分采用了硬铝及塑料，其重量只有2.6千克。

众所周知，人的一切动作都由大脑发出指令（电信号），再经过神经纤维网络传递到相应部位的肌肉引起反应。科学家们把大脑指令传到肌肉中的生物电引出来，用微型信号机来处理这些生物电流信息并把微弱信号成千百倍地放大，这些电信号就可以直接去操纵由机械、电气等部件制成的假手或假腿。

四、 生物电磁能

电磁能（Electro-magnetic energy），指电磁场所具有的能量。因为电磁场对电荷有洛伦兹力①作用，所以电磁能量可以通过场对运动电荷做功而与其他形式的能量（如热能、机械能等）相互转化。

那么，生物电磁能与普通电磁能的本质区别在哪里呢？答案是：**生物电磁能载有生命信息，而普通电磁能夹杂着混乱的信息**。首先发现这一区别的是

---

① 洛伦兹力：运动电荷在磁场中所受到的力，即磁场对运动电荷的作用力。洛伦兹力的公式为 $F = qvB$。荷兰物理学家洛伦兹首先提出了运动电荷产生磁场和磁场对运动电荷有作用力的观点，为纪念他，人们称这种力为“洛伦兹力”。

俄罗斯华裔科学家姜堪政博士①。

1995年12月，姜堪政博士在国际权威科学杂志*NEXUS*上发表了题为“辉光实验”的学术论文②，他在论文中列举了许多实验结果，来论证他的创新性结论。

结论1：DNA（脱氧核糖核酸）事实上仅仅是记录基因信息的“磁带”，它是保存信息的载体，而实际传递信息的载体是生物电磁场。也就是说，DNA的活动就好比磁带在录答机里转动时形成的载有信息的电流，接收到这些信息的细胞就会按照信息的指令有序生长；将供体生物的电磁场增强后作用于受体生物时，则可以使受体生物发生趋向于供体生物场的生物特征的基因活动。

结论2：许多科学研究成果已经充分证明，世界上不但存在着构成世界的可见物质，而且存在着比物质更复杂的非可见物质，生命不但是由那些可见的物质和能量构成，还是一种高度有序化的信息能量的运动组合。③

由于姜堪政博士的实验方法和结果与经典科学理论之间存在认知上的巨大差异，因此他的研究几乎长达半个世纪难以被人相信与理解。但作为不可否认的事实，最终被国际学术界接受，他的生物场导理论成为生命科学创新理论中一项值得关注的依据。联想到最近报道俄罗斯物理学家用仪器捕捉到人类的能量场，以科学数据解释古老宗教和中医所描述的“气场”的存在，研究中还有一项关于心与大脑彼此信息沟通的理论：心脏是人身体中发出磁场能量最大的器官，充满能

① 姜堪政，俄籍华人，场导论的先行者。姜堪政教授致力于研究生理场课题，并围绕实物、场、能量、信息基于量子论、相对论、信息论提出了有机体外存在生物场假设，写成了《场导论》。

1957年，姜堪政发表生物场导学说，并于1959—1960年通过试验对生物场导学说给予了验证，从理论上阐述了生物电磁场的存在、作用，以此达到了对生命活动的控制。1998年被授予医学博士学位，同年被选举为俄罗斯医学技术科学院院士。1999年发表的论文《植物幼苗的生物电磁场对人体的保健与抗衰老作用》荣获当年加拿大国际医学成就金奖。

姜堪政著有《生物电磁波揭密：场导发现》一书，该书首次公开介绍生物信息场导理论、技术和宝贵的实验成果，揭开科学界关注的诸多谜底，同时针对如何应对生命面临的生存挑战，怎样有效、便捷、稳妥地改变动植物遗传特征，如何改变现有被动的医疗方式，老年人怎样摆脱疾病的折磨，人的寿命到底可以延长多久等人们普遍关注的问题，做了较为客观的科学解答。

② 美国和加拿大联合出版的科学杂志*NEXUS*（中译刊名：《交叉学科》），姜堪政《辉光实验》（又名《生物电磁场》）论文的英文标题为“Experlments with auras”。

③ 1957年，姜堪政博士在他的场导假说中提出：物质存在的基本方式有两种——颗粒物质与场。颗粒物质如质子、中子、介子、原子、原子团、分子及宏观层次的有形物质，它们都与周围环境有明确的分界面；而场则包括电磁场、声场、引力场等，显然它们与周围环境没有明确的分界面，我们只有通过科学手段，由波形、频率、振幅、场强等变化来了解它们的存在。这种假说现在已经在各种科学实验中被证实，获得学术界的普遍认同。

量的心源源不断地将直觉信息传递给大脑，当大脑意识与心源直觉达成一致时，心脏会辐射更多的相干生物电磁能，这种能量有益于人类、动物和环境，并对人们的行为、选择和结果产生巨大的影响……这项研究成果可视为对姜博士科研成果的进一步印证。

现代生命科学的飞速发展，正在向人类揭示许多过去无法想象的可能性，生物传导理论本身也将在科学的不断进步中，被不断地刷新与丰富。

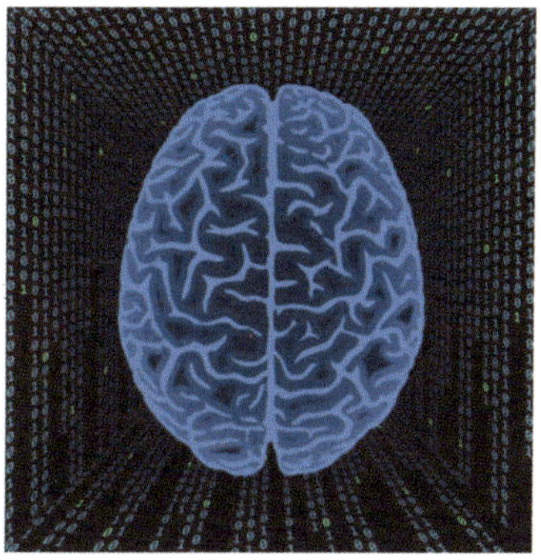

图片来源：http：//www. cnbeta. com/articles/318011. htm

五、 有序与无序

贝时璋院士[①]说过："什么是生命活动？根据生物物理学的观点，无非是自然界三个量综合运动的表现，即物质、能量和信息在生命系统中无时无刻地变化，这三个量有组织、有序的活动是生命的基础。"

姜堪政博士的科学结论，正是贝院士归纳生命活动的最佳诠释。当我们从中寻找生物电磁波对于生命塑造所起的作用时，其生命信息对于细胞生长有序化的指导，是最核心的关键点。这里，有序与无序，取决于生命信息是否被正确接收，这便印证了我们前文所说的"调谐生物电 = 治病"并非妄谈。

现代人所宣扬的人体健康，都围绕着可观察到的活动实体和能量变化，但是人们忽略了一个问题：假如细胞活动是无序运行而没有生物信息的指导，细胞的代谢还能够正常进行吗？遗传密码的发现也让我们认识到：不同生物所包含的遗传信息不同，决定了其宏观形态上的差异，每种生物都有序地生长并产生着属于自己的独特物质，人身体的每个不同器官也都由于接收到遗传密码指令而有序地生成它应有的形态与功能。那么，机体内的高度秩序化是怎样实现的呢？答案是：只有生物信息在细胞之间高速、正确地交流传递，才可以做到高度有序化的配合。

---

① 贝时璋（1903—2009），实验生物学家，细胞生物学家，教育家。中国细胞学、胚胎学的创始人之一，中国生物物理学的奠基人。曾任中国科学技术大学生物物理系系主任，浙江大学生物系系主任、理学院院长。

相反地，无序状态又是怎样出现的呢？

从上述结论不难推导，生物信息的无序状态就犹如电脑死机是因为错误的信息（指令）所致——细胞得不到正确信息的指引，导致野蛮生长，其后果可想而知。现实环境中，造成生物电磁场错乱而无法传递正确信息的原因很多，其中一个不容忽视的问题就是现代工业以及通信工业的发展所带来的环境电磁污染（当然还包括饮食饮水等生化原因）。事实上，人类以及地球上其他生物从来都处在自然电磁场的环境中，这是基本常识。在农耕文明时代，人类活动基本以顺应自然的方式进行着，因此对环境的破坏力十分有限。自从工业文明出现，环境就变得越来越糟，人类对大自然的破坏力空前绝后，资本主义思潮对利润无极限的贪婪追求，更加剧了生存环境危机。

环境污染不单指空气、水、土壤、食物等的污染，更可怕的是我们看不见却对生命体有着巨大破坏力的电磁污染。虽然人们通常无法直观地体验到电磁污染的作用，但是，人体的所有细胞都处在电场和磁场的包围之中，外部电磁场的任何变化必然要对人体内的电场和磁场甚至包括人体摄入的饮食分子结构产生影响，这势必影响到人体内的分子、电子及原子的运动方式或状态，甚至引发其结构和体内生化反应的改变。究其源头，外部恶劣紊乱的电磁波及其能量严重干扰人体内的生物电磁信息，改变了正常的信息编码，阻滞信息的流通，使细胞在错误的指令下处于无序状态。这种无序状态若规模很小则往往很快得以纠正，若规模越来越大以致失控，疾病就形成了。

用科学手段让无序生长的细胞重新变成有序，或许是当今医学界最应该关注的课题。由此来说，生物传导技术之于健康，有着其他手段无法相比的重要意义。

六、 厘清芜杂， 去伪存真

基于前述，生物传导技术本身，必须成为生命体有序运行的调节媒介及手段，也就是运用科学理论与大量技术实验所获取的数据，寻找到最适合人体内在结构及生物电振动频率的外来正能量，激活带有正确生物信息的人体电磁能，对机体细胞发出正确指令，这才是正途，而不是与之相左。

那么，怎样才能获得有效的外部干预能量呢？从对低频电磁生物传导技术的作用机理和优化解决方案中，我们找出了几个关键条件：

（1） **纯净的电磁能量源**。显而易见，即使并非受到严重的电磁污染，自然状态下的外部电磁场及其能量也未能达到高效调节生物电磁场的标准，而无法被良好地应用于临床。这就好比珠江的水，尽管未被污染的上游水水质看上去不错，但仍然因含有大量杂质而未达到饮用水标准，更何况无法避开污染的下游水水质。下游水需要采取多重复杂的过滤程序，才能使其接近饮用标准。纯净的、无杂质的电磁能量源也是同样道理，它保证了优质的电磁信号进入人体。这不是一件简单的事，更不是既不具备严谨的科学思想指导也不具备成熟技术手段的治疗仪所能够胜任的。

（2） **完整稳定的正弦波形**。正弦波是频率成分最为单一的一种信号，这种信号的波形因像数学上的正弦曲线而得名。许多科学结论阐明了正弦波形在医学领域的应用，因其单一特性对于生物电磁信号的激发则具有最优化效应，它与第（1）项条件密切关联但二者性质不同：前者是过滤，后者是选择，即只选择单一的、最佳的电磁振荡波形，且无论振荡频率和波幅怎样调整，都保持漂亮、完整、稳定的正弦波不变。

（3） **最适合人体的电磁频段**。电磁能量在频段上的分布，并非都适用于人体，大量实验证明，中频及高频电磁波对于人体生物电正向干预的适用性远不如低频电磁波。在各种证据中，一组来自瑞士、法国、巴西和美国科学家在《英国癌症杂志》（*British Journal of Cancer*）2012 年发表的论文，给人类带来一线惊喜的曙光。该论文宣布低频电磁场在治疗癌变肿瘤方面有着惊人的效果，这一研究成果或许能把癌症从不治之症的名单上抹掉。回到现实中来，目前投入在医疗临床上的物理治疗设备基本还极少采用低频频段，这种现状实际缘于已有技术上的局限性。关于此，第二章内另有详述。

由此，我们得到了一个结论：即具备以上若干基本条件的生物传导技术，与目前医疗器械市场上随意冠以生物传导技术噱头而罔顾科学严肃性的医疗手段或理疗产品之间，有着本质的区别。在五花八门、鱼龙混杂的领域里，某些自诩为“养生大师”者宣称可使用任意插座进行 220 伏电源加调压装置操控，对受术者进行“通电体检”，自己则直接手握电源火线，让受术者手持零线，用直接触碰手指等危险动作进行所谓的“经络评估”。这类标榜为采用生物传导技术的做法，不仅极其危险，也不具备能够合理解释的科学依据，是对生物传导技术的误读。究其源，实际来自20世纪90年代气功热时出现的“电气功疗法”，即施术者在给病人扎针时采用如上手法，将电流通过施术者与针连接，针上“电力十足”，对病人的刺激感很强（注意，刺激感不等于治疗功效）……遑论在当时生物科技认知条件下的效果如何，仅考量此法稍有不慎双方都会致命这一点（医学的最高原则，即首先不能有伤害——希波克拉底），其真伪立见，无须再做更多解释。

七、结语

关于“生物传导技术”的完整内涵以及发展这项技术的现实意义，我们摘取一段精彩的论述文字予以总结：

> 生命是由物质、能量和信息三部分组成的动态统一体，将这三部分分割是不可能的。疾病是人体内在信息的断裂。任何疾病都是体内器官与组织形成的电磁场的失衡所引起。但是，目前医学上对人体健康的关注只注意到物质方面，大量的医学药剂的出现便是这种片面关注的结果。如果人们不只是借助于化学药品干预自身机体的信息交换过程，而是利用外部信号与自身细胞、器官发出的信号的相互作用来调解机体生理状态，这样的效果肯定会好。恢复体内电磁平衡要靠机体自身和从外界寻找最优电磁信号的活动来实现。
>
> ——《生物电磁波揭密：场导发现》

第二节 生物传导技术与中医经络理论

现在，围绕着“生物传导技术”的迷雾已经散去。接下来，让我们把目光集中到“中医经络理论”这一既古老又极具创新意识的话题上。

说其古老，是因为中医经络理论从发轫以来已经矗立于世几千年，整个中华医学的进化史，几乎可以视为以经络理论为框架的医学体系的厚积与丰富史，它支撑起我们这个古老东方大国绵延不绝的生命力。

而说到创新，那就是将中医经络理论与现代生命科学在一个全新的平台上对接，这需要突破旧有局限的勇气与能力，更需要在不同学科边际效应上发挥丰富的想象力，尤其面对中医理论与西方实证医学之间原有的巨大鸿沟，该如何跨越，找到彼此对接的契合点？进而，它对于医学的未来发展又有些什么特殊意义？这些都是本章将与读者们讨论的重点内容。

一、 经络的传统定义

> 经络是经脉和络脉的总称。经脉是运行气血、调节阴阳的主干，是粗大的，贯通上下，沟通内外，相对来说是位于深层的。络脉是经脉的分支，具有网络的含意，位于浅层、较细小，纵横交错遍布全身。整个经络系统在内连属脏腑，在外网络“枝节”，把人体联系成一个有机的统一整体。①

先看看上面这段关于经络的定义。如果我们告诉一位从未接触过中医的外国友人说：“你的身体里有一整套看不见的网络贯通全身，它既不是神经系统，也不是血液循环系统，更不是淋巴系统及其他任何在西医解剖学中看得见的系统。它是看不见的，就如同空气或电磁波一样，但是它就存在于每个人的体内，负责身体的‘气血运行’和‘阴阳平衡’；当给这个网络注入能量或施予各种刺激时，你的气血运行就会变得畅旺，阴阳就会趋向平衡，你就是一个健康人了……”你

① 参见：人卫中医博客，http：//blog. sina. com. cn/renweizhongyi。

觉得那位外国友人会是什么表情呢？他可能会充满疑惑地望着你，然后问一句："你确定，你说的不是血管吗？"

中医在国际的传播，总会受制于人们世界观的异同。但凡事皆有例外。有一位德国生物物理学家和航天医学专家卡尔·海因斯博士①，比许多中国人更熟知中医的深刻意义，他甚至认准了倾余生之力向全世界推广中医的道路。2002 年，他因为工作原因结识了两位俄罗斯宇航医学专家，看到他们运用中医经络理论发明的 MT 经络能量探测仪，感到十分震惊，从此对中医理论产生浓厚兴趣并生发"向古老智慧的源头取经"的强烈愿望。2008 年 9 月第一次来中国，他便开启了深入研究中医的历程。2010 年，他受上海世博会德国中心的邀请，在世博会平台上首次向世人展示由他主持研发的用于未来医学的健康方案"Transculturale Global Healing"即跨文化"知未病，治未病"全息解决方案。在卡尔·海因斯博士看来，目前的西方医疗体系无法解决面向未来的老龄化与健康的全球性问题，因为该体系更多地针对疾病而不是关注健康。他用世界卫生组织的统计数字来支持这个观点，认为 21 世纪的世界需要一种全新的"未来医学"，他在 2012 年世界健康产业大会国际论坛上的报告是这样表述的：

> 新的世界健康体系（即未来医学）必须是将传统中医和现代西医中有用的部分有机地结合，再加上生命信息能量物理学的认知，将三者融入新的健康政策中。健康预防医学必须占主导地位。……
>
> 在信息能量医学领域，今天也有多种多样对人体无侵害的治疗手段，如电磁脉冲系统、光疗、共振发生器、气功、太极拳和静心冥想练习等。《易经》和《黄帝内经》里一定还隐藏了很多秘密不为我们现代人所理解。但是有一点我可以确认：虽然中国古人无法看到我们今天看到的东西，但是我们看到了中国古人想到的东西，而且可以证明他们想得没错！……未来医学的一个巨大挑战就是研发新的理疗仪器和天然产品，主要是用来恢复人体能量的失衡失调，而不产生副作用。

---

① 卡尔·海因斯（1945— ），是世界著名的宇航医学与健康工程学专家、德国天能生命科学院研究院院长，也是 2012 北京世界健康产业大会国际论坛国际首席专家。他通过多年的科学研究，逐渐发现了传统中医文化的核心价值，并正在全世界范围内大力推广中医文化。卡尔·海因斯认为中医治未病的理论是一种高于西医的、在更高层面上来关怀人类健康的理念，未来医学中中医文化将占主导地位。他还精辟地指出，中医并不是神秘而不可推广的，中医的理论完全可以在实践中得以验证。

这是一个外国人对中医和现代西方医学进行比较与反思后，所形成的对于“未来医学”的独到见解，即“3+1=1：中医+部分西医+信息能量医学+恢复人体平衡=健康”。我们有理由相信，卡尔·海因斯博士能够代表一种不具偏见的声音。他在发表上述报告时已经66岁，接触中医前的大部分时间，都是在现代西医的环境下生活、学习、工作，并且成为生物物理学家和航天医学专家，对西医在现实中遇到的各种困扰有着深切的了解，成为他形成今日观点的重要基础。

与卡尔·海因斯博士恰恰相反的是，中国竟有不少人对中医嗤之以鼻。我们有必要先回答一些国人对中医及经络学说的质疑，这有助于我们更全面地阐述本书观点，且更令人信服地提供低频电磁生物传导技术与中医经络理论实现对接的现实依据。

二、 质疑声音

质疑一 先进的西医 VS 落后的中医

认为西医先进、中医落后的人，用古代东西方乃至南美玛雅人对医学观点具有许多相通共性来说事儿，这本来是一个发人深省的现象，为人类检阅自身之谬误提供参照，然而质疑者适用其反，认为中医是一种抱残守缺的文化糟粕，当西方医学觉醒而向现代科学方向迈进时，中医却犹如巫术或骗术一样，愚弄国人的智慧云云。

此论点以主观偏见为评判依据，在对中医先入为主的贬低之下对西医盲目推崇。我们再引述卡尔·海因斯博士医学报告中的一段历史披露，来看看现代西医是否真的如其所言：

> 人类定居在城市里，伴随着19世纪科技的迅猛发展，机器的使用为工作提供了便利，为大规模生产做出了贡献。（人类早期的）伦理和道德在这个世界上不再扮演任何角色，一切利益至上。这也导致了人类历史上最具破坏性的两次世界大战。当时，对物理学和化学的认知同样被运用到了现代西医上。人们将经典物理中机械论和动力学的认识推广到人体学上，身体被当作一部机器，其功能由化学物质的传输来完成，如果出现了“零部件”的损坏，可以修理、替换和补充。这在当时看来是一幅清晰明了的图像，而用自己的秘方救治病人，帮助病人调理当时还

无法解释的神秘的生命能量的巫医和行医者就成了一幅格格不入的景象。再加上被称为“医药工业之父”的德国化学家尤斯图斯·冯·李比希在1840年和1842年分别发表了《农业化学》和《动物化学或有机化学在生理学和病理学中的应用》两部著作，其中强调的是用化学方法与疾病症状做抗争，补充缺损的物质成分。自然医学，也包括中医在此遭受了严重的挫败，而现代西医取得了胜利，这种局面一直保持到今天。当20世纪的电子物理学、原子结构和相对论的发现已经融入科学技术的各个领域，现代西医和制药行业却直到今天都对此毫无触及。基于19世纪把人等同于一部机器的旧的认知，医学界在20世纪走了一条非常致命的道路，即专业化。

卡尔·海因斯博士用清晰的事实点出了西医在整体上与人体健康初衷相偏离的历史节点。他在肯定了现代医学近百年来在世界范围内取得巨大成就（他认为这些成就主要体现在外科手术、症状分析技术及方法以及紧急救助领域）的同时，认为现代西医对于健康概念来说作为甚少。卡尔·海因斯博士说：“在我来看，以处理症状为中心任务的西医使我们已无力再胜任未来时代所赋予的使命了。”

我们再从一些侧面看看现代西医在世界范围所面临的一些困惑。

据世界卫生组织公布的统计数据，今天发达国家中的佼佼者美国，人均年医疗支出超过7 500美元，平均预期寿命是78岁；紧随其后的是法国、德国、英国、瑞士和瑞典；而中国人均年医疗支出仅为约100美元，人均寿命也达到了76岁（1949年前中国人的人均寿命只有35岁）。另据统计，世界上最健康的老年人大都在亚洲而不在欧美，虽然欧美是全球人均医疗支出最高的地区。这至少说明了一点：现代西医体系并没有因为更多的医疗投资而给人们带来更多的健康（寿命是健康测评的一项重要指标）。

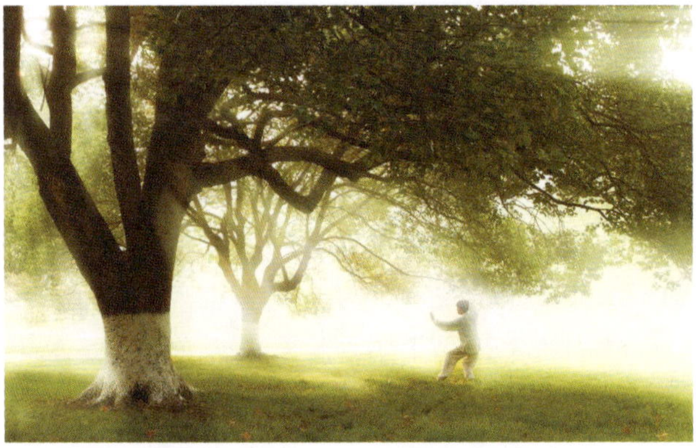

据统计，世界上最健康的老年人大都在亚洲而不在欧美，医学的商业意义并非“健康”的同义语

图片来源：http：//www. nipic. com

另外一个充满矛盾的现状是：支撑世界医疗体系发展的原动力，并非为人类减少疾病的发生，而是巨大的利益。据资料显示，全球最大的五家医疗企业都来自美国，剩余排名靠前的公司被欧洲及日本的企业瓜分。据美国普华永道（PwC）① 预测，到2020年，全球医药业的销售额有望达到1.6万亿美元。也就是说，应付疾病的制药业在这个星球上蓬勃发展，方兴未艾。为何会这样？因为病患更加肆虐，病魔无法遏制。这也充分证明了，在超过60年的时间里，在发达工业国家，健康问题就是市场经济问题，**其运用的公式特别简单：利润增长等同于更多的病人和疾病！**

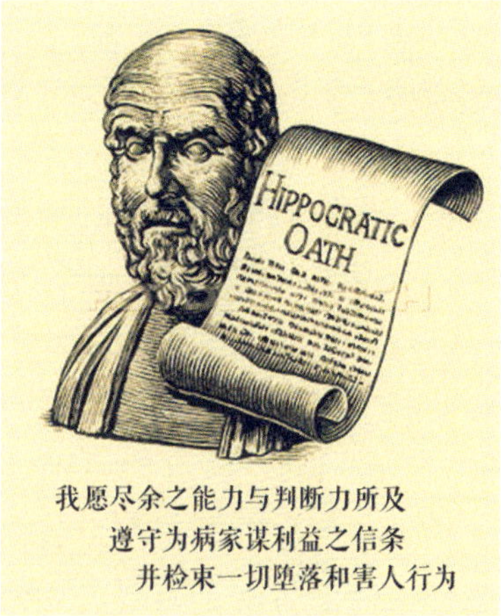

希波克拉底誓言

图片来源：http：//dazhouwang.blog.163.com/blog/static/69904497201262643443765/

这无疑是个超级悖论。中国有句古话叫作“种瓜得瓜，种豆得豆”，我们无法设想一种体系的构建是基于日益膨胀的需求而主导者却努力减少需求，这种逻辑是万万行不通的。那么，“西方医学之父”希波克拉底的最高医学原则，在如今巨大的利益驱动面前形同虚设，变得多么苍白。

事实上，西医体系的现实弊端已经越来越多地受到包括西医自己在内的质疑。在世界范围内，医学家们正在竭力寻找所谓替代医学②以求弥补目前西医之缺陷，而中医正是他们关注的首要目标。

站在实事求是的角度，中医、西医本来就各有千秋，卡尔·海因斯博士说得并不过分，“3+1=1”公式并未将西医排斥在“未来医学”之外。此段所列西医弊端乃事实存在，仅为回应质疑、阐明论点而已，并非出于抑此扬彼之目的。

---

① 美国普华永道是全球最大的专业服务机构之一，由两大国际会计师事务所 Price Waterhouse（普华）及 Coopers & Lybrand（永道）于1998年7月1日全球合并而成并更名为 Price Waterhouse Coopers，为世界最大的会计师事务所及专业服务机构。

② 替代医学（Alternative Medicine），也叫替代疗法，是由西方国家划定的常规西医治疗以外的补充疗法。按照西方的习惯，替代医学包括冥想疗法、催眠疗法、顺势疗法、按摩疗法、香味疗法、维生素疗法等，中国传统的草药和针灸也归入其中。

质疑二　看不见即不存在

认为"经络看不见，所以不存在"的人认为：自现代医学传入中国以来，经络学说一直处于非常尴尬的境地，既找不到具体的形态结构，也无法验证其具体功能。该说法提出：西医延续近两千年的解剖学不断深入、不断纠正谬误，直至现在已经微观到分子和基因的水平；而中医一直不注重解剖，因此"一直停留在 2 000 年前的模糊整体观水平"，由于当时知识的局限便编造出一个似是而非的经络来。

经络到底存不存在？我们认为，这不是普通解剖医学能够回答的问题，更不是经典西医方法论可以套用常规临床实践能够回答的问题。从上文中，我们已经初步了解到今天的生命科学正在发现并证明着从前无法想象的神秘存在，而科学家们已经不再热衷于追求对于微观物质世界无止境的细分了。

著名的"相对论"，在提出理论假说的时候可以被看见吗？如果按照"看不见即不存在"的说法，牛顿的经典物理学也无法被 20 世纪的现代物理学和量子力学所撼动，世界也没有现在许许多多惊人的科学成就，爱因斯坦充其量只是个异想天开的疯老头儿。这绝不是尊不尊重科学那么简单。对所谓"自现代医学传入中国以来，经络学说一直处于非常尴尬的境地"这种说法，让我们看一看事实。

据权威统计，目前世界上已经有 160 多个国家在临床中应用针灸。近年来西方科技和经济发达国家对针灸经络研究的经费投入大幅度增加，以美国 NIH 为例，从 1997 年 50 万美元猛增到 2000 年的 400 万美元。在国际重要学术刊物上发表针灸经络研究论文的数量和质量迅速增长，以 *SCI-expand* 历年收录与针灸有关论文数为例，从 1998 年前每年 100 篇左右增长到 2003 年的 400 余篇，*Natural*、*Science*、*PNAS* 和 *FASEB* 等主流杂志都有关于针灸研究的报道。

还有，美国的很多州以及英国、德国等国家和地区都把针灸纳入医保范围，很多国家把中医和欧洲传统医学、印第安医学等一起划入替代医学范畴。在德国，一些很有名望的优秀医生在德国学习医学，临床实践几年后来到中国部分或全面学习中医。在西方世界，如美国、法国、加拿大、英国、荷兰等也是这种局面。俄罗斯人如果没有研究过中医并在实践中落实他们的研究成果，就不可能将他们的宇航员送上空间站长达一年之久或更长时间，并确保其在此期间保持健康和工作能力。从资料中我们看到，在生命科学领域，俄罗斯拥有很多突出成果并处于世界领先地位，而其中的研究课题，在很早以前就将中医经络的深入研究列入其中并取得了令人瞩目的成就。

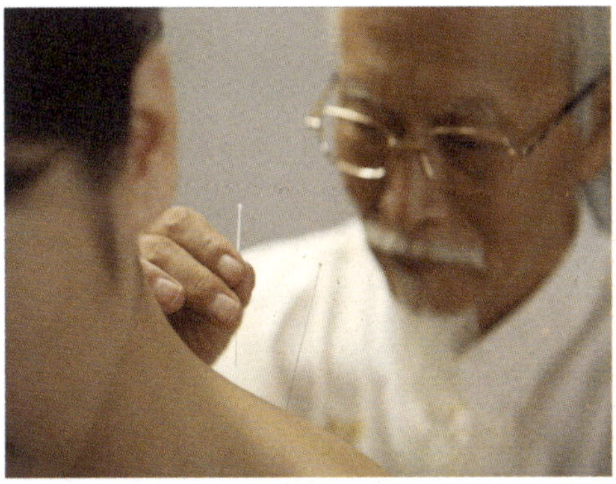
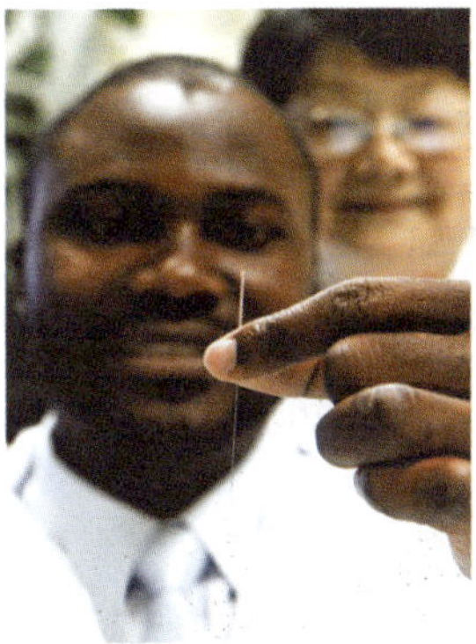

据权威统计，目前世界上已经有160多个国家在临床应用针灸技术

图片来源：http：//zhongyi. apdnews. com/a/224842. html　http：//news. takungpao. com. hk/paper/q/2013/0215/1438301. html

事实胜于雄辩。这一切已经足以驳斥上面那种罔顾事实的说法。

对于另一项诟病，即所谓“经络理论是形成于‘知识局限’时代而编造的”说法，则涉及历史史观问题。

若以普通人的惯性思维，简单地认定人类的思想总是随着时间的延伸而变得更高深的话，那么中外古代圣贤大家们皆可休矣，但事实并非如此。人类发展史类似一个波动曲线，起伏延伸，在历史的某个时期总会扎堆诞生一批伟人，这种现象是巧合还是另有原因我们不得而知，然而他们对人类文明的贡献，后人几乎无法超越和取代。人类数千年来的进步，呈线性发展的部分仅仅体现在科技能力或工具的改良与发明上，这方面古代与现代当然不可同日而语，然而那些深邃、睿智的哲学思想，那些与自然和谐共处的生命大智慧，那些千百年经久不衰、登峰造极的经典文学艺术等，都呈现非线性发展的特点，当代人在这些面前叹为仰止，甚至有些领域当代人非但没进步反而严重地倒退着。像“天人合一”这样高深的哲学命题，其智慧的层级远非今人可比，它产生的时代正是那些伟大思想家风云际会的时代。

诚然，中医的实用性与纯粹哲学思辨或艺术造诣还是非常不同，对此我们参阅刘力红教授在《思考中医》[①] 里的观点，非常有见地且具启发性——针对杨振

① 《思考中医》又名《伤寒论导论》，作者（刘力红）以其对中医经典的执着和热爱，致力于《伤寒杂病论》的研究解读和疑难病症研究。为了避免深奥晦涩，他竭力将学术性与趣味性相结合。该书名为“思考中医”，是取思考时空、思考生命、思考健康之意，所以它既是中医书，又是传统文化学术书。

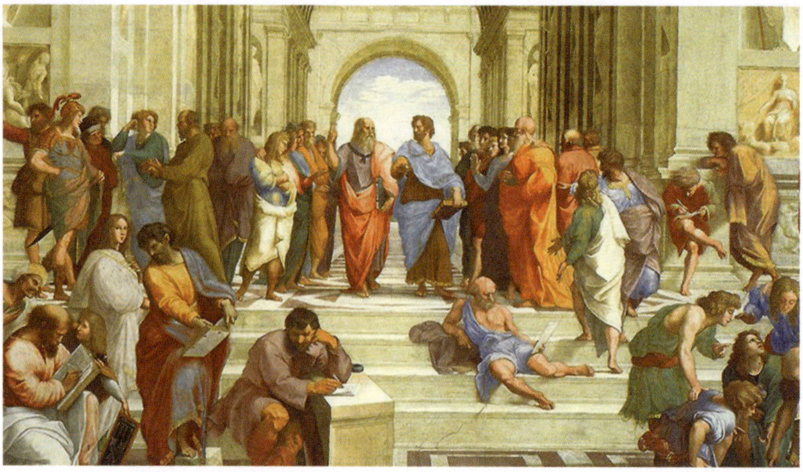

《雅典学院》（局部）（1510—1511 年作，作者：拉斐尔）

宁先生[①]对于传统中国文化“只求理（指精神或境界）而不求自然规律；只求归纳（指哲学定义）而不求逻辑推演（指科学实验）”的观点，刘力红教授指出：中国传统文化处处体现了自然观的思想精华，而中医就是一门独特的自然科学，它所依循的“理”就是自然之理，是顺应自然规律和法则的，这个规律和法则是什么？就是阴阳四时！如《素问・四气调神大论》：“故阴阳四时者，万物之终始也，死生之本也，逆之则灾害生，从之则苛疾不起，是谓得道。”

在涉及古代中医经络学说是否有临床实验依据时，他提出了一个重要概念——“内证实验”。所谓内证实验，指这种实验不是在人体外部而是在人体内部进行，其特征是在“理性思考”的中医体系观照下，透过对大量病例的观察、对比、领悟和总结获得实验结论。反观现代医学的外证实验，首先是在动物身上开始，这种做法继承自古希腊和欧洲中世纪前的解剖实验，主要是因为宗教教规在历史上曾多次禁止行医者解剖人（尸）体，其过程曾延续了几个世纪之久。动物实验虽然没有伦理的约束，但毕竟人和动物之间还有很大的区别，一种药剂的生化机理从动物实验到完全应用于人体需要相当繁杂及漫长的程序。其次，解剖实验本身还有一个无法逾越的道德屏障，就是不可以活人体作为解剖对象，而这

① 杨振宁，1922 年 10 月 1 日出生于安徽合肥，清华大学教授、香港中文大学讲座教授、中国科学院外籍院士、美国国家科学院院士、英国皇家学会会员。杨振宁在低频电磁生物传导技术与疼痛治疗粒子物理学、统计力学和凝聚态物理等领域长期进行了创造性研究，取得了许多杰出成就，做出了具有里程碑性的贡献。1957 年获得诺贝尔物理学奖。

样的解剖与中医针对患者进行内证实验有着质的区别[①]。道理很容易理解：生命体无时无刻不在循环吐纳之中，只有对鲜活生命的直接观察，才能获得生命的信息；而人一旦死亡，其生命活动也随之消失，此时的解剖数据实际上无法正确反映人体的生命动态。那么在这种解剖技术体系之下，除了找到肉眼可见的物质结构以外，如何能发现像经络这种生命微观运动的迹象呢？

因此，刘力红教授给出了结论：经络学说是集理性思考与内证实验于一身的理论体系，它绝不可能随意臆想出来。比如风池、风府这些特定穴位为什么叫作风池、风府？少阳经、太阳经这些循行路线为什么这样走而不是那样走？假如这一切没有非常精微的内证实验参与，是不可能形成的。这就充分回答了所谓“编造”之说，是非常幼稚可笑的。

质疑三　经络研究是伪科学，注定失败

持此说法者，举出了许多以往经络研究的失败案例，国内国外不一而足，来证明“几无可取之处的经络学说披上了祖国医学的神圣外衣，成为骗子们的工具和盾牌，不断展现着他们卑劣的人性，耗费着巨额的研究经费，成为当代中华民族的耻辱”云云。

以上说法让我们看到了中医面临着多么大的挑战与危机。毫无疑问，我们对社会上一些打着中医旗号欺骗大众的现象深恶痛绝！然而对于质疑者以若干曾经失败、无结果甚或最终被科学界视为闹剧的研究试验为案例，草率且片面地为经络学说定性并下结论的做法，提出反质疑。因为个别现象并不能代表经络学说整体，个别行为也不能代表整个学术界，不能以偏概全；此外，有越来越多的相关证据正在科学飞速发展、旧框架不断被冲破的背景下，令人瞩目地延伸着人类对中医经络、阴阳平衡、气血运行等古老生命理论的孜孜求索。

1939 年，苏联工程师基利安夫妇将被摄物体置于一个由高频、高压发生器产生的高频电场中，发现活的人体周围会以一定的节奏发出彩色的光环和光点，而

---

① 事实上，中医史在人体解剖方面并非空白。我国最早的人体解剖记载于《黄帝内经·灵枢》，其中对于人体内脏特别是消化管道的大小、形状、重量和容量等均有较为准确的记述。又据《汉书·王莽传》记载：“翟义党王孙庆捕得，莽使太医、尚方与巧屠共刳剥之，量度五藏，以竹筳导其脉，知所终始，云可以治病。”这次解剖不仅测量了脏器，甚至探查了血管的走向，显然比欧洲的动物解剖技高一筹。至宋代，纯医学目的的人体解剖更进一步，有关于吴简的《欧希范五脏图》和杨介的《存真图》两版本解剖图谱的成图过程详细记载，可惜图谱今已失传。

一个人死亡一段时间后，光环才会消失。人体的某些部位比其他部位发出的光要强，而这些发光点正好与中国古代经络理论中的741个针灸穴位相吻合。当时包括基利安夫妇在内，没有人清楚人体为何能够发光，发光物质是什么。直至1978年，苏联科学院的科学家才揭开谜底，证明每个人的身体都存在一个微弱的生物电磁场。

1950年，德国的傅尔医生发现人体"电能"分布在每个细胞内外之间，其振荡频率很低，电磁波极长，此一电磁特性可以表现在人体皮肤上，于是他设计了一个简单的电流回路，利用适当的电压诱导，即可测出人体的"电能"变化。在研究过程中，傅尔也惊奇地发现，2 000年前中国人绘制的"人体经络图"，与他实际检测病人身上"电能"变化的路线图几乎一模一样！傅尔医生在这项发现的基础上发明了傅尔电针①。

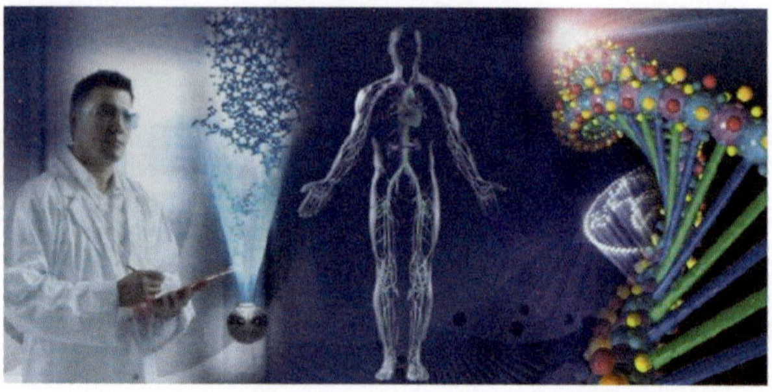

每个人的身体都存在一个微弱的生物电磁场

图片来源：http：//www. china-hongkang. com/sta_ ziliao/1871012. html

1973年，神秘医学创始人彼得·曼戴尔在对"基利安摄影术"② 进行研究时，发现人体最大的表面电荷聚集处就在手指与脚趾尖端，而这些指端亦表现出与体能各脏腑器官一致的能量状态。中医针灸经络穴道医学指出：人体各条经络气血循行起始点与终止点，同时位于手指尖与脚趾尖上。两种现象亦完全吻合。经过不断地进一步研究，他总结出了各指尖放射电荷光环所代表的主要意义③。他还观察到，早在疾病症状出现之前，人体生理能量就已经受到干扰，而此阶段，常规临床检验方法无法得到任何检验结果，他称其为疾病的"孵卵期"，但此阶段若借助于能量放射分析照片EEA（Energy Emission Analysis），其能量异变

---

① 傅尔电针，一种穴检仪，用以测量人类体表的电流量并据此判断电阻大小。

② 基利安摄影术，又叫克里安摄影术、体光摄影术。由苏联工程师谢苗·达维多维奇·基利安于1939年无意中发现。基利安摄影术是基于电晕放电现象的摄影技术，在高压电下，各种有机物和无机物都会在感光乳胶上感光，产生辉光环绕的现象。

③ 彼得·曼戴尔对人体表面电荷的研究，解释各手指、脚趾能量放射光环所对应的身体区域包括：①手部——拇指：关联牙齿（各功能圈都关联到每颗牙齿）、头部的器官（喉、耳朵、鼻、扁桃腺）。食指：延髓与视丘、脊椎、大肠。中指：肝、肾。无名指：下视丘、生殖器官、内分泌系统、泌尿生殖系统。小指：心脏、胰脏、小肠。②脚部——大拇趾：脾、胰、肝。二拇趾：胃、关节退化、酸性反应。中趾：免疫系统、皮肤、结缔组织等。四趾：胆、脂肪。小趾：肾、膀胱。

的情形则早已呈现出来，这与中医四诊之“察未病”异曲同工。

早在20世纪70年代，一种带远程数据传输功能的医疗分析系统就被研发成功，用于苏联载人宇航项目，并在外太空被测试成功。这套系统包括一套电子切脉系统（或叫HRV分析）和一套经络系统，借助现代电脑技术、检测技术和分析方法，首先检测分析人体能量状态，然后将检测值与标准值进行偏差分析，获得人体能量平衡状况并给出测评者的结果提示，为航天医生提供调理依据。今天，这套系统正由不同的生产商以不同的形式展开进一步研究开发，使其可以在地球上被广泛使用。①

请注意，上述案例有一个共同特点，即它们都与“生物电”“电磁场”“能量”等关键词联系在一起，虽然这些实验都是互不相干的、独立的，但当它们被串接为一组整体现象，则让我们深刻意识到：中医经络研究正如经络自身那样充满着生机！而经络研究的未来方向，必然聚焦在生物电子学、生命信息能量学、原子结构、量子医学等过去人们无法掌握的领域。显而易见，它属于信息与能量学范畴，硬要在传统人体解剖的物质结构里去寻找经络，必然遭遇如缘木求鱼般的徒劳无功。

由此，我们终于顺理成章地回到本章的主题。

三、 经络是生命的基本特征之一

1973年，中国科学院生物物理研究所成立了北京经络研究中心，委派中国协和医科大学祝总骧教授②担任经络研究负责人。祝教授自20世纪40年代起便从事西医解剖学和生理学临床与教学。据他说，由于当时他对中医经络不了解，起初竟是抱着证伪（证明经络并不存在）的心态走马上任的。

如果祝教授真的用生物物理学和生物化学的方法证明经络根本就不存在，证明经络学说是伪科学，是古人头脑中假想的通道，那也算是对生命科学的一大贡

---

① 信息源自卡尔·海因斯博士在2012年世界健康产业大会国际论坛上的主题报告之案例引述。

② 祝总骧，江苏吴县（今苏州）人，生于1923年，中国著名经络学家。1973年以来，他在中国科学院生物物理所与合作者经过二十年长期艰苦攻关，发表论文110篇，写成专著《针灸经络生物物理学：中国第一大发明的科学验证》（北京出版社1989年版）。他们运用电子学、生物化学、生物物理、声学和形态及动植物等多种学科检测和独特的实验法，准确地揭示了人体经络线的分布位置，证实了古典经络图谱的高度科学性和客观存在。此后他们又提出“经络是多层次、多功能、多形态立体结构的调控系统”理论。这一研究成果运用于临床之中，取得了神奇的效果，获得国家科委首届“星火杯”创造发明特等奖。此外还10次荣获国家卫生部、市科委等颁发的科学进步奖。

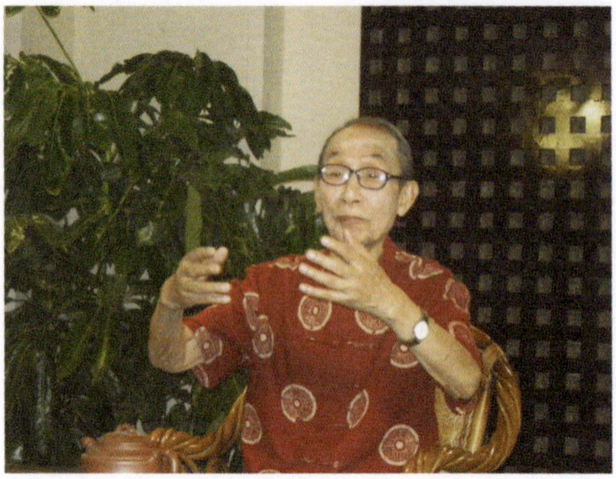

祝总骧教授自 20 世纪 70 年代初便开始了中医经络的研究

图片来源：http：//www. mafengwo. cn/i/1152546. html

献。可最终令他自己都感到意外的是，经过二三十年的研究，他不仅没能证伪，反而成为经络真实存在的权威见证者。他当年采用的研究方法，虽然没有当今生命科技手段做强大后盾，但简单有效，思维清晰，令人信服。

他首先采用声学方法，测定经脉循行线具有**高振动音特性**；然后采用电学方法测定经脉循行线具有**低阻抗特性**（这一特性在低频电磁生物传导技术中已被有效应用于临床，可参看第二章第三节《低频电磁生物传导技术》）。几十年来，祝教授主持运用声学和电学的方法测试了几万人，都能够准确地找到十四经脉的循行线，而且和《黄帝内经》所记述的经脉循行线及一千多年前宋代铸造的针灸铜人模型的经脉循行路线基本一致。此外，祝教授还主持了给动物和植物进行的测试，发现在动植物身上都有高振动音和低阻抗的循行线。于是，这位最初抱着证伪决心来研究经络的教授，比任何人都相信经络的客观存在，他甚至说 **“经络是生命的基本特征之一”“只要有生命，就有经络”**。

祝教授的研究成果，无疑具有开创意义。而近年来国内外的许多相关研究，进一步勾勒出经络的清晰轮廓。据记载，第一军医大学和复旦大学曾联合开展过一项实验，在确证人体经络线上没有发现特殊物质结构的同时，发现了经络线路上有高出其他部位几倍到十几倍的钙离子聚集。又据记载，有人采用四电极法测量人体皮下 2 毫米处的导电特性，结果表明：大多数人皮下的低电阻点，可以连接成与传统经络图基本走行相同的、具有两侧对称性和稳定的低电阻经络线。

综合各种相关信息，我们尝试从生命科学的角度给出经络的第二定义。

四、 经络的现代科学定义

经络是生命体内特定的生物电传导网络，负责传导生物电磁信息及磁场波动能量，以维护生命体的动静态稳定与平衡。

经络不具有可见的组织实体，其传导在细胞间进行，其路径随细胞及机体组织结构的最佳能量需求顺势而成，并时刻处于微变化中。经络循行路线在畅通状态下呈现高频震荡及低阻抗特性；散布于经络通道上的穴位是生物电能汇聚点，当经络穴位受到外界或机体内部刺激时，经络传导效应会发生改变并对机体健康（有序与平衡）状态产生影响。

现在，我们看看这个新定义。

切入角度不同，定义要点则不同。在从传统的“运行气血，调节阴阳”到“传导生物电磁信息及磁场波动能量”面目一新的演变中，我们充分感受到世界正在呈现过去从未有过的多样性和可能性，许多在从前看来是不可思议、渊玄其深的自我演绎或众说纷纭，到今天突然发现其真实客观的存在，让世人为之拍手叫好。经络的际遇就是如此。

感谢科学的力量，为曾经南辕北辙的两大科学体系填平那道看似难以逾越的鸿沟。若按上述“经络本身就是生物传导的特定通道”的新定义，则它与生物传导技术之间便不存在对接上的障碍了。现在关键问题在于：以哪种传导技术手段，才能够有效地调动人体经络这个珍贵资源呢？

五、 整理信息　调动能量

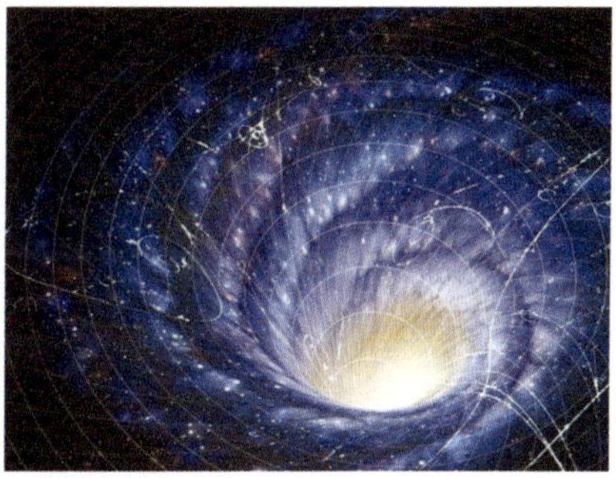

能量，是生命的基本特征

图片来源：http：//big5. xinhuanet. com/gate/big5/news. xinhuanet. com/science/2015 - 10/29/c_ 134762060. htm

按照现代医学的惯常思路，目前已有许多物理能量疗法正被采用。“能量医学”的概念自 18 世纪后期初见端倪，当时的科学家们在经过大量研究后发现并得出一个结论：人体的电信号是机体内部化学能转变而来的，它既是一种能量变化，也是疾病过程的重要表现。这些发现为当时以化学药物及外科手术为重心的西方医学界带来新的希望。到了 19 世纪，世界上已开始出现各种能量疗法，包括温热能量、运动能量、辐射能量、电磁能量、超音波能量、微电流、磁力以及声光电疗等，一直演进、延续到现在的医院体系，各种康复设备及专科治疗设备似乎已经应有尽有。然而纵览之下，目前各种物理治疗设备的功能还是以局部治疗、较粗放的机体组织干预为治疗手段，几乎无一触及现代生命科学所提示的那些崭新理念。相较于已经进入量子医学水平的检测设备（如 MRI 技术）而言，物理能量治疗领域在整体上已经落后于时代一大截。

举两个我们最常见的设备为例。

例 1　红外线治疗仪。利用红外热辐射对局部机体组织施加能量，可使皮下组织和部分肌肉组织等产生热效应，加速血液循环，增加新陈代谢，减少疼痛，增加肌肉松弛，产生按摩效果等。在作用机理上，它对于局部区域的浅层皮肤组织和皮下组织有较好的改善效果，但由于作用过于单一，既无法深入机体组织进行更有效的治疗干预，也不具备系统性的治疗作用，现在基本被归入护理类的设备之列。

例 2　干扰电疼痛治疗仪。将两组或三组不同频率的中频电流交叉地输入人体，在体内发生干扰后产生低频电流，刺激局部肌肉和神经，提高痛阈指数而达到镇痛效果。但是正如我们在前面提到的，人体细胞只有接受有序的电磁能量信息，才可以从根源上消除疼痛、治愈疾病，而不同频率的电流互相干扰地作用于人体，非但达不到有序，反而对机体施加了更多紊乱的电磁能量信息，它的镇痛效果是短暂而有局限的。同样地，它也不具备任何系统性的治疗理念。

除此之外，其他物理治疗设备也基本上有各自的局限性，不赘述。

当我们提到系统性的治疗理念时，我们依托什么作为这一理念的支持呢？这就是经络。经络作为“生命体内特定的生物电传导网络”，它就是一套完整的系统，当我们借助超越以往的生物科技手段——低频电磁生物传导技术，让一种物理治疗设备的功能与中医经络学说发生紧密互动与对接的时候，它所产生的作用机理就在本质上发生了改变。首先，它具有系统性整体调治和局部强化治疗的双重作用，这是它与其他单项技术的最大区别。它不仅仅是局部的干预，而是着眼于相互关联的身体脉络，选择可多种组合的治疗方案，就如同中医针灸或罐疗变化多端的穴位组合一样，此时中医“整体观”的医学理论，便成为判断病因与临证施治的最有效法则。其次，它依据“有序”原则，对机体细胞群在生命基本活动的三要素——物质、能量和信息这一层面上，施加低频电磁能量的积极干预作用，疏导和整理人体生物信息，激发并调动人体内潜在的生物能量，调节生物平衡（有关该技术的详细信息，可参阅下文阐述）。

卡尔·海因斯博士的话又在我们耳畔响起：“未来医学的一个巨大挑战就是研发新的理疗仪器和天然产品，主要是用来恢复人体能量的失衡失调，而不产生副作用。”

六、 量子医学

在进入下一主题之前，我们有必要对当今最前沿的量子医学稍加关注。量子理论起源于量子力学。量子医学、量子生物学、量子药理学和生命信息学等，都是建立在量子力学原理基础之上的。对于量子医学的认识，以生物光子的角度介入疾病的形成、消退、异常、好转等阶段举例：按照生物光子学法则，当生命机体组织细胞的超弱光子辐射不稳定，将导致邻近细胞生物光子辐射的紊乱，人体就会产生病变；而当生物光子辐射正常，不管是通过拽引方式（即细胞自动调节到正常态的现象）还是外磁场形式，机体则表现为健康状态。从中可以看到，量子医学的独特价值，就在于其利用微观状态的电子波动、辐射、能量等形式，对机体进行综合、系统、全面、发展性地预防、调节、诊断、治疗及康复，它将医学研究从细胞层次推进到电子微粒层次，让微观状态的微粒和宏观的症状有机结合起来，使得人类医学获得更全面、系统的研究与发展。

当量子力学成为这个世界的主旋律时，我们对它基本上懵懵懂懂。但假如您了解了如今我们身边的许多科技发明都与量子力学有关的话，您大可不必深究其为何物也可知其然了。比如您正在使用的 MP3、电脑、微波炉，还有医院的一些体检仪器等，其实都是依赖量子力学理论发明和制造出来的。量子力学是人类目前受用最广泛的一门学科，可以说，没有量子理论的发现和应用，就没有 20 世纪的科学技术和人类的现代生活。

医学的发展很有意思，它让我们感悟这个世界似乎是在曲折中上升着的。量子理论基于“系统论”的核心说法，与薪火相传了两千多年的中医“整体观”竟然不谋而合！譬如中医关于“气”和“阴阳平衡”的理论实质上是生命的双重性，决定了我们对生命的认识和养护要从宏观（分子结构）和微观（量子运动方式）两方面思考，无论宏观还是微观，都需要动力的支持，需要能够产生动力的营养；用量子理论还可以解释中医药治疗的特色——中医学的四诊法实际上就是对机体疾病信息探测的一种手段，它相当于现代的量子检测仪（QRS），是捕获群特征信息的工具。

提及“量子医学”的目的，是要传递一个重要观念：科学发展日新月异，常常会在许多领域对各种固有理论造成巨大冲击甚至引发革命性的改变。直到今天，生命科学的神奇也许才露出冰山一角，人们对中医经络的认知即是如此。

第三节 低频电磁生物传导技术

关于本书的核心主题“低频电磁生物传导技术”，我们通过对各种科学技术信息的分析和归纳，做出综合的定义阐释，希望提供一个对这项创新技术的清晰概念。

（1） **频段界定**。低频电磁生物传导技术，是一项界定在低频电磁能量（1~1 000赫兹）范围内的生物传导技术，根据精准科学定义，区别于其他形式的生物传导技术或物理治疗技术。

（2） **差异化特征**。①低频电磁生物传导技术具有纯净的电磁能量源，能够保证电磁能量传导的有效性，其“高效能”的治疗机理，为该技术重要应用理念之一。②低频电磁生物传导技术具有完整稳定的正弦波形，能保证电磁信息传导的“有序性”调谐功能。如前所述，只有保证有序的生物电磁信息，才能够恢复机体平衡，抵抗疾病，保持健康状态；只有生物信息在细胞之间高速、正确地交流传递，细胞才可以做到高度有序化的配合。③ 低频电磁生物传导技术是适合人体生物信息的最佳电磁频段，在该项技术的重要技能中，包含了两项具有开创性革新的相关技术——储能叠加技术和双频共振技术。简述而言，只有这些技术的多重组合，才能实现低频电磁生物传导技术所拥有的“低频高能”的显著疗效。低频高能亦为该技术的重要应用理念之一。

（3） **与经络的关联性**。低频电磁生物传导技术可以在应用上实现与中医经络体系的紧密对接，此项重大研究课题在临床上已获得具有实效性的丰富案例，在传导路线的实验验证、大数据搜集和系统性分析等项目上，已经展开新的科研规划。

（4） **与中医医技的关联性**。低频电磁生物传导技术具有对传统中医医技的创新能力，它包括几项最重要技术手段：①无创针灸；②电磁能罐疗；③电磁能整体经络疏通；④电磁能中药药物导入（药敷术）。同时实现对中医医技操作的简化和标准化，可为中医医技的应用推广创造更好的条件。

（5） **迅速止痛/消除病灶**。低频电磁生物传导技术具有与其他物理能量设备完全不同的镇痛机理，除具备与针刺或其他物理手段一样对神经传导通路产生抑制疼痛兴奋的作用外，更具有对致痛源头的干预能力，可通过生物电磁能量对紊乱机体生物信息的强力疏导，迅速消除病灶，从根源上解除疼痛。

（6） **健康调理作用**。低频电磁生物传导技术对中枢神经系统、血管、脏器等具有双向调节作用，可使血液黏稠度降低，增强机体免疫功能，临床应用范围包括镇痛、止血、镇静、解痉、抑菌、消炎、消肿、降压等，终极目的是恢复人体的整体自然平衡。

（7） **痛点诊测技术**。低频电磁生物传导技术包含“靶向精准定位”的痛点诊测技术，它是基于中医“通则不痛，痛则不通”的理论，通过对经络穴位或身体任意部位在施加电磁能刺激时的痛感表现，做出精准的病灶诊测，是该技术最重要的应用功能之一。

（请参阅附录三相关内容）

第四节 物理治疗的优越性

现代医学从它诞生的那一天起，重心就一直掌握在化学领域里，物理治疗曾被认为是非主流的、民间的、落后时代的象征。

就以止痛为例。从19世纪中叶开始，人们发现并在医疗上开始尝试性地使用能够选择性改变神经系统和大脑运行的药物，这几乎成为一场新的医学革命。外科手术始于数千年前，手术会产生可怕的疼痛，疼痛甚至可能导致死亡。过去因为镇痛手段的欠缺使得外科手术受到极大的局限，那时的医生必须尽可能快速地完成一个成功的手术，人们也会以此评判他医术之高明。1842年，美国佐治亚州实施第一例通过吸入乙醚气体、经全身麻醉之后实施的外科手术。随后的若干年中，美国人和英国人采用三种不同的药物——乙醚、氧化亚氮、三氯甲烷实施全身麻醉的外科手术，疼痛终于可以被人控制了。自此，化学手段止痛顺理成章地成为疼痛医学领域的主流。直至目前，疼痛的治疗观念以及方法仍然以药物治疗为主，其中以非甾体抗炎药物①和阿片类药物为最常用和最有效，在整体上，物理治疗和心理治疗只是作为辅助和补充的手段。

俗话说：是药三分毒。它说明了以化学制剂为基础的药物与人体自然状态之间的冲突性。在第一章关于疼痛的阐述里我们已经提到过，纯粹依赖药物治疗不可避免地存在各种副作用。例如强效止痛剂的阿片类药物，即是从阿片（罂粟）中提取的生物碱及体内外的衍生物，与中枢特异性受体相互作用而缓解疼痛，其种类主要包括可待因、双氢可待因、氢吗啡酮、羟考酮、美沙酮、吗啡、芬太尼、哌替啶（杜冷丁）和曲马朵等十余种。但是，这些制剂无一例外都具有较高的成瘾性和耐受性，其余不良反应因人而异，包括直接的胃肠不适即恶心和呕

① 非甾体抗炎药（NSAIDs）是一类不含有甾体结构的抗炎药，该类药物具有抗炎、抗风湿、止痛、退热和抗凝血等作用，这类药物包括阿司匹林、对乙酰氨基酚、吲哚美辛、萘普生、萘丁美酮、双氯芬酸、布洛芬、尼美舒利、罗非昔布、塞来昔布等，在临床上广泛用于骨关节炎、类风湿性关节炎、多种发热和各种疼痛症状的缓解。

吐、对肾功能、肝胆功能的损害，甚至发生精神错乱、神经系统中毒、呼吸系统抑制等副作用，其心理和社会损害也很明显。因此，有时我们为了减轻亲人痛苦而采用这些止痛方法，由于不能持续和产生各种其他可能的伤害，而变得事与愿违。从更大量的针对慢性疼痛的客观需求来看，因为需要做长期治疗与康复的安排，一味地使用药物显然是无法持续和不明智的。

对此，人类一直在摸索和寻找更安全、更有效的疼痛解决办法，其中物理治疗作为对药物的替代或协同手段，正越来越多地受到关注。

物理治疗其实早已有之，我们可以将其分为两大类别。

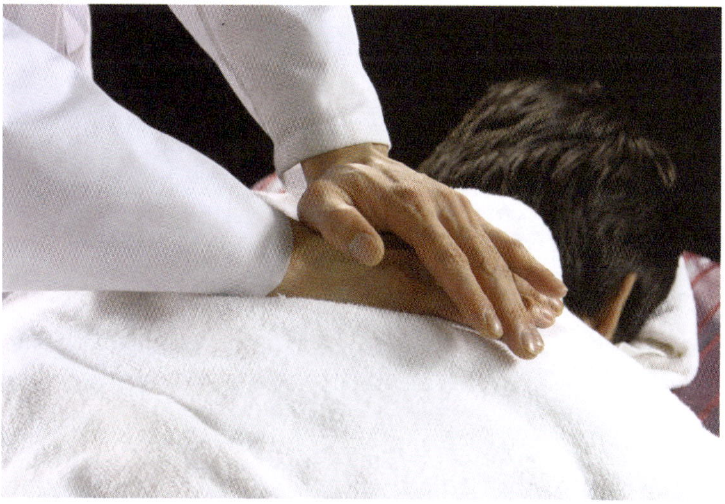

传统中医医技手法治疗

图片来源：http：//zhongyi. sina. com/cjdt/cjxw/212009. shtml

第一大类别，是从远古时期延续和发展下来的治疗手法及各种天然技术，包括我们所熟悉的各种中医医技，针刺、艾灸、拔火罐、推拿、按摩、刮痧等；有些医技手法几近失传，例如砭术，即运用砭石治病的医术。砭术是古代中医六大医术之一，最早出现在《黄帝内经》中，砭石中以泗滨砭石为佳，据《尚书·禹贡》记载产于山东泗水之滨，应用时具有镇定安神、调理气血、疏通经络等作用。又如点穴疗法，年代久远且充满传奇色彩，能够弄懂其门道的人凤毛麟角。

湖南湘西有一位叫作李仕平①的中医师，运用古老的点穴手法治愈了许多奇难重症，各大媒体都有详细报道。其点穴的核心秘诀，据说在于“开关”两个字，李医生以多年的中医和武术功底，加之耐心、用心地钻研，让他找到了这个“开关”，并进入运用自如的境界。再如中国的气功、印度的瑜伽等，以“授人以渔”的理念让人自我内外兼修，借助不断增强的功力激发人体潜能，获得机体平衡，祛病延年。

在被列入民间医疗范畴的传统医术领域中，还有许多属于物理治疗的特别医术，其办法之多样、行为之迥异、效果之玄妙，常常出乎想象，其中大多是与人们在其生存环境中所能够获取的资源紧密相关，足见人类智慧取之自然归于自然的规律。例如盛行于马来西亚热带丛林的水蛭吸血排毒疗法，是一种十分古老奇特的医术，医师将若干条水蛭（蚂蟥）置于病人的病痛部位，每次持续 1 ~ 2 小时，吸掉人体内带有杂质和油脂的“污血”，排除体内毒素而治愈各种疼痛和疾病。又如“蒙医五疗”，是蒙古人根据自己所处的生存环境、生活习俗、地势气候、饮食穿戴的特点创立的独特传统疗法，它包括放血疗法、灸疗法、油脂疗法、浸浴疗法、穿刺疗法等，是蒙医内病外治最传统的非药物疗法。印度还有一种奇特的按摩治疗术叫作“阿育吠陀按摩”（Ayurvedic massage），该治疗术基于宇宙的一切（包括人体）都是由土、风、火、水和空间五种最基本要素构成的理念，用一种更深、更慢的按摩方式软化组织，滋养皮肤，刺激内脏，保持和恢复生命能量的平衡……这些不胜枚举、五花八门的传统物理治疗手段，当然并非全都是好办法，难免会良莠不齐，但它们有一个共同特点，就是没有化学药剂那种与生命自然状态相对抗的副作用。

第二大类别，是起源于 18 世纪后期，由科学进步所带来的革命性治疗手段，即我们在前文提到的能量医学，它主要依托于人体生物电原理而派生出各种现代电子媒介治疗技术，主要包括光疗法、电疗法、磁疗法、超声波疗法和水疗法等。其中，临床上用于镇痛的常见物理治疗手段主要是光疗法、电疗法和磁疗法。光疗法包括红外线、紫外线和激光等，目前在临床应用比较常见，其治疗原

① 李仕平，在湖南湘西芙蓉镇开了一家中风专科的小诊所，擅长运用点穴治疗疾病，被誉为湘西民间“点穴神医”。

理主要是对人体产生热效应、光化效应、光能量聚集效应等。电疗法则是国际上应用频次最高的刺激性镇痛方法，是指采用合适的电流刺激人体的相应部位，使机体组织的生物电流受到激发而加速运动，促进血液循环，产生自我调节能力从而减轻痛感。磁疗法包括静磁疗法和动态电磁疗法两类，目的则是通过调节人体内生物电磁场的有序化达到治疗的效果。目前临床上磁疗法应用范围很广，且尚未发现绝对的禁忌证。这第二大类别，是未来医学可以倚重的部分，除了与第一大类相同，都具有非侵入性、无化学药剂的副作用的特点之外，它还有一个潜力巨大的优越性，就是可以为生命体注入新的能量，可以调整紊乱的电磁场，激发正确的生物电磁信息，这是极其重要的一项功能（当然，优越的、正确的设计思想是能够达到这一理想目的的基础）。

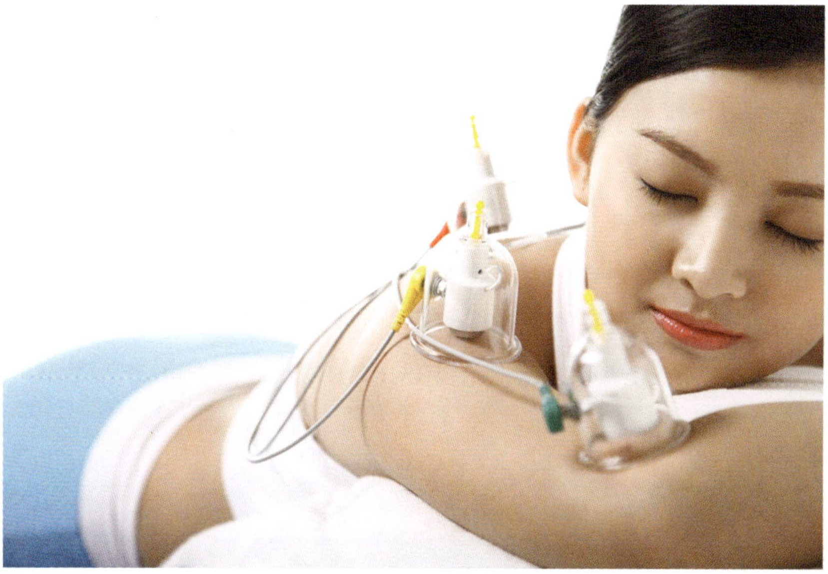

物理能量技术循经络治疗

美国著名经济学家、技术思想家、复杂性科学奠基人布莱恩·阿瑟博士[①]，在他著名的《技术的本质》一书中，谈及技术与生命的关系时说道：

① 布莱恩·阿瑟（Brian Arthur），复杂性科学的重要奠基人，加州大学伯克利分校经济学博士，37 岁就成为斯坦福大学最年轻的经济学教授。布莱恩·阿瑟在圣塔菲研究所科学委员会任职时间长达 18 年，在理事会任职 10 年，是圣塔菲研究所元老级人物。

20世纪50年代以来，我们一点一点地梳理出DNA的精细的工作原理以及细胞内蛋白质的制造原理，部分地了解了如何精确控制基因的表达，以及大脑的部分功能。它们揭示出，生物体和细胞都是非常精致的技术。事实上，有生命的东西为我们指明了科技要走的路还有多远。……随着基因组研究和纳米技术的发展，生物正在变成技术。与此同时，从技术进化的角度看，技术也正在变为生物。两者已经开始相互接近并纠缠在一起了。我们需要和自然融为一体。如果技术将我们与自然分离，它带给我们的就是死亡。如果技术加强了我们和自然的联系，那就是它对生命和人性的厚爱。

这段话给我们一个关键且重要的警示：未来科学技术的进步，尤其是关乎生命的科技进步，应当以符合人类与自然和谐相处为总原则，凡是违背这个总原则的技术，哪怕再先进都需要制止和摒弃之，否则便意味着我们在为自己创造着“死亡”——“不仅仅是‘不存在’这个意义上的死亡，而是更糟糕的死亡，一种丧失自由的死亡，一种意志的死亡”。

我们已经清晰地意识到这一点：先进的、优越的、具有正确指导思想和实现手段的物理治疗技术，正在加强我们与自然之间的联系，带给我们对生命和人性的厚爱。

第三章

罐疗

电磁罐诊疗技术根据我国传统的中医气血原理、经络学说、阴阳学说、五行学说，结合磁疗学、全息论，将过去单纯的罐疗、磁疗、电疗等融合，实施复合诊治，以便于更有效地疏通经络，改善循环，迅速缓解疼痛并治愈各种病症。

导读： 传统中医罐疗的作用机理给我们的启发

罐疗是中医治疗中的一种重要疗法，结合了气血原理、经络学说、阴阳学说、五行学说等中医理疗，把过去单纯的罐疗、磁疗、药疗、电疗、针灸、按摩、刮痧等融为一体，实施全方位的诊病治疗。传统中医罐疗是利用燃烧、挤压等机械方法排出罐内空气，造成负压，使罐吸附于体表特定部位（患处、穴位），产生广泛刺激，形成局部充血或瘀血现象，从而达到防病治病、强壮身体的目的。传统的中医罐疗作用机理主要是通过排气造成罐内负压的机械刺激作用和扩张血管的温热作用等。

然而，传统的中医罐疗存在一定的局限性，如拔火罐等需要专业的医技人员进行操作，若操作不当或会对身体造成伤害。同时，传统罐疗很难人为地控制治疗的强度。倘若将相对安全和可量化的低频电磁替代传统罐疗中燃烧、挤压等机械方法，那罐疗或许可以给我们带来新的体验。

低频电磁生物传导技术中的电磁能吸附罐便是有别于传统的吸附罐，除具有传统吸附罐（如火罐）的综合功能外，还具有电磁刺激叠加增效的功能，实现传统吸附罐和电磁能传导双效叠加，受刺激部位在传统罐疗和电磁能的双重作用下，局部机体和细胞组织产生强烈振荡，血液循环加速，达到舒经活血、调节肌体状态、镇痛行痹、祛瘀消肿等目的。此外，低频电磁生物传导技术中的电磁能吸附罐拥有叠加罐疗模式和动态走罐模式。在叠加罐疗模式下，有双重冲击技术，它能刺激深层肌肉；在动态走罐模式下，有能量逐级传输的功能，它可以根据个人肌肉状况设定个性频率，实现个体化治疗。

本章将介绍低频电磁生物传导技术中独特的罐疗技术应用，为读者阐述罐疗的基本知识，包括罐疗的原理、功效、利用吸附罐诊病的方法以及操作要领和注意事项。

第一节　了解电磁罐诊及罐疗

一、原理

电磁罐诊断、治疗技术是依托中华传统医学精华，把我国具有悠久历史的古代罐具与现代科技紧密结合，将我国传统中医的诊治方法与现代医疗技术融合而研究出的中医医技量化的最新科技成果。

电磁罐诊疗技术根据我国传统的中医理论、气血原理、经络学说、阴阳学说、五行学说、全息论等，将过去单纯的罐疗、磁疗、药疗、电疗、针灸、按摩、刮痧等融合，实施全方位的诊病与治疗，有效地调理经络、调节肌体状态、改善体内微循环，以迅速治愈各种病症。

电磁罐诊断、治疗技术使用方便，操作简单，易学易懂，安全可靠，被医学专家称赞为“无痛苦、无副作用的绿色健康疗法”。这种自然的、物理的治疗方法为中国医学史谱写了新篇章，是各级医疗单位、康复疗养单位、养生中心和医学美容院理想的预防、保健、治疗的设备之一。

二、四项创新

（一）拔罐诊断法

只需五分钟即可准确查出五脏六腑的病因与病情的轻重，起到早期诊断、早期预防、早期治疗的作用。

（二）药物导入法

改变了传统口服药物的方法，通过把药物直接注入罐体内贴附在金属电磁头的海绵垫而将药物导入体表，使人体在局部血管扩张、血流量增加、血液循环加速的状态下充分吸收药物，达到内病外治的效果。

（三）动态电磁间隔脉刺激法

切割磁力、改变磁场以实现疏通经络、疏通血脉的针灸功效。而且使用此法时，针灸不入体，这更有利于全科医务人员进行操作。

（四）全息调治法

把单独的电磁疗、罐疗、针灸、点穴、按摩、药物导入、低频刺激等疗法有机地结合在一起。针对不同的病症实施全方位的综合调理，以达到活血、化瘀、消炎、祛肿、止疼的效果，综合调治，调理、诊治兼顾。

三、五大功能

电磁罐诊疗技术具有独特的五大功能：诊病、治病、预防、保健和美容。

（一）诊病

循着膀胱经选准11个脏腑功能区后，排列电磁罐具，拔罐5分钟，根据罐印的颜色和斑点症状，即可准确地判断病情。

（二）治病

针对所患病症，选准穴位拔罐10～15分钟。通过罐体边缘牵拉、挤压表皮肌肉，罐内形成负压，肌体局部充血，最终促进新陈代谢。动态电磁能量穿透、点按穴位，从而刺激经络。刺激、点叩逐级推导，达到循经感传之效；注入特制中药药酒，加速疗效。总之，采用拔罐治疗，能起到疏通经络、调理气血、调节脏腑、平衡阴阳、消炎止痛的作用。

（三）预防

本着预防为主的方针，注意经常运用上述诊病方法检查、分析五脏六腑的功能活动，即可了解人体的亚健康状态，预见各种病症的发生，从而及早预防和治疗，避免病情的发生和发展。如长期困扰患者的糖尿病以及威胁人们生命的各种病症通过罐诊均可及早发现，得以提前预防或赶在早期及时治疗。

（四）保健

经常运用“低频电磁生物传导技术罐疗法”，能促使人体自愈，不断调节自身的抗病能力，保持经络畅通，从而起到养身保健的作用。

（五）美容

在调理过程中即可查出长痘、长斑、黄气、黑眼圈、肥胖等病症的内在病因，准确率达96%。将闪罐、走罐、穴位疗法相结合，交替使用，调内治外，开泄腠理，杀灭病菌，活血化瘀，激活细胞，调节内分泌，促使内脏平衡、经络畅通、气血充盈，达到祛斑、祛痘，消除黑眼圈、鱼尾纹等效果。

四、四大作用

（1）“通”。疏通。俗话说，痛则不通，通则不痛。鉴于痛与通的辩证关系，电磁罐诊疗技术突出速效疏通的作用。既能疏通经脉，又能调理气血，从而确保全身所有器官气血充盈，尽力根除病症。

（2）“平”。平衡阴阳。针对因阴阳失调致病的根本机理，使用相应的调理促使阴阳消化和转化，达到阴阳平衡。

（3）“排”。排瘀。电磁罐诊疗技术能同时排除气、血、汗、痰、垢、脂、毒七种瘀症。

（4）“补”。补正气。电磁罐诊疗技术具有扶正祛邪的功效，在消除风、寒、湿、热、燥等的同时，补足正气，使人体尽快恢复健康状态。

五、电磁罐疗技术的独特功效

（1）内病外治，疗效独特。

（2）集电磁疗、罐疗、药疗、低频刺激、针灸、点穴、按摩、刮痧等为一体。

（3）能同时排除气、血、汗、痰、垢、脂、毒七种瘀症。

（4）可迅速调节亚健康状态。

第二节　罐诊的诊病方法

一、罐诊的诊病步骤

用罐疗器诊病的具体方法是：在人体的脊柱部位及两肋选定代表人体五脏六腑的区域，并划分为十一个罐区。这十一个罐区包括：从大椎穴到长强穴均匀排列的九个罐，分别对应的是肺区、心区、胆区、胃区、大肠区、小肠区、左肾区、右肾区和膀胱区；另外两个罐区在胆区与胃区之间的两侧，右边为肝区，左边为脾区。然后把电磁罐具叩拔于人体的皮肤上，使罐内形成负压，肌体局部充血，循量电磁能刺激发生作用。在起罐的瞬间，认真仔细地观察拔罐部位的皮肤颜色、斑点形状、分布位置和皮肤凸起或凹陷的程度，准确判断发病原因与病情。

二、背穴诊病图

通过综合诊病的临床实践，总结出以下六种罐印和两类罐像。

（一）罐印

（1）粉红色且无斑点，能立即回复皮肤的本来颜色，说明该区无病。

（2）红色：热症、实症。

（3）白色：虚症，如气血双亏、功能低下。

（4）紫色：伴有斑块，表明为瘀症，且病程已长。

（5）青色：寒症、湿症。

（6）紫黑色且深黯，表明血瘀，病程已长。

（二）罐像

（1）形状：点状为初发病；片状为局部有病；疹子状为局部发炎；圈状为慢性病；云雾状为气滞血瘀。

（2）温度：起罐后用手测试，罐区冰冷为风、寒、湿症，罐区热则为热毒炽盛或阴虚火旺。

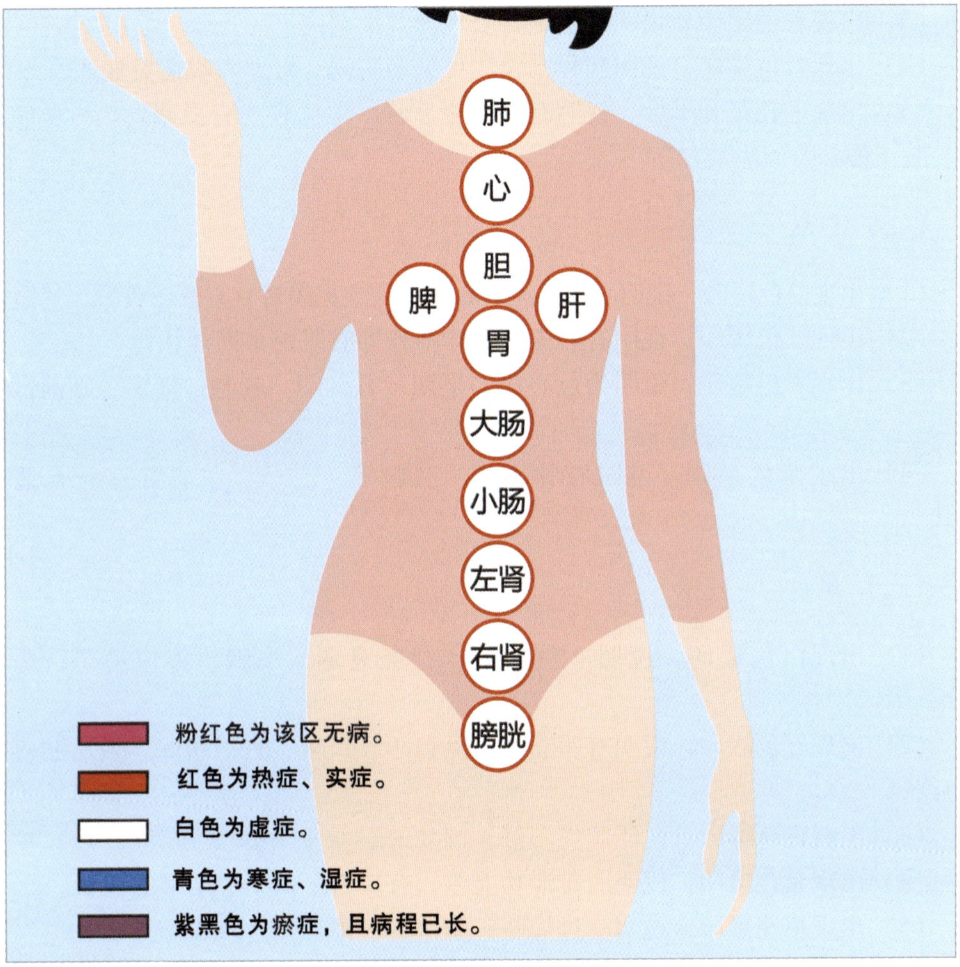

背穴诊病图

三、 整体观察 细分病因

（一）肺区

（1）出现白色罐印，说明肺虚，常见表现有咳嗽气短，甚者动作喘促或呼吸困难，痰多清稀，疲倦、声低懒言、怕冷、气逆。

（2）出现红色罐印，说明肺热，可见于上呼吸道炎症，症状为咽喉肿痛，口渴。

（3）出现青色罐印，说明肺阴虚，表现为气拙胸闷。

（4）出现紫色罐印，说明病程已长，可见于胸闷、慢性呼吸道炎症。

（5）出现毛孔张开不合，说明有感冒之症状。常见表现有畏寒发热、鼻塞声重、肢体酸痛、咳嗽流涕等。

（二）心区

（1）出现白色罐印，说明心气虚火、心血虚。常见表现有心悸、头晕、气短。

（2）出现红色罐印，说明有心慌、心律不齐等心肌炎早期症状。

（3）出现青色罐印，说明为冠心病的早期，有胸闷、胸憋、气短、心前区困痛等。

（4）出现紫色罐印，说明心脉不畅，有胸痛、心悸、左肩臂疼痛不适等症状。

（三）胆区

（1）出现白色罐印，说明心气胆虚，神经衰弱，失眠，善惊易恐，恶闻声响。

（2）出现红色罐印，说明有胆囊炎，见口干、口苦，食后腹胀，或右肋疼痛等症状。

（3）出现青色罐印，说明胆气不舒，噩梦纷纭。

（4）出现紫色罐印，说明胆排泄功能差，有口苦、口干、纳呆的症状。

（5）出现梅花罐印，说明受过惊吓，胆怯、害怕。

（四）肝区

（1）出现白色罐印，说明肝虚，有精神萎靡不振、膝软无力、不耐疲劳等症状。

（2）出现红色罐印，说明肝火上升，易怒。

（3）出现青色罐印，说明肝阴虚，有头晕眼花、迎风流泪、腰酸膝软、抽筋易跌的症状。

（4）出现紫色罐印，说明有脂肪肝，见眼眶痛、两肋胀痛、视物模糊的症状。

（五）脾区

（1）出现白色罐印，说明脾虚，消化不良，低血压，头晕。

(2) 出现红色罐印，说明脾热，口苦、口腻、口唇生疮，灼热痒痛。
(3) 出现青色罐印，说明脾功能失调，食欲不振，腹胀、腹泻、完谷不化。
(4) 出现紫色罐印，说明脾气瘀积，食欲不振、胃胀满。

（六）胃区

(1) 出现白色罐印，说明胃虚，消化不良。
(2) 出现青色罐印，说明胃寒，遇冷则痛。
(3) 出现红色罐印，说明胃炎，消谷善饥，胃脘灼痛，牙齿肿痛。
(4) 出现紫色罐印，说明胃积食，食欲不下，胃胀。

（七）大小肠区

(1) 出现白色罐印，说明大小肠虚，大便稀、腹胀。
(2) 出现红色罐印，说明大小肠热，大便干燥。
(3) 出现青色罐印，说明大小肠寒，大便不成形，口有异味，头晕。
(4) 出现紫色罐印，说明大小肠结积，大便不正常，小便黄。

（八）左右肾区

(1) 出现白色罐印，说明肾功能低下，男腰酸、女下肢浮肿。
(2) 出现红色罐印，说明腰肌劳损，有腰困、腰疼症状，肾阳虚。
(3) 出现青色罐印，说明肾阴虚，易引起腰困、头晕。
(4) 出现紫色罐印，说明肾亏，有腰痛、腰疼、耳眩晕症状。

（九）膀胱区

(1) 出现白色罐印，说明性功能低下，尿频。
(2) 出现青色罐印，说明男性前列腺肥大，尿淋漓不尽；女性则畏寒、手脚凉。
(3) 出现红色罐印，说明男性有前列腺炎、尿不畅的症状；女性则是附件炎，有尿烧灼感。
(4) 出现紫色罐印，说明男性有前列腺增生、尿不畅、尿痛；女性则宫寒血瘀，月经不调。

第三节　罐疗的治疗方法

一、治疗机理

（一）电磁罐疗法

在负压的作用下，通过牵拉、挤压，起到疏通经络、活血化瘀、排毒增氧、调理气血、平衡阴阳的作用；也有类似于点叩、刮痧、推拿的作用，且无痛苦。

（二）电磁疗法

地球是一个大磁场，人体是一个小磁场，人患疾病是人体病变部位磁场紊乱所致。动态电磁疗通过电磁头的吸附可迅速排出体内毒素，调整紊乱的磁场，这是电磁罐诊疗技术不同于传统拔罐的地方。医生可从拔罐后的罐印颜色发现病因症状。

（三）电磁药物导入疗法

拔罐时，由于在罐内吸附的海绵垫中注入了特制的中药药酒，随着皮肤毛孔张开，加上电磁场效应，海绵垫中的药物被导入体表，直达患部，没有口服或静脉肌肉注射给肝脏、肾脏带来的副作用，使所用的少量药物起到理想效果。

（四）电磁低频刺激疗法

电磁产生的磁力线与人体形成特殊的生物电场。该生物电场形成的动态微量电磁能经穴位传导到病人体内，使血管扩张、血流量增加，改善皮肤的血流供应和营养（氧）供给，增强皮肤深层细胞的活动，增强血管壁的通透性，进而增强细胞的吞噬能力，使局部温度升高。同时，能增加局部组织的耐受性和抗病能力，起到“针灸”的效果。“针”后，病人体内发热、肝脏明显跳动，这是佐证。

二、 治疗手法

根据病情选择不同体位、不同手法拔罐。有轻、中、重三种程度和补、调、泻三种拔法。轻拔为补，重拔为泻，轻重交替和点按、提拉为调。负压控制在两个气压之内，即抽气两次，罐具排列松散，叩拔 5～8 分钟为补。负压达四个气压之上，即抽气四次以上，罐具排列密集，叩拔 10～15 分钟为泻。

具体如下：

（1）补法：慢抽气三下即可，负压控制在两个气压之内。留罐时间短，虚则补之。

（2）泻法：快速抽气三次以上，负压达到四个气压以下。留罐时间长，实则泻之。

（3）平调法：轻重交替，慢快结合，一慢二快。

（4）大补：提拉皮肤慢三下。

（5）大泻：压住皮肤快三下。

虚症宜补，实症宜泻。可采用坐位、俯卧位、仰卧位、侧卧位，运用补罐、排罐、走罐、闪罐、提罐、经络或穴位布罐等方法并配合电磁治疗仪独有的走罐单位时间，控制在 50～800 毫秒（换算成走罐频率为 1～20 赫兹）内进行操作。

三、 实例图示

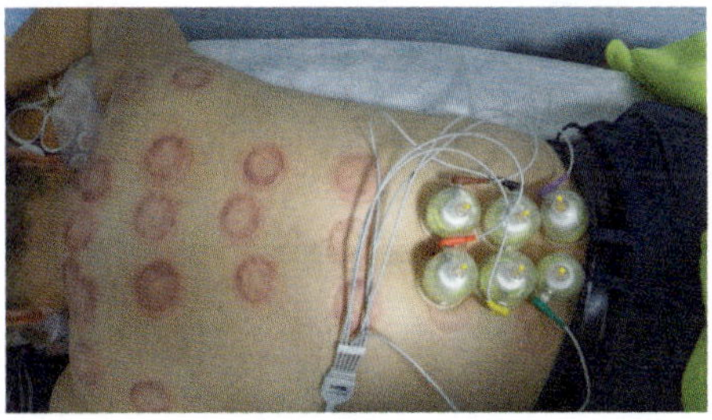

电磁罐放置在八髎穴上

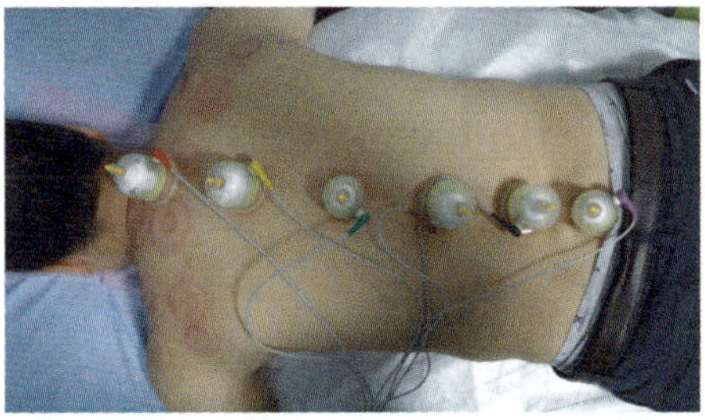

电磁罐放置在督脉，起升阳作用

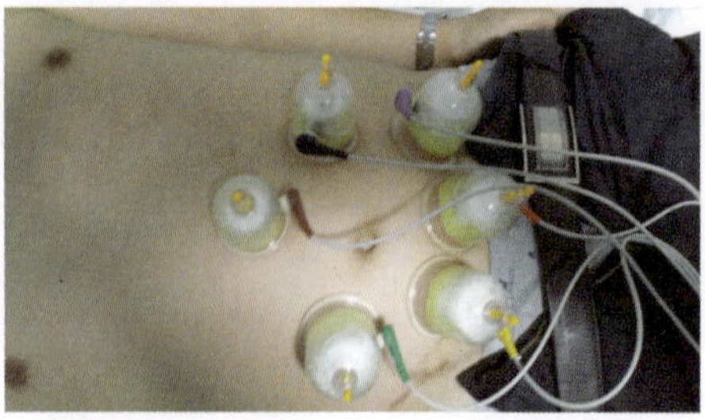

电磁罐放置在腹部，以改善胃肠道功能

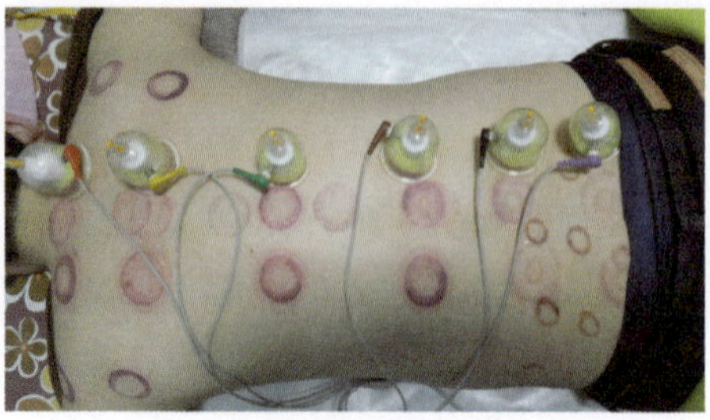

电磁罐放置在右侧膀胱经

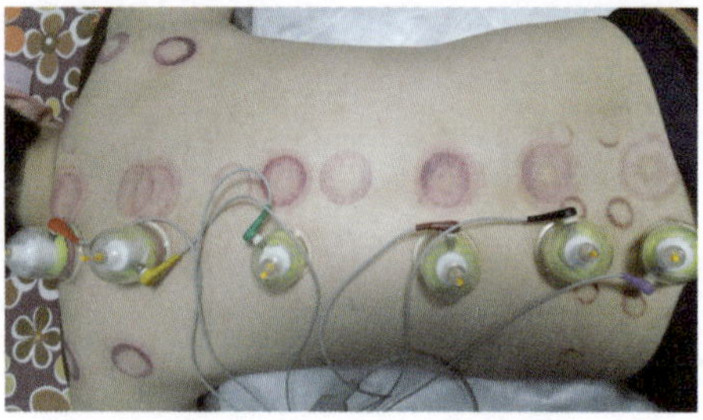

电磁罐放置在左侧膀胱经

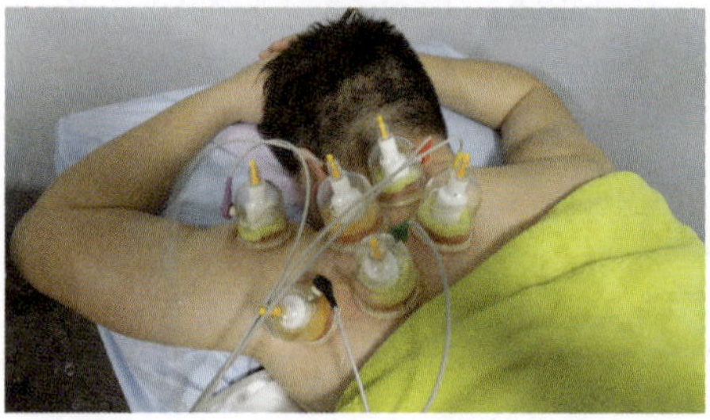

电磁罐放置在左侧肩胛部，治疗肩周疼痛疾病

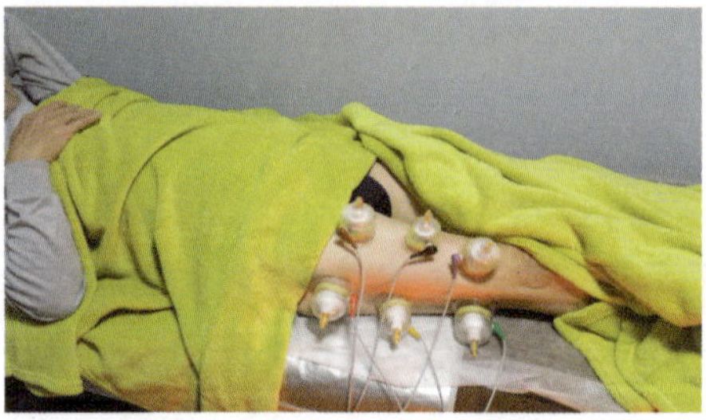

电磁罐放置在左侧下肢，治疗下肢疼痛疾病

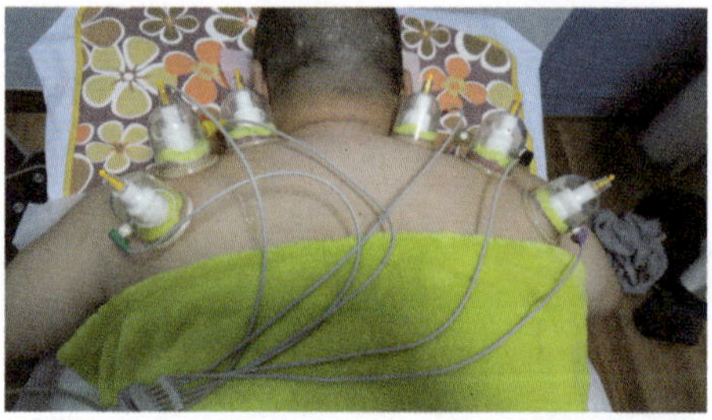

电磁罐放置在左右两侧肩膀部

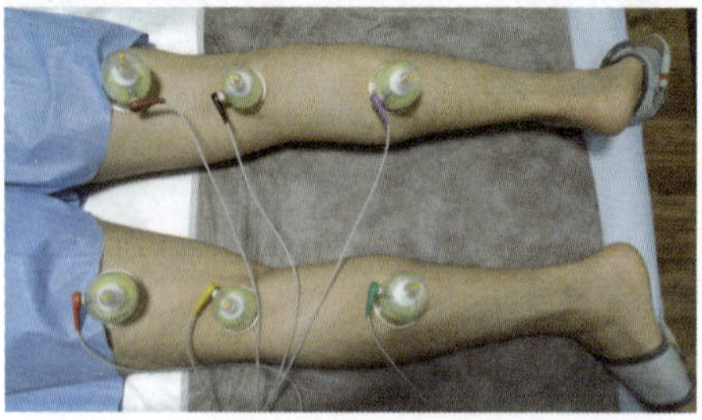

电磁罐放置在下肢膀胱经

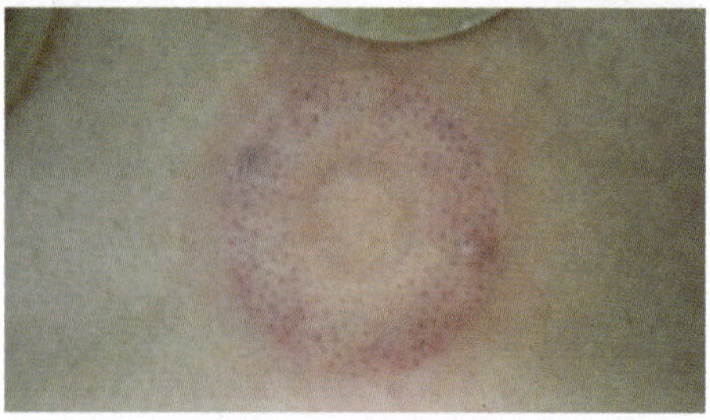

电磁罐疗后毛孔打开的情形

四、不同的流水速度所对应的频率换算表

序号	流水速度显示（ms）	弹道冲击间隔频率（Hz）
1	50	20
2	100	10
3	150	6.7
4	200	5
5	250	4
6	300	3.3
7	350	2.9
8	400	2.5
9	450	2.2
10	500	2
11	550	1.8
12	600	1.7
13	650	1.5
14	700	1.4
15	750	1.3
16	800	1.2

注：流水速度指电磁治疗仪在使用过程中，每一个磁极点循序发出电磁能量所经过的时间关系。例如，50毫秒（ms）换算为所需的流水速度，相当于每秒20周（Hz）。

五、操作要领

（1）明确诊断。

（2）选择经络、穴位，根据诊断进行辨症施治，依据经络图选择相关经络、穴位、病灶痛点。同时，结合自己的临床经验，制订方案，选择穴位，做好记录，建立档案，以便下次调理时参考。

（3）环境选择：以保持清净、空气新鲜、光线柔和、冷暖适宜的室内环境为佳。避免有直接穿堂风。过冷时应盖上衣服、毛巾被等保暖。

（4）体位要求：以病人舒适得体、便于术者操作为宜。

常选择如下体位：

①坐位：取头、颈、肩、上肢、胸、背、腰等处的穴位。

②俯卧位：取颈、背、腰、下肢后侧等处的穴位。

③仰卧位：取胸、腹、上肢、下肢前侧等处的穴位。

④侧卧位：取胸、背、腰、髂、下肢侧面等处的穴位。

⑤其他位：根据临床及术者要求来定。

（5）清洁暴露：要进行扣罐的部位应尽可能暴露，并要求清洁、无污垢；有汗液者要擦干，有较长且粗毛发者要涂密封膏以防漏气。

（6）电磁罐准备：根据病情及部位，选择适宜口径的电磁罐，一般口径和容积大，则吸附力大；口径和容积小，则吸附力小。所以，胸、背、腰、臀、大腿部位及身强体壮、新病痛症的患者多选大罐。颈、肩、上肢、小腿，以及瘦弱的成年人、老年人和久病、重病的儿童的胸、腹、腰、背、大腿等部位，选用中罐。头面部位、关节部位以及体弱多病者和儿童的腹、前臂、小腿、颈、肩等部位，选用小罐。治疗前应检查拔罐的真空枪和电磁罐具阀门等，还要准备润滑油、无菌针、酒精棉、药液、卫生纸等。

（7）医患配合：拔罐前调理师应向患者介绍罐疗的原理、常识，消除患者的紧张情绪，医者、患者均应全身放松，精神集中，心平气和。拔罐负压可逐渐加大。拔罐过程中，医者多观察罐内和患者的反应变化，根据不同情况，做出相应处理，做到医患合作，以提高疗效。

（8）留罐时间、疗程及补、调、泻：

①留罐时间：背部是 5 ~ 15 分钟，胸前是 5 ~ 10 分钟，小儿是前后 6 分钟，风湿、类风湿是 10 ~ 20 分钟。儿童、年老体弱的人时间短些，年轻力壮的人时间可长些。病症轻、麻痹等留罐时间要短，慢性病、重病、疼痛等留罐时间要长。头、面、颈、肩、上肢部位留罐时间短；腰、背、臀、腹、下肢部位留罐时间长。这些都是灵活的，应结合病人的耐受程度和病情。

②疗程：一般 8 ~ 10 次为 1 个疗程，肩周炎 10 次为 1 个疗程。大多数病要调理 3 个疗程，每个疗程之间要休息 3 ~ 5 日。疼痛每天 1 ~ 2 次（拔罐部位要改变）；慢性病每天 1 次；特殊手法应待瘀血瘀痕退后再做，一般 2 ~ 5 天做 1 次，亦可交替选穴、选部位，每日 1 次。通常每日或隔日做 1 次，但以不要超过 3 日为佳。急性病诊疗2 ~ 3次，慢性病治疗 2 ~ 3 个疗程无明显效果时，应改用其他疗法。如果手法得当，选部位、经络、穴位准确均会收到满意效果。

③补、调、泻的第一个疗程用泻法；第二个疗程用泻、调法，营养调理要跟

上；第三个疗程用补法。

（9）起罐方法：治疗完毕后，用手指拉动气阀排气，动作轻柔，将罐稍微倾斜，边摇边起，再用罐边轻轻按摩患部、穴位，不可生拉硬拔，以免损伤皮肤，产生疼痛。起罐后，局部皮肤常出现水蒸气，可用棉球擦干；若有水泡，则可用无菌针刺破，挤出液体，此前针口应用医用酒精棉消毒。皮肤下出现紫红斑点属于正常反应，无须特别处理。治疗全部结束后，应喝杯热水或蜂蜜糖水，休息5～10分钟，避风寒，以确保疗效。

（10）治疗原则：罐疗法在其发展过程中，积累了丰富的临床治疗经验。临床治疗时，医者应根据患者的不同病情、症候、部位而制定不同的治疗原则和选用不同的拔罐手法。

①急则治其标。急性病，以治疗身体局部、症状为主。

②缓则治其本。慢性病，以治疗全身整体为主。

③未病先防。发现亚健康，及时预防保健。

（11）选穴原则：遵循中医脏腑阴阳表里的辨证关系、经络循行和穴位分布。

①局部取穴：即在病痛点（或阿是穴）拔罐。

②前后取穴：也叫通透法，即在背部、胸前同时拔罐。

③远端取穴：即在远离病痛处拔罐，如胃腹痛取足三里穴等。

④上下、左右、内外结合取穴：运用中医“上病下取，左病右取，表里对应”的原则取穴，如脾胃虚弱所致的腹痛取下肢内侧的血海、三阴交以及表里经的足三里等穴。

⑤经验取穴：以功能区、反射区为主穴。如心脏病，以“心区”为主，再辨证配穴。

第四节　操作技术和注意事项

一、 操作技术

叩拔时，将电磁罐具对准疼痛病灶部位或穴位，先把电磁罐具顶端的阀杆轻轻提起，然后把真空枪枪口垂直套在罐具上端，再提拉真空枪的拉杆 2 ~ 3 次，适当负压后，把真空枪取下，并将罐具阀杆按回原位。当治疗结束时，将罐具顶端的阀杆轻轻提起，取下罐具，用消毒棉球擦干净。叩拔困难时，罐口可用照 B 超时用的耦合剂，以起到密封效果。每次治疗 10 ~ 15 分钟，每日 1 次或隔日 1 次。7 ~ 10 次为一个疗程。休息 3 ~ 5 天后进行下一疗程。

二、 保养维修

（1）罐具应避免刀刻、划伤。

（2）罐具连接输入接头内的橡胶托下移或松动时，应及时拧紧。

（3）枪体可拆卸，应定时清理枪筒内的污垢，擦净后放少许油脂。

三、 注意事项

（1）拔罐后，患者身体会有冷的感觉或患部出现麻木，经络亦有蚁行之感，疼痛减轻，局部出汗，肿胀部位消肿，全身关节部位一日比一日疼痛（发热胀痛，甚至比拔罐前还痛），此种情况为散风，是散寒、散湿的过程。继续拔罐治疗 3 ~ 8 天后，疼痛减轻或消失，是罐疗效果所致，需连续拔罐，不得停罐，直到病愈。

（2）如果拔罐后患者感觉疼痛，可在拔罐后多喝水，以缓解疼痛。

（3）在诊病、治病规定的时间内，如拔罐部位出现白水泡，属体内有寒气；出现黄水泡，说明体内有药毒；出现黑血泡，说明体内有瘀肿；以上症状属正常排毒反应。起罐后用消毒针把水泡、血泡刺破，挤出液体。不要停止治疗，直至痊愈。严格控制罐疗时间，尽量不要出现水泡，防止感染。

（4）罐疗技术是一种特殊的治疗技术，能把体内的风、寒、湿、热、毒排出体外，随之把体内的病理反应产物也排出来。因此，拔罐后，罐具必须用酒精擦拭、消毒，以免传染疾病。

第四章

激痛点治疗方法

肌肉的一小部分不随意收缩，产生疼痛和功能障碍，就称为激痛点状态。激痛点疗法可以减轻疼痛，增加肌肉活动，使肌肉伸长并再次变得强壮。

导　读

一、 认识激痛点

肌肉占人体总体重的60%以上，负责人体的所有运动。因此，我们很容易理解肌肉为何经常遭受疲乏、撕裂等，或使用过度，出现反复损伤。

当意识命令身体移动或使用肌肉时，肌肉会随意收缩。然而，有时整个肌肉会不随意收缩，我们称之为痉挛。肌肉的一小部分不随意收缩，产生疼痛和功能障碍，就称为激痛点状态。肌肉松弛剂对激痛点无效，原因之一就是药物要足够强效才可以阻止所有的肌肉不随意收缩，但这样做会影响心脏的正常运行。

研究表明，激痛点状态是造成肌肉骨骼疼痛最常见的原因。激痛点引起肌肉持续紧张，进而使肌肉无力，并且增加肌肉骨骼连接处的应力，这通常导致关节附近疼痛。激痛点区别于其他肌肉疼痛的一个显著特征是，激痛点总是牵涉身体其他部位的疼痛。大多数疗法认为疼痛区域也就是疼痛的来源，而真正的病因可能来自一个完全不同的位置。激痛点和它所牵涉的疼痛与很多疾病有联系。

激痛点导致疼痛及引起其他症状的原理如下：

许多功能障碍是激痛点出现在神经进入肌肉的位置所导致的。意外、运动、职业压力和过度使用，都会导致激痛点的形成。

激痛点限制肌肉活动、减少血液循环、剥夺肌肉营养、影响代谢废物的正常排泄，而这些废物会刺激和损伤痛觉神经末梢，使肌肉营养减少，加重痉挛和炎症。这一恶性循环，只有经过有效治疗才会停止。

激痛点还会使肌肉缩短，通常会压迫肌肉附近的神经，这种压迫使神经过敏并干扰神经信号传递，导致诸如麻木、刺痛、烧灼等异常感觉。此外，变短的肌肉也可能会压迫附近的动、静脉，动脉血流量减少会导致低体温（比如手和手指冰凉）；同样，静脉血流量减少也会导致手指肿胀等症状。最后，激痛点使肌肉本身活动困难，进一步引起肌肉拉伸及缩短，导致剧烈疼痛。

二、 低频电磁内应力弹道冲击对激痛点的治疗

激痛点又叫“扳机点”，而在中医经络理论中，对于身体任意位置的刺激点，被称为“阿是穴”。

激痛点疗法可以减轻疼痛，增加肌肉活动，使肌肉伸长并再次变得强壮。要有效对付激痛点，必须施加较大的能量并使之达到肌肉深层，治疗过程中疼痛会加重，但随着肌肉的放松，疼痛会逐渐消失。假如能量不足，无法到达肌肉深层，在肌肉自我保护的本能反应下，可能会加重痉挛并导致持久疼痛，治疗效果适得其反。

低频电磁生物传导技术将一种“低频高能”的临床应用方法引入到国际物理治疗领域广泛采用的弹道冲击模式中，以产生良好的肌肉收缩、伸展效应，快速消除痉挛，消炎镇痛。在应用中，为求最佳疗效，应缓慢施加能量，并根据患病部位的疼痛程度反馈而确定剂量，持续刺激激痛点，直至电磁治疗仪反馈的电流参数稍微上升。患者的激痛点状态这时通常已缓解。每个激痛点刺激 1 ~ 2 分钟，也可根据实际情况适度缩短或延长，配合周围的卫星激痛点治疗，效果更好。

因受损伤的肌筋膜局部粘连、挛缩而引起的长期疼痛，被命名为“肌肉筋膜疼痛综合征”。人在一生中至少有 1 次以上的肌筋膜损伤，“肌肉筋膜疼痛综合征”的发病率高达 30% ~93%，运动员中发病率高达 100%。若得不到及时有效的治疗，其会由普通的局部长期疼痛变成复杂的局部疼痛综合征。

因此，“肌肉筋膜疼痛综合征”的诊断要点是：①疼痛起源于肌肉或相关筋膜；②有明显的扳机点或潜在扳机点（扳机点是“肌肉筋膜疼痛综合征”诊断的重要方面）。

美国对“肌肉纤维疼痛综合征”的诊断标准是：①肌腱的附着点或肌腹上有固定疼痛区及压痛点；②按压疼痛点可引发区域性的不依神经根感觉分布的分散痛；③气温降低或疲劳时疼痛加重；④增加肌肉血流的治疗可使疼痛减轻；⑤排除局部占位性或破坏性病变。

（一）手法治疗

传统手法治疗是肌肉筋膜疼痛治疗的一个重要的方法，主要有两种：

（1）喷雾 + 拉伸（或拉伸且间歇冷敷法）：拉伸紧张的肌肉纤维（绷紧带）可以使肌肉放松并改善局部循环。

（2）深层重度按摩：尽管控制疼痛的机制还不清楚，但可以快速去除 TP 疼痛。

（二）低频电磁内应力弹道冲击治疗

微量动磁能是治疗软组织病变的一种重要能量，因为它可以迅速改善局部循环系统以促进组织愈合，因此在控制“肌肉筋膜疼痛综合征”方面有疗效。其治疗要点如下：

（1）弹道冲击可以直接给病灶点提供额外的冲击能量。

（2）以低频高能的刺激控制疼痛，其刺激引起的肌肉收缩和按摩的位点相似。

（3）对 TP 进行治疗的有效性被量化记入文献，治疗过程有依据、可追溯。

（4）低频电磁内应力弹道冲击治疗方法，被认为是一种无须用针（无创、无痛）的针灸治疗，且相较于传统针灸更易掌握、更安全，刺激也更深入。

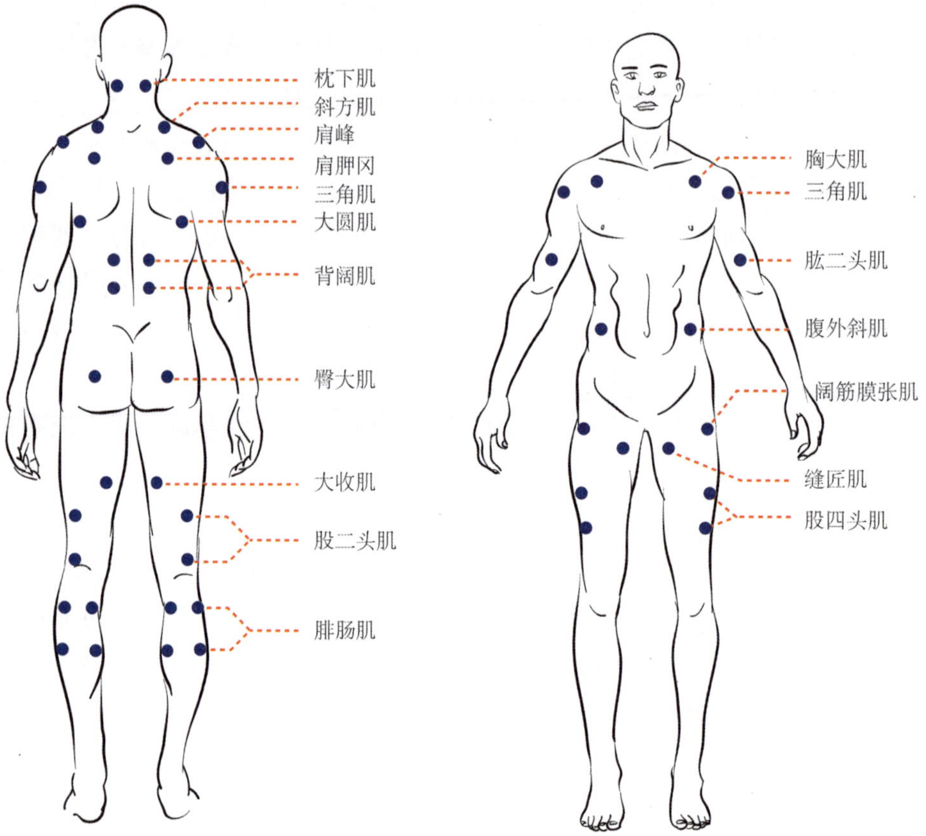

三、图示说明

下文中，“ ● ”表示激痛点位置。红色区域表示疼痛影响范围。

第一节　颈肩部

一、枕下肌激痛点

（一）肌肉功能

使头伸展（或后仰）、侧屈、旋转。

（二）疼痛影响范围

枕下肌的肌肉发炎及变硬，将影响头部的供血，压迫颈部神经。脑后和耳背后常出现头痛，可发展成偏头痛，并影响睡眠。

（三）治疗方法

（1）用探头疏通激痛点，沿颈部上下滑动，放松肌肉。

（2）将电磁能吸附罐放置于肩膀两侧肌肉处，以放松肩部的肌肉，缓解颈部肌肉紧绷。

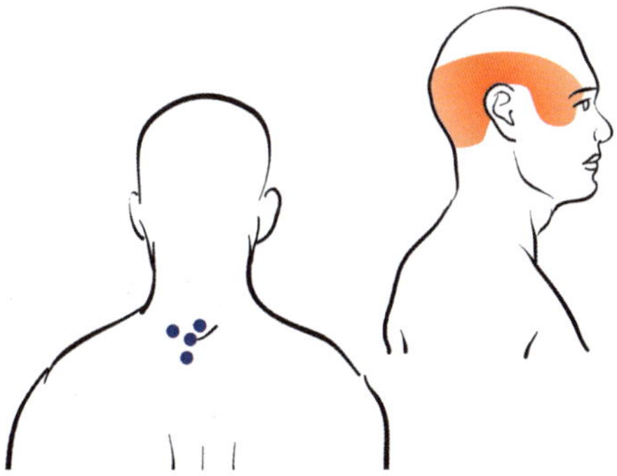

（四）注意

高血压患者、老年人这两类人群需减轻刺激的强度，不建议用吸附式电磁罐，而建议用探头小剂量刺激，多次治疗可达到同样的效果。

二、肩胛提肌激痛点

（一）肌肉功能

提肩胛骨及固定肩胛骨时，肌肉的起始部向颈部倾斜。

（二）疼痛影响范围

主要影响该肌肉附近区域，常伴有压痛感。

（三）治疗方法

（1）用探头疏通激痛点，沿肌肉上下滑动，放松肌肉。对激痛点位置，可用弹道冲击功能进行快速疏通。

（2）将吸附式电磁罐放置在激痛点上，配合其他疼痛位置，用动态走罐功能放松颈肩部的肌肉。

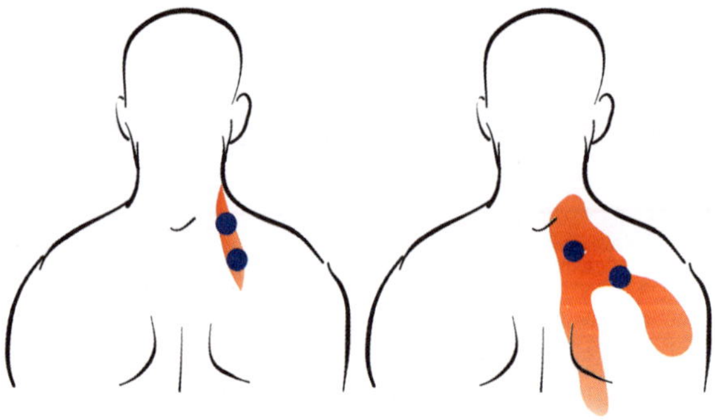

三、斜方肌激痛点

（一）肌肉功能

上举和内收肩胛骨时，协助头部后仰、侧屈及旋转；协助脊椎伸展。

（二）疼痛影响范围

最常见的激痛点在肩膀上部，可引起肩膀上部肌肉疼痛及头颈部疼痛。

（三）治疗方法

（1）用探头疏通激痛点，沿肌肉上下滑动，放松肌肉。对激痛点位置，可用弹道冲击功能进行快速疏通。

（2）将吸附式电磁罐放置在激痛点上，配合其他疼痛位置，用动态走罐功能放松肩部的肌肉。

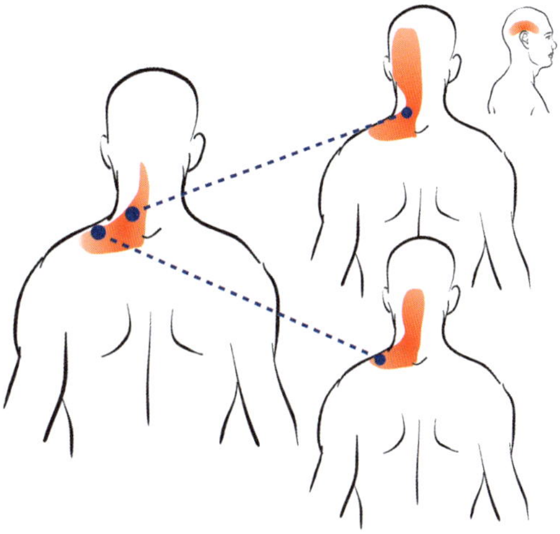

四、冈下肌激痛点

（一）肌肉功能

外旋肱骨帮助手臂向上的过程中，使肱骨头维持在关节盂中，保持平衡。

（二）疼痛影响范围

肩胛骨与脊椎之间肌肉疼痛明显，疼痛还放射至手臂外侧与颈部侧面。

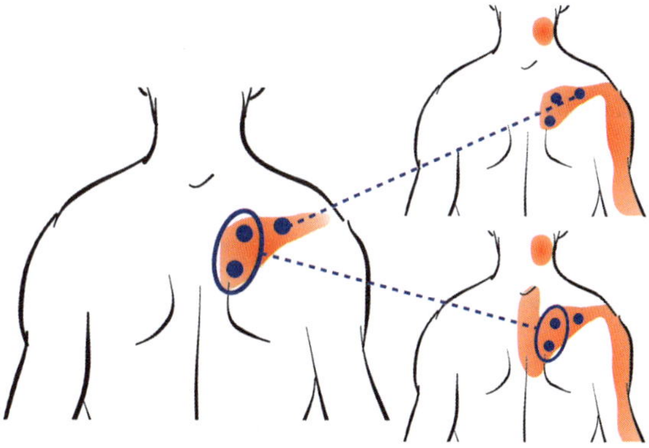

（三）治疗方法

（1）用探头疏通激痛点，沿肌肉上下、左右方向滑动，放松肌肉。对激痛点位置，可用弹道冲击功能进行快速疏通。

（2）将吸附式电磁罐放置在激痛点上，配合其他疼痛位置，用动态走罐功能放松疼痛部位的肌肉。

（3）患有长期疼痛者，可以结合药敷以及电磁理疗垫的药物导入治疗，加强治疗效果。

第二节　手臂部

一、 肱二头肌激痛点

（一）肌肉功能

肘关节屈曲及前臂旋后时，在前臂固定位置上屈曲肩关节。

（二）疼痛影响范围

影响上臂前部区域沿肌肉走向，可引起肩关节、肘关节疼痛。

（三）治疗方法

（1）用探头疏通激痛点，沿肌肉上下滑动，放松肌肉。对激痛点位置，可用弹道冲击功能进行快速疏通。

（2）患有长期疼痛者，可以结合药敷以及电磁理疗垫的药物导入治疗，加强治疗效果。

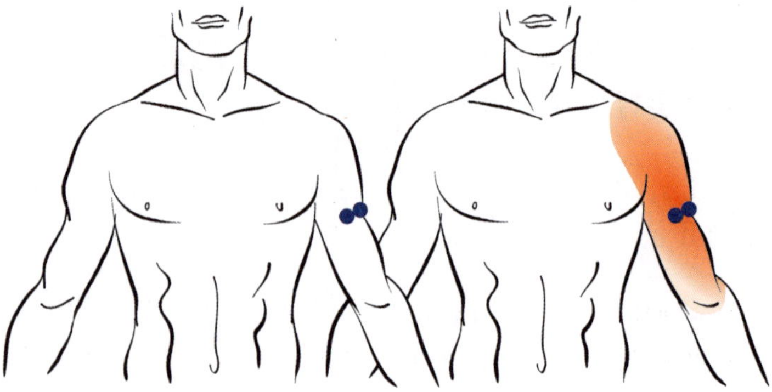

二、 三角肌激痛点

（一）肌肉功能

协助肩关节外展。

（二）疼痛影响范围

最常见的激痛点是球窝关节处。手臂的向后旋转与过头部的弯曲，都有一种绑紧的牵拉感，并引起局部强烈疼痛。整块三角肌都有酸胀感。

（三）治疗方法

（1）用探头疏通激痛点，沿肌肉上下滑动，放松肌肉。对激痛点位置，可用弹道冲击功能进行快速疏通。

（2）患有长期疼痛者，可以结合药敷以及电磁理疗垫的药物导入治疗，加强治疗效果。

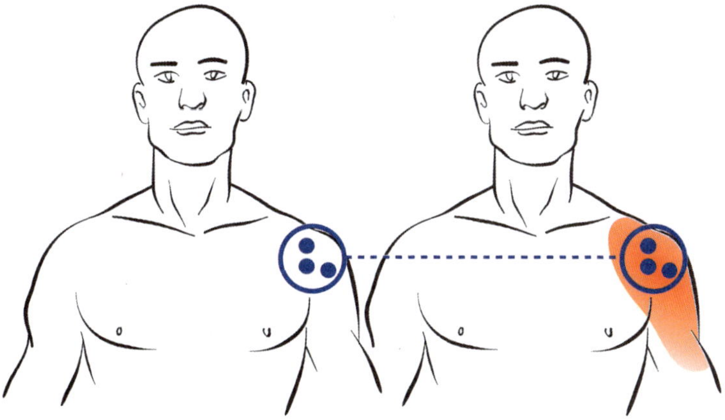

第三节　背部

一、 背阔肌激痛点

（一） 肌肉功能

协助肩关节的内收、伸展、内旋。

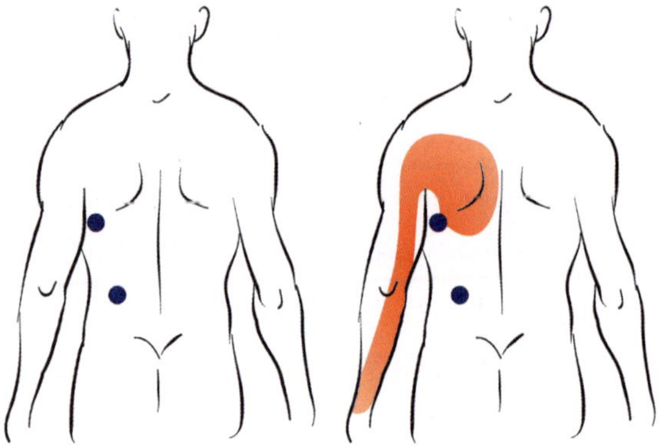

（二） 疼痛影响范围

可影响肩胛骨偏下部区域，且疼痛可放射至手腕。

（三） 治疗方法

（1）用探头疏通激痛点，沿肌肉上下滑动，放松肌肉。对激痛点位置，可用弹道冲击功能进行快速疏通。

（2）将吸附式电磁罐放置在激痛点上，配合其他疼痛位置，用动态走罐功能疏通。

（3）患有长期疼痛者，可以结合药敷以及电磁理疗垫的药物导入治疗，加强治疗效果。

二、 最长肌激痛点

（一） 肌肉功能

协助脊椎的伸展、侧屈、旋转和骨盆的侧移。

（二） 疼痛影响范围

沿肌肉走向，放射至腰骶。

（三）治疗方法

（1）用探头疏通激痛点，沿肌肉上下滑动，放松肌肉。对激痛点位置，可用弹道冲击功能进行快速疏通。

（2）将吸附式电磁罐放置在激痛点上，沿脊椎走向排布，用动态走罐功能放松整块肌肉。

（3）患有长期疼痛者，可以结合药敷以及电磁理疗垫的药物导入治疗，加强治疗效果。

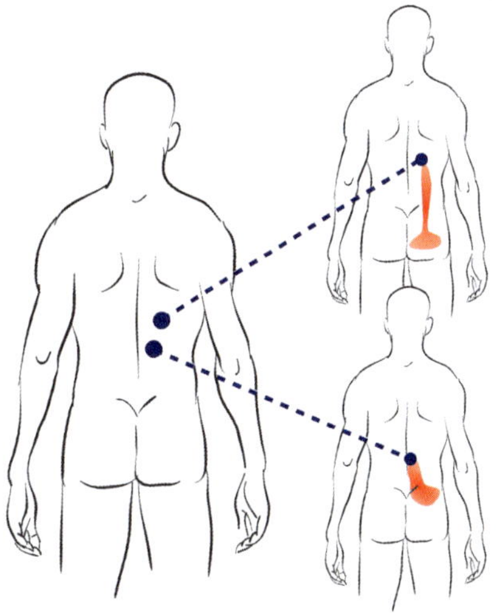

三、多裂肌激痛点

（一）肌肉功能

辅助脊椎的伸展、侧屈、旋转和骨盆的伸展及侧方移动。

（二）疼痛影响范围

沿肌肉走向分四个激痛点，可分别影响其附近的肌肉。

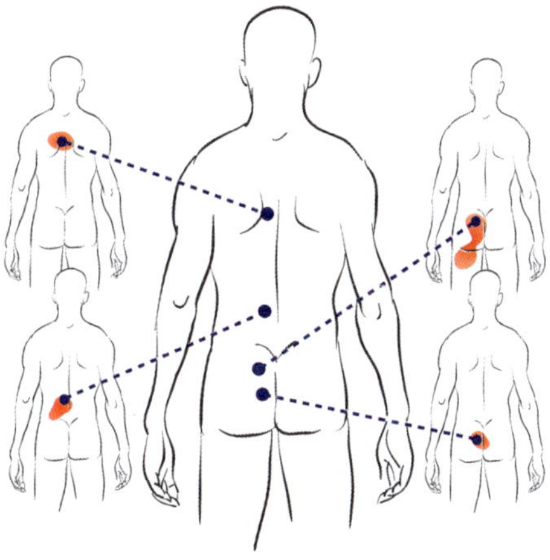

（三）治疗方法

（1）用探头疏通激痛点，沿肌肉上下滑动，放松肌肉。对激痛点位置，可用弹道冲击功能进行快速疏通。

（2）将吸附式电磁罐放置在激痛点上，沿脊椎方向布罐，用动态走罐功能放松整块肌肉。

（3）患有长期疼痛者，可以结合药敷以及电磁理疗垫的药物导入治疗，加强治疗效果。

四、 髂肋肌激痛点

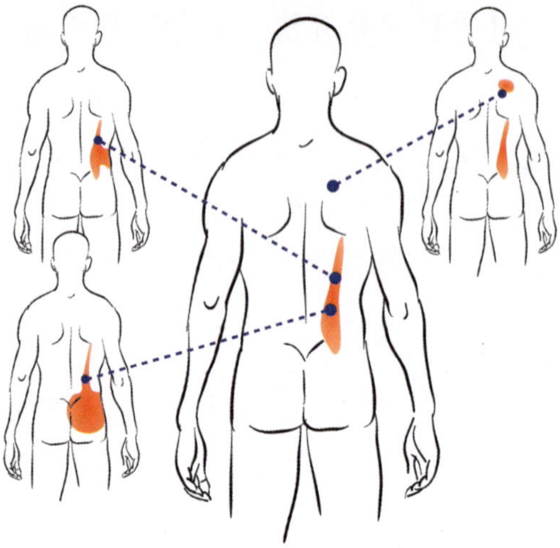

（一）肌肉功能

协助脊椎的伸展、侧屈、旋转和骨盆的侧方移动。

（二）疼痛影响范围

最常见的激痛点是在肩胛骨旁，影响至附近肌肉。腰部的激痛点可影响腰骶，集中在髂肋肌的肌腱附近。

（三）治疗方法

（1）用探头疏通激痛点，沿肌肉上下滑动，放松肌肉。对激痛点位置，可用弹道冲击功能进行快速疏通。

（2）将吸附式电磁罐放置在激痛点上，配合其他疼痛位置，用动态走罐功能放松整块肌肉。

（3）患有长期疼痛者，可以结合药敷以及电磁理疗垫的药物导入治疗，加强治疗效果。

五、 梨状肌激痛点

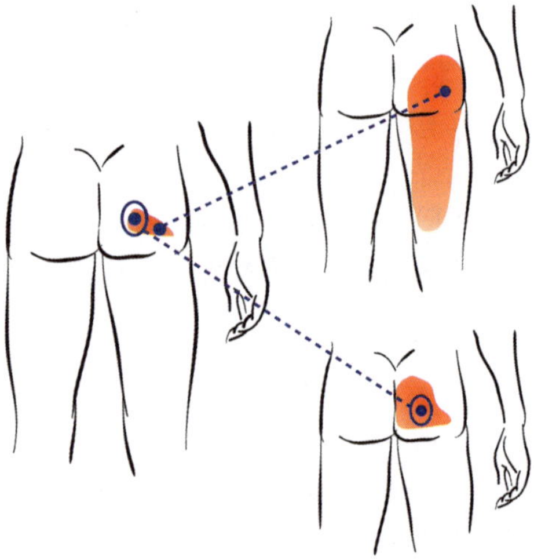

（一）肌肉功能

协助髋关节外旋，以及在髋关节屈曲时使髋关节外展。

（二）疼痛影响范围

骶椎附近及股关节背面，可造成行走时抬腿困难和高抬腿时产生牵拉疼痛。

（三）治疗方法

（1）用探头疏通激痛点，沿肌肉上下滑动，放松肌肉。对激痛点位置，可用弹道冲击功能进行快速疏通。

（2）将吸附式电磁罐放置在激痛点上，配合其他疼痛位置，用动态走罐功能消除疼痛。

六、臀小肌激痛点

（一）肌肉功能

协助髋关节外展。下肢伸展位时，使髋关节内旋。

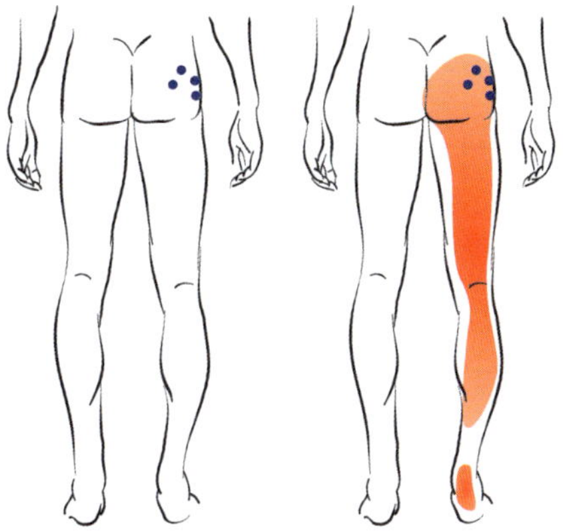

（二）疼痛影响范围

臀小肌区域，容易影响到坐骨神经，其放射性的疼痛可从臀大肌往下，经过膝关节，放射至脚跟。该肌肉激痛点较多，需仔细查找，逐一消除。

（三）治疗方法

（1）用探头疏通激痛点，沿肌肉上下滑动，放松肌肉。对激痛点位置，可用弹道冲击功能进行快速疏通。

（2）将吸附式电磁罐放置在激痛点上，配合膝盖背面、小腿背面疼痛位置，用动态走罐功能做整体理疗。

（3）患有长期疼痛者，可以结合药敷以及电磁理疗垫的药物导入治疗，加强治疗效果。

第四节 胸腹部

一、 腹斜肌激痛点

（一）肌肉功能

收缩腹部，保护内脏，参与深呼气。

（二）疼痛影响范围

上部激痛点影响对应的胸部肌肉。下部激痛点影响附近肌肉及下腹部。用手按压疼痛范围，可较快找到激痛点。

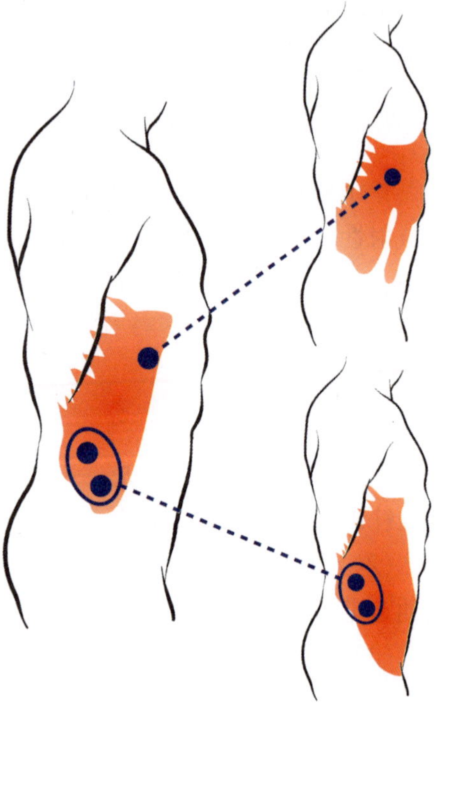

（三）治疗方法

（1）用探头疏通激痛点，沿肌肉上下滑动，放松肌肉。对激痛点位置，可用弹道冲击功能进行快速疏通。

（2）将吸附式电磁罐放置在激痛点上，配合其他疼痛位置，用动态走罐功能疏通。

（3）患有长期疼痛者，可以结合药敷以及电磁理疗垫的药物导入治疗，加强治疗效果。

二、 腰大肌激痛点

（一）肌肉功能

屈曲髋关节；下肢固定时使脊柱向骨盆屈曲。

（二）疼痛影响范围

分为上、中、下三个激痛点，可影响其附近肌肉。

（三）治疗方法

（1）用探头疏通激痛点，沿肌肉上下滑动，放松肌肉。对激痛点位置，可用弹道冲击功能进行快速疏通。

（2）将吸附式电磁罐放置在激痛点上，配合其他疼痛位置，用动态走罐功能疏通。

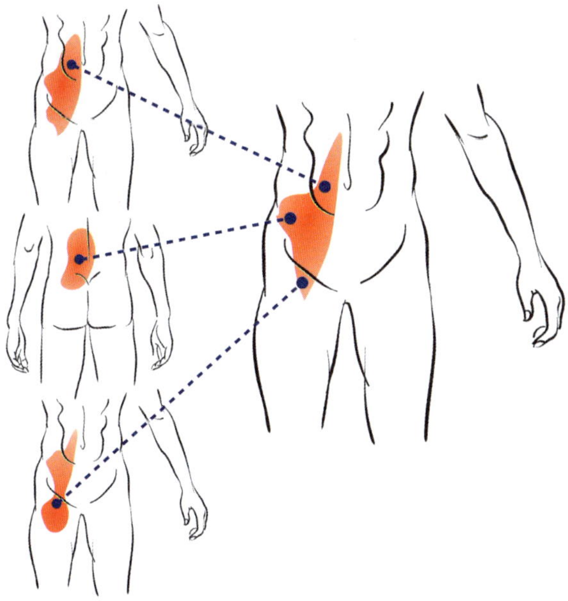

第五节　腿部

一、 长收肌激痛点

（一）肌肉功能

辅助髋关节内收及辅助髋关节屈曲。

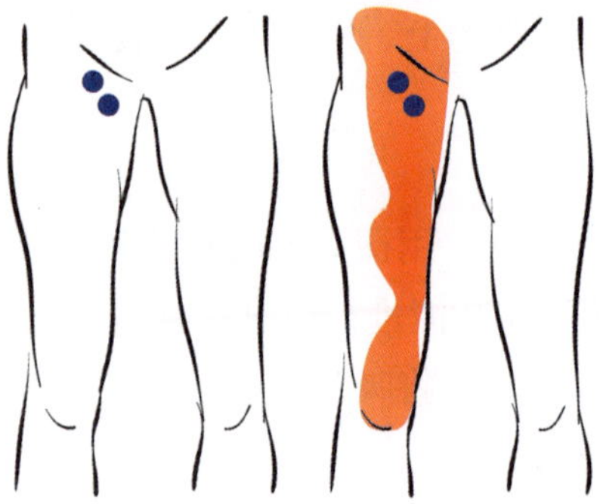

（二）疼痛影响范围

最常见的激痛点是在长收肌的中部。疼痛影响的范围是髋关节附近及膝关节附近。

（三）治疗方法

（1）用探头疏通激痛点，沿肌肉上下、左右方向滑动，放松肌肉。对激痛点位置，可用弹道冲击功能进行快速疏通。

（2）将吸附式电磁罐放置在激痛点上，配合其他疼痛位置，用动态走罐功能疏通。

（3）患有长期疼痛者，可以结合药敷以及电磁理疗垫的药物导入治疗，加强治疗效果。

二、 股外肌激痛点

（一）肌肉功能

伸展膝关节。

（二）疼痛影响范围

疼痛沿大腿股外肌转移，上至髋骨，下至膝盖。其中以股外肌中段的四个激痛点影响程度最严重，可影响大腿、小腿的伸展。

（三）治疗方法

（1）用探头疏通激痛点，沿肌肉走向上下滑动，放松肌肉；也可以沿激痛点左右位置横向滑动，消除放射区疼痛。对激痛点位置，可用弹道冲击功能进行快速疏通。

（2）将吸附式电磁罐放置在激痛点上，用动态走罐功能疏通。

（3）患有长期疼痛者，可以结合药敷以及电磁理疗垫的药物导入治疗，加强治疗效果。

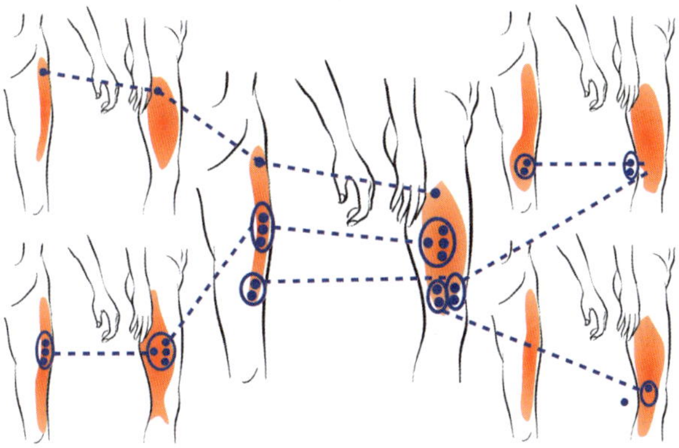

三、股中间肌激痛点

（一）肌肉功能

伸展膝关节。

（二）疼痛影响范围

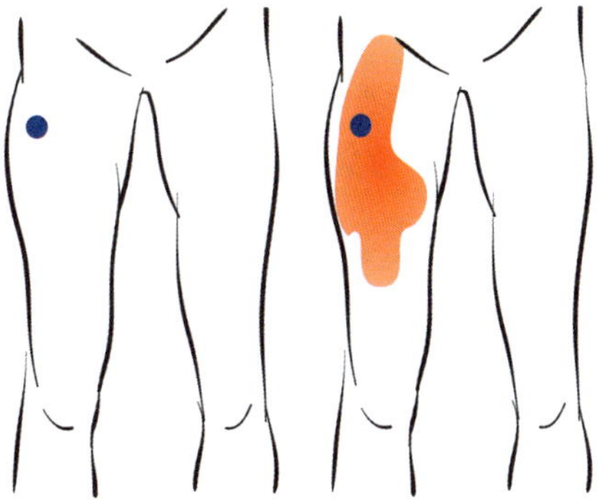

最常见的激痛点是在靠近股骨头肌腱处，刺激它可减轻大腿前部髋关节附近的疼痛。其影响范围可扩展到大腿前部的中段。

（三）治疗方法

（1）用探头疏通激痛点，沿肌肉走向上下滑动，放松肌肉。对激痛点位置，可用弹道冲击功能进行快速疏通。

（2）将吸附式电磁罐放置在激痛点上，配合其他疼痛位置，用动态走罐功能疏通。

四、股二头肌激痛点

（一）肌肉功能

屈曲膝关节、伸展髋关节，以及在膝半屈曲时使之外旋。

（二）疼痛影响范围

外侧肌肉激痛点主要影响肌肉外侧及膝盖后部。内侧肌肉激痛点主要影响肌肉内侧，上至臀大肌，下至膝盖髌骨后部。

（三）治疗方法

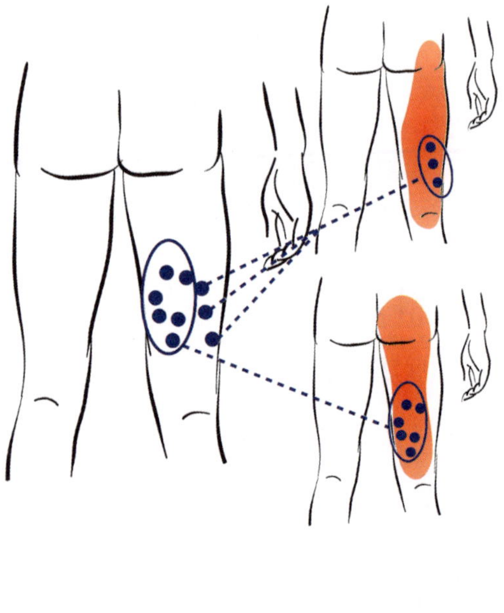

（1）用探头疏通激痛点，沿肌肉上下、左右方向滑动，放松肌肉。对激痛点位置，可用弹道冲击功能进行快速疏通。

（2）将吸附式电磁罐放置在激痛点上，配合其他疼痛位置，用动态走罐功能疏通。

（3）患有长期膝关节疼痛者，可对膝关节进行药敷，加强治疗效果，使镇痛效果更明显。

五、 大收肌激痛点

（一）肌肉功能

可使髋关节内收；同时上部屈曲髋关节，下部伸展膝关节。

（二）疼痛影响范围

最常见的激痛点是在大腿背面肌肉中段，疼痛范围上至髋关节，下至膝关节，能影响大腿的伸展。

（三）治疗方法

（1）用探头疏通激痛点，沿肌肉上下滑动，放松肌肉。对激痛点位置，可用弹道冲击功能进行快速疏通。

（2）将吸附式电磁罐放置在激痛点上，配合其他疼痛位置，用动态走罐功能加强疏通效果。

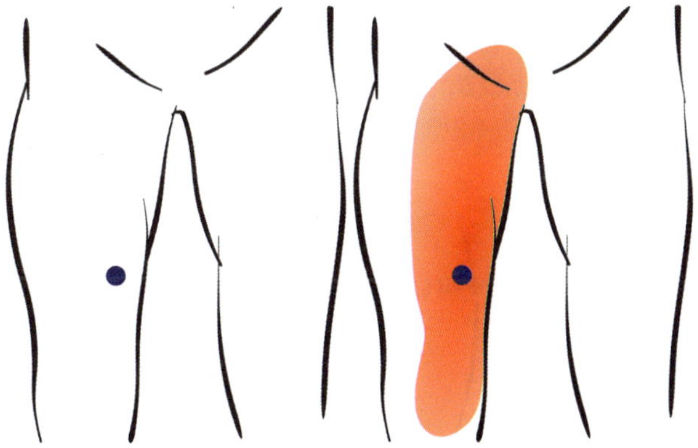

六、腓肠肌激痛点

（一）肌肉功能

使关节跖屈，且关节继续跖屈时可使膝屈曲。

（二）疼痛影响范围

一个常见的激痛点是在肚子中间的肌肉，对应的转移模式是影响脚背往外蔓延至整个小腿后背部。另一个常见的激痛点是在肌腱的侧面，对应的转移模式是影响这个部位的附近。还有其他两个相关的激痛点，均在胫骨附近，能减轻附近肌肉疼痛。

（三）治疗方法

（1）用探头疏通激痛点，沿肌肉上下滑动，放松肌肉。对激痛点位置，可用弹道冲击功能进行快速疏通。

（2）患有长期疼痛者，可以结合药敷以及电磁理疗垫的药物导入治疗，加强治疗效果。

（3）高血压患者、老年人这两类人群的该部位不建议使用吸附式电磁罐，而建议采用流动式电磁理疗垫进行治疗，增加理疗次数，可达到同样的治疗效果。

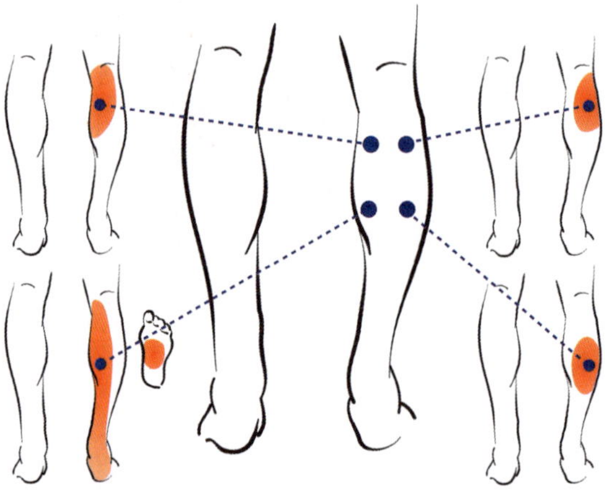

第五章

常见疼痛的临床治疗

电磁刺激时，能使刺激部位的细胞组织产生强烈振荡，加速血液流动，从而达到舒经、活血祛瘀、行滞通痹、镇痛、解痉、消肿的目的。

导读：低频电磁生物传导技术的治病机理

20世纪20年代，苏联生物学家古乐维奇教授意外地发现生物电磁波的存在，到了20世纪50年代，俄籍华人科学家姜堪政博士通过大量实验的验证，提出生物电磁场场导假说，发表著作《场导论》，从理论上阐述了生物电磁场的存在及其对生命活动的控制。至此，陆续有科学家研究生物电对人体的影响，特别是研究如何利用电磁治疗疾病。一些实验可以证明：电磁场可以调节生物电磁过程，使机体产生微电流，形成神经反射，对中枢神经系统、血管、脏器等具有双向调节作用，使血液黏稠度降低，增强机体免疫功能，临床应用范围包括镇痛、止血、镇静、解痉、抑菌消炎、消肿、降压等，且尚无绝对的禁忌证。

我们已经在前文介绍了一种新的科学技术——低频电磁生物传导技术。它有别于其他生物电传导技术，采用低频（200～400赫兹）交变的双频电流，再根据传统中医医技的针刺、按摩、罐疗、刮痧等原理，用电磁发生装置所产生的电磁能，结合按、压、揉、拨等按摩手法，刺激经络穴位、脊柱神经以及颈、肩、腰骶、膝关节等病灶部位，对经络、穴位、神经、肌肉、筋膜及脏腑组织产生强烈的刺激，除与针灸一样对神经传导通路产生抑制疼痛、兴奋的作用外，更具有对致痛源头的干预能力。经过多年的临床试验，低频电磁生物传导技术已被验证能够有效地促进血液循环，起到改善病变部位的循环状况，并有明显的镇痛、消炎、消肿和镇静作用。临床上对风湿类疼痛疾病、妇科疾病等都有明显的效果。

本章中，我们将介绍低频电磁生物传导技术治疗风湿类疼痛、妇科疾病和疲劳综合征等常见疼痛的临床应用，这是通过多年临床验证总结而得，也是这本书的核心内容。

第一节　风湿类及疼痛疾病

一、类风湿性关节炎

（一）基本信息

（1）英文名称：Rheumatoid Arthritis，简称 RA。
（2）多发群体：女性，任何年龄阶段都可能发生。
（3）发病部位：手、足关节。
（4）就诊科室：风湿免疫科。

（二）病症描述

类风湿性关节炎是一种以关节和周围组织非感染性炎症为主的全身性自身免疫性疾病。如果累及其他脏器，可引起心包炎、心肌炎、虹膜炎，还可引起并发性的血管炎，以及末梢神经损害等。因此又称作类风湿病。

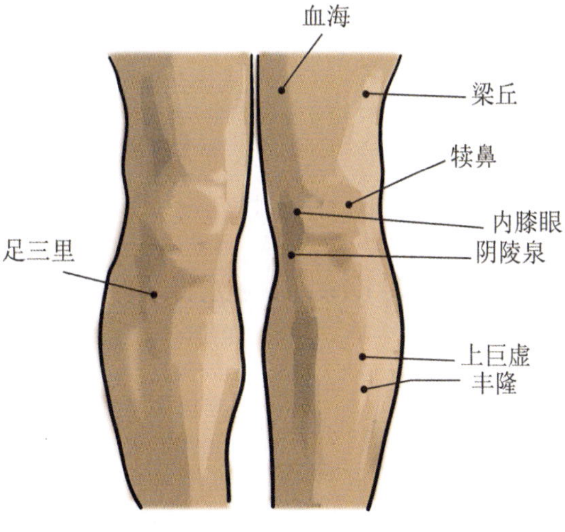

（三）病因分析

本病属于中医“痹症”范畴，多是人体正气不足、气血不盛、腠理疏豁而致使风、寒、湿三气合而为痹。若素体阳虚，风、寒、湿三气侵袭机体，阻滞经络，多发为“寒湿痹”。

若素体阴虚，阴虚火旺，与外邪相搏，损伤肝、肾阳气，筋骨失于濡养，或风寒湿久而化热。烁津为痰，痰湿壅滞关节，烁伤经络，发而为痹，名为“风湿热痹”。痹症日久深入血络，瘀血与痰浊相互胶结，侵入人体筋骨，可形成“瘀血痹”。

（四）治疗方案

（1）风寒湿痹：祛风散寒，除湿通络。刺激督脉、足太阳膀胱经、足少阴肾经及疼痛关节部位。

（2）风湿热痹：辛通痹闭，清化痰热。先以梅花针在关节红肿处叩击，放血泻热、消肿。再用电磁罐疗法治疗。

（3）肾督亏虚：益肾壮督，蠲痹通络。刺激督脉、足太阳膀胱经、足厥阴肝经、足少阴肾经以及关节疼痛部位。

（可参考本书附录二中关于督脉、足太阳膀胱经、足少阴肾经、足厥阴肝经的图示）

（五）治疗时间

每天 1 次，每次 30 分钟。10 ~ 15 天为一个疗程。

（六）电磁低频刺激疗法的指导思想

（1）温通经脉，疏风散寒，祛湿宣痹。

（2）对于湿热所形成的非感染性红肿，以梅花针叩击出血、加电磁罐将湿热痰结之瘀浊之血吸出，再以电磁疗法扩张血管，以达到消炎、祛瘀、消肿的治疗效果。

（3）壮督益肾，增强免疫功能。

（七）相关激痛点

全身激痛点，尤其是疼痛区域附近的激痛点。（可参考本书第四章的相关图示）

二、风湿性关节炎

（一）基本信息

（1）英文名称：Rheumatic Arthritis。

（2）多发群体：女性，任何年龄阶段都可能发生。

（3）发病部位：膝、踝关节，肩、腕、肘关节。

（4）就诊科室：风湿免疫科。

（二）病症描述

风湿性关节炎是风湿热的主要症状之一，属全身性结缔组织炎症，是一种与溶血性链球菌感染有关的变态反应性疾病。其以侵犯四肢大关节为主，致使在关节局部出现红肿、热痛或肿痛。经治疗，炎症消退，随后关节功能恢复正常，不留畸形，但具有反复发作的倾向，以至于形成慢性风湿性关节炎。

（三）病因分析

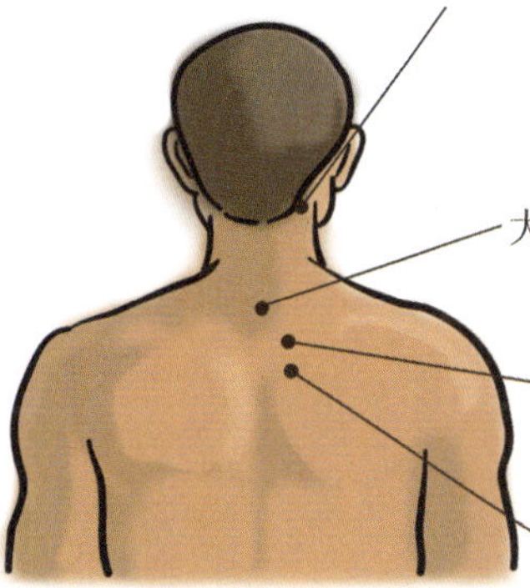

中医学认为，本病属“痹证”“历节”范畴，“风寒湿三气杂至合而为痹”。但此病发病多呈热痹，正如《金匮翼·热痹》云：“热痹者，闭热于内也……脏腑经络，先有蓄热，而复遇风寒湿气客之，热为寒郁，气不得通，久之寒亦化热，则痛痹熻然而闷也。”

（四）治疗方案

依中医治则和临床症状，可用如下方法：祛风宣痹法、散寒逐痹法、清热胜痹法、化湿除痹法、利水渗痹法、活血蠲痹法、温经通痹法、养血益气舒筋法、滋肝补肾通络法。

（五）治疗时间

每天 1 次，每次 30 分钟。5 ~ 7 天为一个疗程。

（六）电磁能刺激部位

（1）通督脉，以正一身阳气。

（2）刺激足太阳膀胱经，以散风寒湿之气。

（3）用电磁罐疗法对背部足太阳膀胱经诸穴进行调理，以散闭郁于内的郁热和风寒湿之邪。

（4）用梅花针在关节红肿处叩击、放血，以解郁毒。

（5）对放血部位进行电磁药物导入治疗。

（可参考本书附录二中关于督脉、足太阳膀胱经的图示）

（七）电磁低频刺激疗法的意义

（1）振奋一身之阳气，以祛风寒湿之邪。

（2）对几条主要经络的治疗，有利于疏通闭塞之血脉，加快血液循环，达到祛风散寒、祛湿利水、消肿止痛的治疗效果。

（八）相关激痛点

全身激痛点，尤其是疼痛区域附近的激痛点。（可参考本书第四章的相关图示）

三、颈椎病

（一）基本信息

（1）英文名称：Cervical Spondylosis。

（2）多发群体：中老年人，男性发病率高于女性。

（3）发病部位：颈椎。

（4）就诊科室：外科、骨科。

（二）病症描述

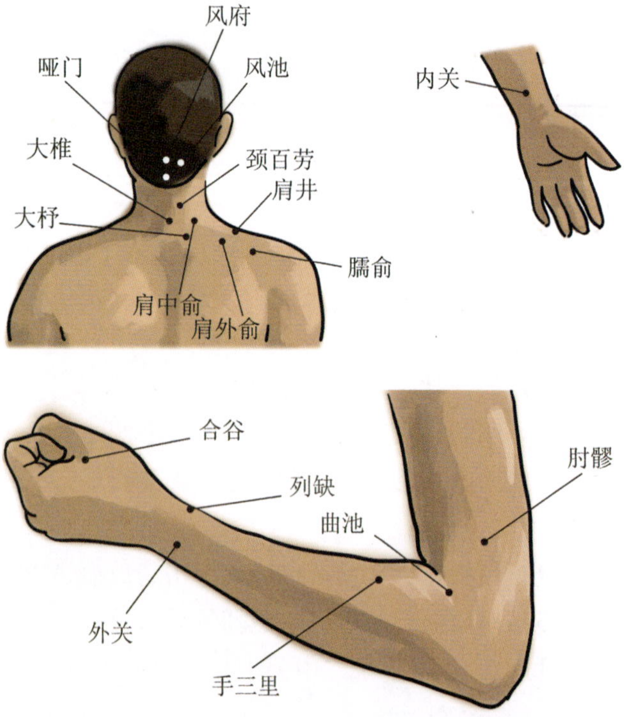

颈椎病又称颈椎综合征，是中老年人的常见病、多发病。本病是由于颈部受外伤、劳损、风寒湿等而引起颈椎间盘及其附体组织产生退行性变，致使脊柱内外平衡失调，刺激和压迫颈神经根、脊髓和颈部的交感神经、椎动脉，出现一系列的综合征候群。

（三）病因分析

颈椎退行性变是颈椎病

发病的主要原因，其中椎间盘的退变尤为重要，是颈椎诸结构退变的首发因素，并由此演变出一系列颈椎病的病理解剖及病理生理改变、发育性颈椎椎管狭窄、慢性劳损，包括不良的睡眠体位、不当的工作姿势（尤其是低头工作者的颈椎病发病率特高）和不适当的体育锻炼。

（四）治疗方案

（1）电磁能刺激部位：督脉颈区（第一颈椎至第七颈椎棘突下）、风府、哑门、大椎、双侧颈神经根及颈肩部肌群和风池、颈百劳等阿是穴痛点。

（2）电磁罐疗法选用部位同上。

（3）对部位进行电磁药物导入治疗。

（可参考本书附录二中关于督脉的图示）

（五）治疗时间

每天1次，连续治疗3天，休息1天后再连续治疗3天，同样每天1次，其后改为隔天1次。10～15天为一个疗程。

（六）随症加减

如压迫到锁骨上神经、腋神经等以致出现肩周及手臂麻木的情况，则加减定喘、大杼、肩中俞、肩外俞、肩井、肩贞、臑俞、曲池、手三里、内关、外关、列缺、合谷等。

（七）相关激痛点

枕下肌、肩胛提肌和斜方肌。（可参考本书第四章的相关图示）

四、肩周炎（肩关节周围炎）

（一）基本信息

（1）英文名称：Periarthritis。

（2）多发群体：中、壮年体力活动者，以50岁左右的女性体力劳动者为代表。

（3）发病部位：肩关节。

（4）就诊科室：外科、骨科。

（二）病症描述

肩周炎又称肩关节周围炎，俗称凝肩、五十肩。以肩部逐渐产生疼痛，夜间为甚并逐渐加重，肩关节活动功能受限且日益加重，达到某种程度后逐渐缓解，直至最后完全复原为主要表现的肩关节囊及其周围韧带、肌腱和滑囊的慢性特异性炎症。肩周炎是以肩关节疼痛和活动不便为主要症状的常见病症。本病的多发年龄在50岁左右，女性发病率略高于男性，多见于体力劳动者，但有年轻化的趋势。肩周炎如得不到有效的治疗，有可能严重影响肩关节的功能活动。肩关节会有广泛压痛，并向颈部及肘部放射，还会出现不同程度的三角肌萎缩。

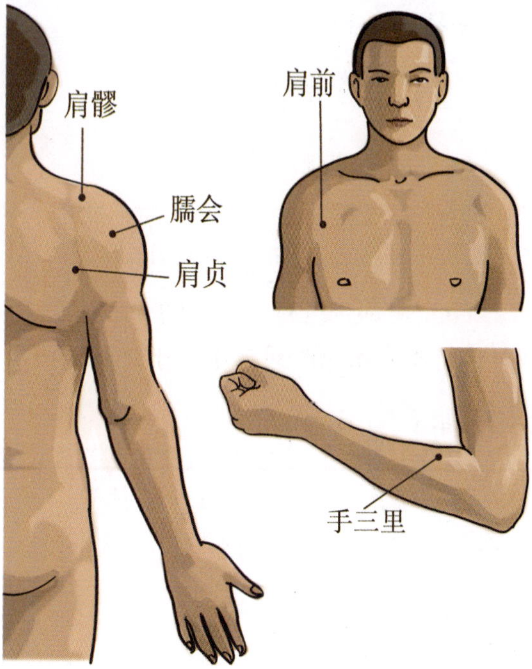

（三）病因分析

肩周炎又有“冻结肩”“漏肩风”“凝肩症”之称，是由于肩部受到损伤、劳损，或风、寒、湿邪侵袭之后，肩关节囊及周围的肌肉、肌腱、腱鞘、滑膜、滑囊等组织发生退行性变和慢性特异性炎症反应，以肩部疼痛酸楚、肩关节运动障碍，或伴有肩部肌肉萎缩为主要症状的一种病症。

（四）治疗方案

电磁能刺激部位：手阳明大肠经巨骨、肩髃、臂臑、曲池、手三里（臂丛神经根口）以及斜方肌、小菱形肌、冈上肌、三角肌；手少阳三焦经肩髎、臑会（肱二、三头肌肌腱附着点）；手太阳小肠经肩中俞、肩外俞、秉风、天宗、臑俞、肩贞（大小圆肌肌腱附着点）。

（可参考本书附录二中关于手阳明大肠经、手少阳三焦经、手太阳小肠经的图示）

（五）治疗时间

每天1次，每次30分钟。5～7天为一个疗程。

（六）随症加减

（1）阿是穴等痛点。找到病灶点用电磁弹道冲击，随症施予1～20赫兹干涉频率治疗。

（2）电磁罐疗法选用部位同上。

（3）对相关部位进行电磁药物导入治疗。

（七）相关激痛点

枕下肌、肩胛提肌、斜方肌、冈下肌、三角肌、肱二头肌和阔背肌。（可参考本书第四章的相关图示）

五、腰肌劳损

（一）基本信息

（1）英文名称：Lumbar Muscle Strain或Low Back Strain。

（2）多发群体：长期保持坐姿者。

（3）发病部位：腰部。

（4）就诊科室：外科、骨科。

（二）病症描述

腰肌劳损主要是指腰骶部肌肉、韧带、筋膜等软组织的慢性损伤。在腰痛中，本病占有很大的比例。无明显外伤史；无明显器质性病变；腰痛不严重，但迁延不愈；起居行能自如，但工作不能持久。此病多发于体力劳动者。

（三）病因分析

（1）急性腰扭伤后及长期反复的腰肌劳损。

（2）治疗不及时、处理方法不当。

（3）长期反复的过度腰部运动及过度负荷，如长时期静坐、久站或从弯腰位到直立位手持重物、抬物，均可使腰肌长期处于高张力状态，久而久之可导致慢性腰肌劳损。

(4) 慢性腰肌劳损与气候、环境条件有一定关系，气温过低或湿度太大都可促发或加重腰肌劳损。

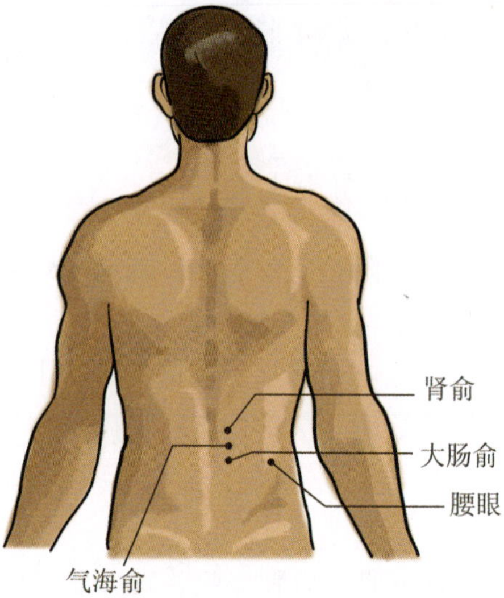

(四) 治疗方案

(1) 电磁能刺激部位：督脉腰部区（命门、腰阳关、十七椎）、足太阳膀胱经腰部区（背阔肌及竖脊肌）的肾俞、气海俞、大肠俞、关元俞、小肠俞、膀胱俞、腰眼及阿是穴痛点。

(2) 电磁罐疗法选用部位同上。

(3) 找到病灶点用电磁弹道冲击，随症施予 1 ~ 20 赫兹干涉频率治疗。

(4) 对相关部位进行电磁药物导入治疗。

(可参考本书附录二中关于督脉、足太阳膀胱经的图示)

(五) 治疗时间

每天 1 次，连续治疗 3 天，休息 1 天后再连续治疗 3 天，同样每天 1 次，其后改为隔天 1 次。10 ~ 15 天为一个疗程。

(六) 相关激痛点

髂肋肌、梨状肌、臀小肌、腰大肌。(可参考本书第四章的相关图示)

六、 腰椎间盘突出症

(一) 基本信息

(1) 英文名称：Prolapse of Lumbar Intervertebral Disc。

(2) 多发群体：青壮年，男性多于女性。

(3) 发病部位：腰。

(4) 就诊科室：外科、骨科。

（二）病症描述

又名腰椎间盘纤维环破裂症，是由于腰椎间盘组织退变、损伤、劳损等导致纤维环部分或全部破裂，髓核在压力的作用下向外膨出或突出，压迫神经根或脊髓（马尾神经）而引起下腰痛和下肢坐骨神经痛的一系列症状。本病多发于20～40岁青壮年，男性多于女性，体力劳动者多于脑力劳动者。发病部位以腰4～腰5和腰5～骶1为多，其次为腰3～腰4，腰2～腰3，腰1～腰2。

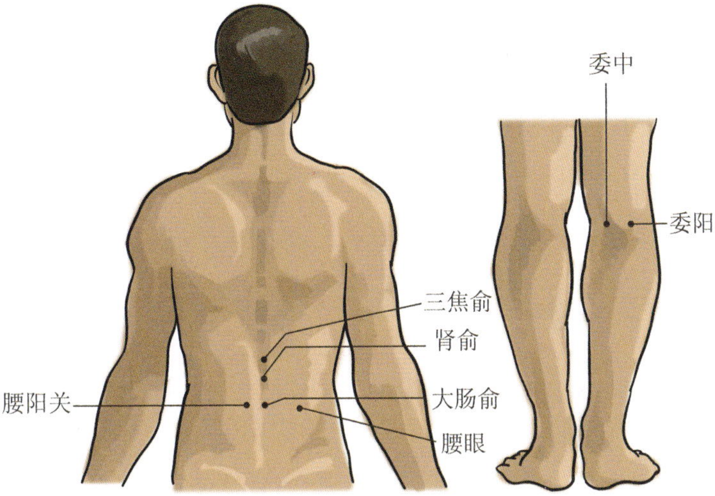

（三）病因分析

腰椎间盘的退行性变是基本因素。髓核的退变主要表现为含水量的降低，并可因失水引起椎节失稳、松动等小范围的病理改变；纤维环的退变主要表现为坚韧程度的降低。此外，长期反复的外力造成轻微损害，加重了退变的程度。

椎间盘在成年之后逐渐缺乏血液循环，修复能力差。在上述因素作用的基础上，某种可导致椎间盘所承受压力突然升高的诱发因素，即可能使弹性较差的髓核穿过已变得不太坚韧的纤维环，造成髓核突出。腰椎间盘突出症有家族性发病的报道。

（四）治疗方案

（1）电磁能刺激部位：督脉腰区（第一腰椎至第五腰椎椎间盘处）、华佗夹脊穴（腰神经根出口）、足太阳膀胱经（三焦俞、肾俞、气海俞、大肠俞、关元俞诸穴）、腰眼穴、督脉骶区（第一骶椎至第五骶椎处）、八髎穴，以及秩边、环跳、居髎、承扶、委中、委阳、承山等穴。随症加减：如有腿外侧麻症状加风市、阳陵泉、阳交、外丘等穴。（相关穴位请参考本章“坐骨神经痛”的穴位图示）

（2）电磁罐疗法选用部位同上。

（3）对相关部位进行电磁药物导入治疗。

（可参考本书附录二中关于督脉、足太阳膀胱经的图示）

（五）治疗时间

每天 1 次，连续治疗 3 天，休息 1 天后再连续治疗 3 天，同样每天 1 次，其后改为隔天 1 次。10 ~ 15 天为一个疗程。

（六）随症加减

阿是穴等痛点。找到病灶点用电磁弹道冲击，随症施予 1 ~ 20 赫兹干涉频率治疗。

（七）相关激痛点

髂肋肌、梨状肌、臀小肌、腰大肌。（可参考本书第四章的相关图示）

七、坐骨神经痛

（一）基本信息

（1）英文名称：Sciatica 或 Ischialgia。

（2）多发群体：孕妇、重体力劳动者、白领。

（3）发病部位：大腿后部、小腿后外侧、足部。

（4）就诊科室：骨科。

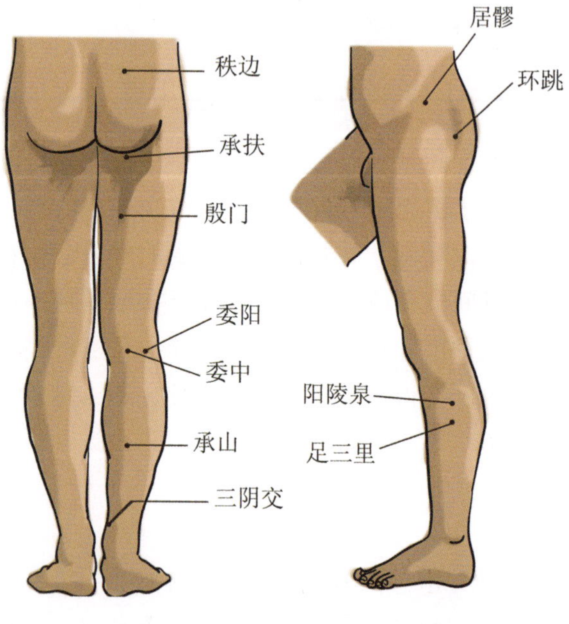

（二）病症描述

指原发于坐骨神经本身的疾患，一般为单侧。腰臀部受风寒湿邪侵袭是发病的直接因素。另外，在臀部注射某些对神经纤维有害的药物时，或穿刺点不准确而伤及坐骨神经；或直接外伤，如跳跃、举重，甚至失足也可使神经鞘内出血；或使神经撕裂；或患有糖尿病等，这些均可引起坐骨神经病变而出现相应症状。症状体征：常为急性起病，臀及下肢后侧有针刺或烧灼样疼痛，呈持续性或间歇性，于站立、行走、弯腰、咳嗽时疼痛加重。在坐骨神经分布区，如臀中部腘窝处有明显压痛，直腿抬高试验结果呈阳性。

（三）病因分析

病因多种多样。绝大多数患者的坐骨神经痛是继发于坐骨神经局部及周围结构的病变对坐骨神经的刺激、压迫与损害，称为继发坐骨神经痛；少数系原发性，即坐骨神经炎。

（四）治疗方案

（1）电磁能刺激部位：（沿着坐骨神经根出口及走向）腰 2～腰 5 华佗夹脊穴以及秩边、环跳、承扶、殷门、委中、委阳、承山、阳陵泉、足三里、三阴交诸穴。随症加减：阿是穴等痛点。找到病灶点用电磁弹道冲击，随症施予 1～20 赫兹干涉频率治疗。

（2）电磁罐疗法选用部位同上。

（3）对相关部位进行电磁药物导入治疗。

（五）治疗时间

每天 1 次，连续治疗 3 天，休息 1 天后再连续治疗 3 天，同样每天 1 次，其后改为隔天 1 次。10～15 天为一个疗程。

（六）相关激痛点

最长肌、梨状肌、半膜肌、半腱肌、股二头肌、臀小肌、腰大肌。（可参考本书第四章的相关图示）

八、腱鞘炎

（一）基本信息

（1）英文名称：Tenosynovitis。

（2）多发群体：中老年人。

（3）发病部位：肌腱、腱鞘。

（4）就诊科室：外科。

（二）病症描述

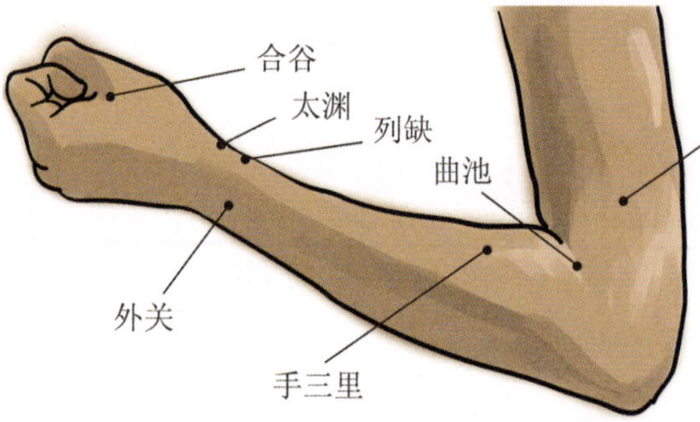

腱鞘炎因发病部位不同，症状也各异，临床上常见的有腕部的桡骨茎突狭窄性腱鞘炎、屈指肌腱腱鞘炎以及足底屈趾肌腱腱鞘炎等。

桡骨茎突狭窄性腱鞘炎是出现在腕部拇的骨突（桡骨茎突）处。表现为骨突周围有明显的疼痛和拇指活动受阻，局部压痛。自我检查时可把拇指紧握在其他四指内，并向腕的内侧做屈腕活动，则桡骨茎突处出现剧烈疼痛。

屈指肌腱腱鞘炎多发生于拇指与中指的手掌面。清晨醒来时特别明显，患指表现为屈伸功能障碍，疼痛有时向腕部放射，指关节屈曲处有压痛，并可触到增厚的腱鞘、状如豌豆大小的结节。当弯曲患指时，突然停留在半弯曲位，手指既不能伸直，又不能屈曲，像突然被“卡”住一样，用另一手协助扳动后，手指又能活动，产生像扳枪栓样的动作及弹响，所以又被称为“扳机指”或“弹响指”。

穿高跟鞋的状态下长久地站立和行走使女性发生足底屈趾肌腱腱鞘炎。身体的重心前移，全身的重力都集中在足底的前部，久而久之，腱鞘和肌腱间摩擦、炎症渗出等诱发腱鞘狭窄或炎症。

（三）临床表现

1. *疼痛*

多数不能明确指出疼痛的部位，只是感觉关节“别扭”，运动时关节内有酸胀或发不出力的感觉，有时感到条带状疼痛。

2. 局部的肿胀

发病肌腱会有条索状隆起，程度不一。

3. 功能障碍

发生于上肢手腕部的腱鞘炎多影响运动员发力，有时击球时会出现动作变形；发生于足踝部的腱鞘炎在运动步伐时会使患者感到疼痛而影响动作。腱鞘是包绕肌腱的鞘状结构。外层为纤维组织，附着在骨及邻近的组织上，起到固定及保护肌腱的作用。内层为滑膜，可滋养肌腱，并分泌滑液，有利于肌腱的滑动。反复过度摩擦，引起肌腱及腱鞘的炎症、水肿、纤维鞘壁增厚，形成狭窄环，肌腱的纤维化和增粗造成肌腱在鞘管内滑动困难。

（四）病因分析

（1）外伤因素（30%）：可以是受伤、过分劳损（尤其见于手及手指）、骨关节炎或一些免疫疾病引起，感染也有可能引起。

（2）职业因素（35%）：一些需要长期重复劳损关节的职业如打字员、器乐演奏家、货物搬运员等，或其需要长时间电脑操作的行业的从业人员，都会引发或加重此病。常见患处有手腕、手指、肩部等位置。

（3）疾病因素（35%）：女性及糖尿病患者会较易患上这病。病人会感到关节疼痛、晨僵，通常关节晨僵的感觉在起床后最为明显，而症状并不会随着活动频繁而明显缓解。受影响的关节会肿胀，甚至有弹响，关节活动有障碍。

（五）治疗方案

找到病灶点用电磁弹道冲击，随症施予 1 ~ 20 赫兹干涉频率治疗。

1. 桡骨茎突狭窄性腱鞘炎

初次治疗或症状较轻时，可采用刺激、冲击模式对局部进行治疗。肌腱粘连也应同时缓解。

2. 手指屈肌腱狭窄性腱鞘炎

病变初起时采用刺激、冲击模式对局部进行治疗大多有效。

3. 肌鞘炎

腕部制动，局部药敷，采用刺激、冲击模式对局部进行治疗，大多症状可消失。若长期反复发作，腱周、滑膜组织变厚，局部隆起可多次治疗，消除增厚的滑膜及筋膜。

4. 尺侧腕伸肌腱鞘炎

早期采用刺激、冲击模式对局部进行治疗，这将对滑膜或鞘管部分造成反复刺激和 20 赫兹的电磁冲击。同理，在桡侧腕屈肌及尺侧腕屈肌也可发生类似病征，常是相应的腱鞘炎所致。若反复发作，则同样采用刺激、冲击模式对局部进行治疗，这将对滑膜或鞘管部分进行反复刺激和 20 赫兹的电磁冲击，使病征有改善。上述治疗部位均应扩大治疗范围，对相关筋膜组织的效果更好。

（六）治疗时间

每天 1 次，每次 30 分钟。5 ~7 天为一个疗程。

（七）相关激痛点

桡侧腕长短肌、尺侧伴腕肌。（可参考本书第四章的相关图示）

九、头痛

（一）基本信息

（1）英文名称：Headache。
（2）多发群体：青年、中年和老年。
（3）发病部位：头部。
（4）就诊科室：内科、神经内科。

（二）病症描述

头颅上半部的疼痛，常见于工作压力大的亚健康人群，亦可由全身疾病、头部器官疾病及脑部病变引起。症状表现为：轻者头痛不适或胀痛、头晕。

痛点在前额者多与阳明经有关，可选用上星、印堂、合谷、阳白诸穴；痛点在两侧者与少阳经有关，可选用百会、太阳诸穴；痛点在后头部与太阳经有关，可选用风池、天柱诸穴；痛点在巅顶与督脉、足厥阴肝经有关，可选用四神聪、太冲等穴位。

（三）病因分析

引起头痛的病因众多，大致可分为原发性和继发性两类。前者不能归因于某一确切病因，也可称为特发性头痛，常见的如偏头痛、紧张型头痛；后者病因可涉及各种颅内病变如脑血管疾病、颅内感染、颅脑外伤，全身性疾病如发热、内环境紊乱以及滥用精神活性药物等。

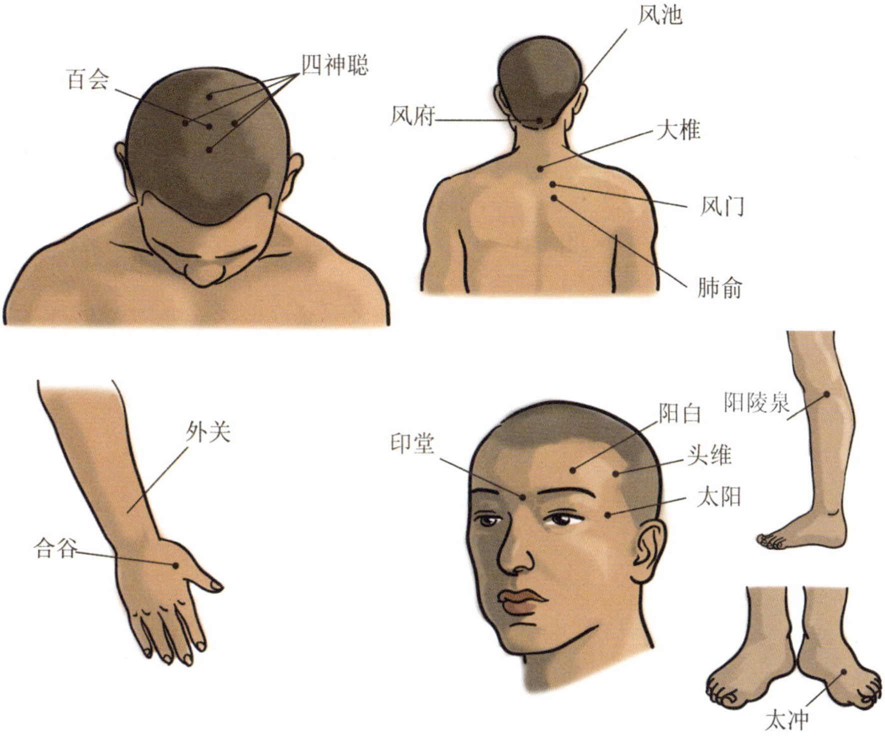

（四）治疗方案

（1）用电磁能刺激太阳、印堂、百会、头维、风池、风府、足三里、阳陵泉诸穴。

（2）风寒头痛选择风门、肺俞诸穴。

（3）风热选择大椎、合谷诸穴。

（4）肝阳头痛选择行间、肝俞诸穴。

（5）巅顶痛选择四神聪、太冲诸穴。每个穴位刺激 1 ~2 分钟。

（6）使用流动式吸附罐调整督脉、足太阳膀胱经、足阳明胃经、手阳明大肠经、足少阳胆经有关经络穴位。每条经络治疗 3 ~5 分钟。

（可参考本书附录二中关于督脉、足太阳膀胱经、足阳明胃经、手阳明大肠经、足少阳胆经的图示）

（五）治疗时间

每天 1 次，每次 30 分钟。3 ~ 6 天为一个疗程。

（六）相关激痛点

枕骨下肌和肩胛提肌、枕下三角、枕肌。（可参考本书第四章的相关图示）

十、面神经炎（面瘫）

（一）基本信息

（1）英文名称：Paralysis of Facial Nerve。
（2）多发群体：多见于中年女性，女性发病率比男性高。
（3）发病部位：脸部。
（4）就诊科室：内科、神经内科。

（二）病症描述

面神经炎俗称面神经麻痹（即面神经瘫痪）、“歪嘴巴”或“吊线风”，是以面部表情肌群运动功能障碍为主要特征的一种疾病。它是一种常见病、多发病，不受年龄限制。一般症状是口眼歪斜，患者往往连最基本的抬眉、闭眼、鼓嘴等动作都无法完成。该病多表现为病侧面部表情肌瘫痪，前额皱纹消失、眼裂扩大、鼻唇沟平坦、口角下垂。在微笑或做露齿动作时，口角下坠及面部歪斜更为明显。病侧不能做皱额、蹙眉、闭目、鼓气和噘嘴等动作。鼓腮和吹口哨时，因患侧口唇不能闭合而漏气。进食时，食物残渣常滞留于病侧的齿颊间隙内，并常有口水自该侧淌下。由于泪点随下睑外翻，使泪液不能按正常引流而外溢。

（三）病因分析

引起面神经炎的病因有多种，临床上根据损害发生部位可分为中枢性面神经炎和周围性面神经炎两种。中枢性面神经炎病变位于面神经核以上至大脑皮层之间的皮质延髓束，通常由脑血管病、颅内肿瘤、脑外伤、炎症等引起。周围性面神经炎病损发生于面神经核和面神经。周围性面神经炎的常见病因是：①感染性病变，多由潜伏在面神经感觉神经节中的病毒被激活引起；②耳源性疾病，如中耳炎；③自身免疫反应；④肿瘤；⑤神经源性；⑥创伤性；⑦中毒，如酒精中毒，长期接触有毒物；⑧代谢障碍，如糖尿病、维生素缺乏；⑨血管机能不全；⑩先天性面神经核发育不全。

（四）治疗方案

（1）用电磁能刺激额肌（鱼腰）、眼轮肌（瞳子髎）、口轮肌（地仓），每个部位刺激5分钟。

（2）配穴：电磁能刺激阳白、四白、颊车、翳风、下关、太阳、合谷，可选择其中3～5个穴位进行刺激，每穴1分钟。

（3）使用流动式吸附罐调整任脉、手阳明大肠经、足太阳膀胱经、足阳明胃经、足厥阴肝经有关穴位。每条经络治疗3～5分钟。

（可参考本书附录二中关于任脉、手阳明大肠经、足太阳膀胱经、足阳明胃经、足厥阴肝经的图示）

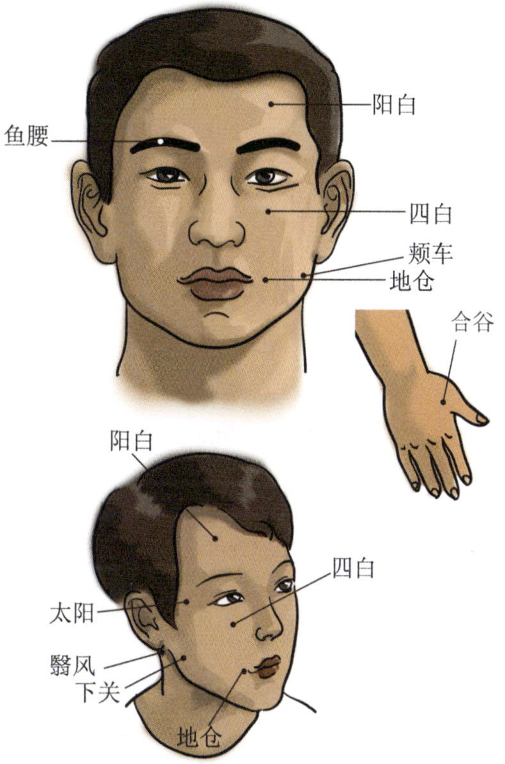

（五）治疗时间

每天1次，每次30分钟。10天为一个疗程，休息一个星期后继续治疗。神经受损最佳的治疗时间在三个月之内，恢复效果最好。

（六）相关激痛点

咬肌、颧大肌、颞肌、前额肌。（可参考本书第四章的相关图示）

十一、三叉神经痛

（一）基本信息

（1）英文名称：Douloureux Tic。

（2）多发群体：40岁以上的中老年人，女性略多于男性。

（3）发病部位：面部、口腔或下颌。

（4）就诊科室：外科、神经外科。

（二）病症描述

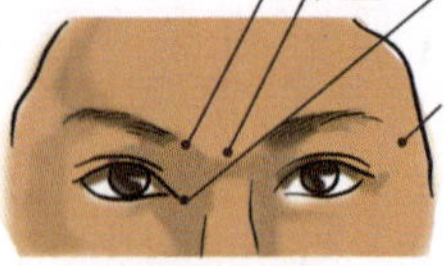

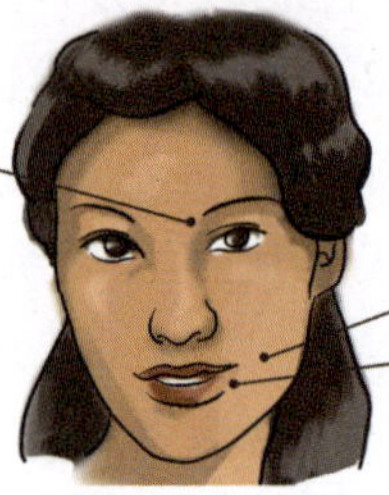

三叉神经痛是最常见的脑神经疾病，以一侧面部三叉神经分布区内反复发作的阵发性剧烈疼痛为主要表现。三叉神经痛多发生于中老年人，右侧多于左侧。它是一种头、面部三叉神经分布区域内的骤发、骤停、闪电样、刀割样、烧灼样、顽固性、难以忍受的剧烈疼痛。说话、洗脸、刷牙或微风拂面，甚至走路时都会导致阵发性的剧烈疼痛。疼痛历时数秒或数分钟，呈周期性发作，发作间歇期同正常人一样。主要症状是发作剧痛时张口困难、咬张疼痛且伴有面肌抽搐、潮红、流泪、流涎等症状。

（三）病因分析

三叉神经痛的病因及发病机制至今尚无明确的定论，各学说均无法解释其临床症状。目前为大家所支持的是三叉神经微血管压迫导致神经脱髓鞘学说及癫痫样神经痛学说。

（四）治疗方案

（1）用电磁能探头移动刺激三叉神经部位，可配合太阳、地仓、攒竹、颊车，每日 1 次，每穴 1 ~ 2 分钟。

（2）使用流动式吸附罐调整手阳明大肠经、手太阳小肠经、足太阳膀胱经、足阳明胃经、足厥阴肝经有关穴位。每条经络治疗 3 ~ 5 分钟。

（可参考本书附录二中关于手阳明大肠经、手太阳小肠经、足太阳膀胱经、足阳明胃经、足厥阴肝经的图示）

（五）治疗时间

每天 1 次，每次 30 分钟。3 ~ 6 天为一个疗程。

（六）相关激痛点

咬肌、颧大肌、颞肌、前额肌。（可参考本书第四章的相关图示）

十二、 落枕

（一）基本信息

（1）英文名称：Stiff Neck。
（2）多发群体：青壮年。
（3）发病部位：项背部和颈部。
（4）就诊科室：外科、骨科。

（二）病症描述

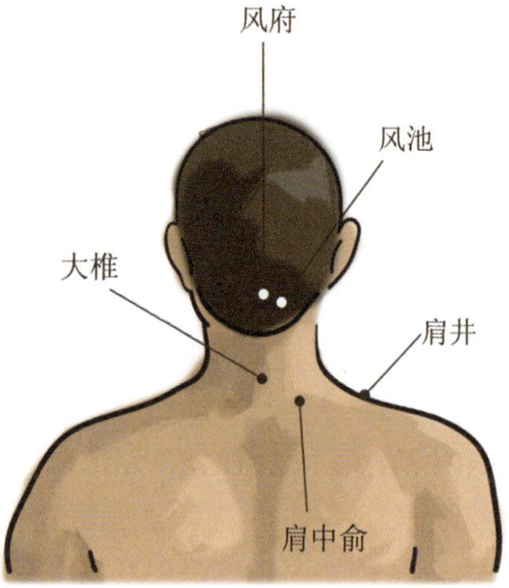

落枕或称“失枕”，是一种常见病。落枕的常见发病经过是入睡前并无任何症状，晨起后却感到项背部明显酸痛，颈部活动受限。一般表现为起床后感觉颈后部、上背部疼痛不适，以一侧为多；或有两侧俱痛者；或一侧重，一侧轻。由于身体由平躺改为直立，颈部肌群力量改变，可引起进行性加重，甚至累及肩部和胸背部。多数患者可回想到昨夜睡眠位置欠佳，检查时颈部肌肉有触痛。由于疼痛，颈项活动不利，不能自由旋转，严重者俯仰也有困难，甚至头部强直于异常位置，使头偏向病侧。检查时颈部肌肉有触痛；浅层肌肉有痉挛、僵硬，触之有“条索感”。

（三）病因分析

病因主要有四个方面：一是肌肉扭伤，如夜间睡眠姿势不良，头颈长时间处于过度偏转的位置；或因睡眠时枕头不合适，过高、过低或过硬，使头颈处于过伸或过屈状态。这均可引起颈部一侧肌肉紧张，使颈椎小关节扭错，时间较长即可发生静力性损伤，使伤处肌筋强硬不和，气血运行不畅，局部疼痛不适，动作明显受限等。二是感受风寒，如睡眠时受寒，盛夏贪凉，使颈背部气血凝滞，筋络痹阻，以致僵硬疼痛，动作不利。三是某些颈部外伤，可导致肌肉保护性收缩以及关节扭挫，再逢睡眠时颈部姿势不良，气血壅滞，筋脉拘挛，也可导致本病。四是素有颈椎病等颈肩部筋伤，稍感风寒或睡姿不良，即可引发本病，甚至会反复“落枕”。

（四）治疗方案

（1）用电磁能探头刺激风府、风池、肩井、肩中俞等颈项两旁穴位，并移动到大椎、肺俞，治疗时间为 10 分钟。

（2）使用流动式吸附罐调整足太阳膀胱经、手太阳小肠经、手阳明大肠经、督脉上的有关穴位。

（3）对相关部位进行电磁药物导入治疗。导入时间为 20 分钟。

（可参考本书附录二中关于足太阳膀胱经、手太阳小肠经、手阳明大肠经及督脉的图示）

（五）治疗时间

每天 1 次，每次 40 分钟。3 ~ 5 次为一个疗程。

（六）注意事项

纠正睡眠姿势，枕头高低要适中，避免受凉。

（七）相关激痛点

头半棘肌、枕下三角肌、肩胛提肌、斜方肌。（可参考本书第四章的相关图示）

十三、颈椎供血不足

（一）基本信息

（1）英文名称：Cervical Insufficiency。

（2）多发群体：中老年人和从事体力劳动者。

（3）发病部位：颈部。

（4）就诊科室：外科、骨科。

（二）病症描述

头、颈、臂及前胸等部位疼痛，有头晕、恶心、胸闷症状，以及出现头颈转动范围受限的运动障碍，重者可致肢体软弱无力甚至麻木。

（三）治疗方案

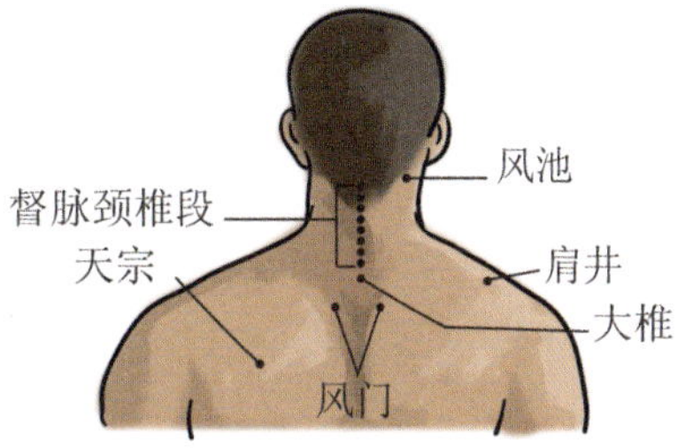

（1）用电磁能探头刺激风池、风门、大椎、天宗、肩井、曲池、肩俞、手三里等穴，每穴1分钟。然后在颈项两旁风府至肩贞间移动，放松肩部肌肉，时间为5～8分钟。如有头重、头胀则可增加印堂、上星、太阳、睛明诸穴。

（2）用流动式吸附罐推动督脉、足太阳膀胱经、手太阳小肠经、足阳明胃经等有关经络上的穴位。

（3）用电磁能把药物导入颈背部。导入时间为20分钟。

（可参考本书附录二中关于督脉、足太阳膀胱经、手太阳小肠经、足阳明胃经的图示）

（四）治疗时间

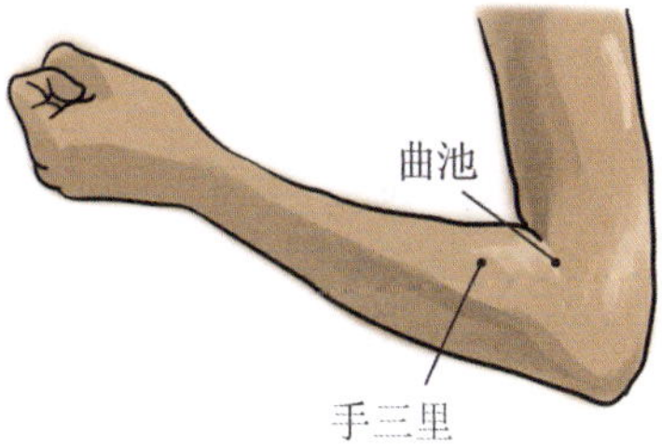

每天1次，连续治疗3天，休息1天后再连续治疗3天，同样每天1次，其后改为隔天1次。10～15天为一个疗程。

（五）注意事项

调整体位姿势，睡眠时注意枕头适中，适当进行颈部运动和保健。

（六）相关激痛点

半头棘肌、枕肌、肩胛提肌。（可参考本书第四章的相关图示）

十四、网球肘

（一）基本信息

（1）英文名称：Tennis Elbow。
（2）多发群体：网球、羽毛球运动员，家庭主妇，砖瓦工和木工等。
（3）发病部位：肘关节。
（4）就诊科室：外科、骨科。

（二）病症描述

本病多数发病缓慢。网球肘的初期症状，患者只是感到肘关节外侧酸痛，自觉肘关节外上方活动痛，疼痛有时可向上或向下放射，同时感觉酸胀不适，不愿活动。手不能用力握物，握锹、提壶、拧毛巾、织毛衣等可使疼痛加重。一般在肱骨外上髁处有局限性压痛点，有时压痛可向下放散，甚至在伸肌腱上也有轻度压痛及活动痛。局部无红肿，肘关节伸屈不受影响，但前臂旋转活动时会疼痛。严重者做伸指、伸腕或执筷动作时即可引起疼痛。有少数患者在阴雨天时自觉疼痛加重。

（三）病因分析

本病主要是伸指总肌、桡侧伸腕长短肌在肱骨外上髁附着处的慢性劳损或受到反复牵拉，局部发生肌腱附着处的微细撕裂、慢性炎变粘连所致。在伸肌总腱深处有一微细的血管神经束穿出，若在此处受到卡压，也可产生相应的临床症状，此为慢性肌筋膜炎卡压微血管神经束学说。

（四）治疗方案

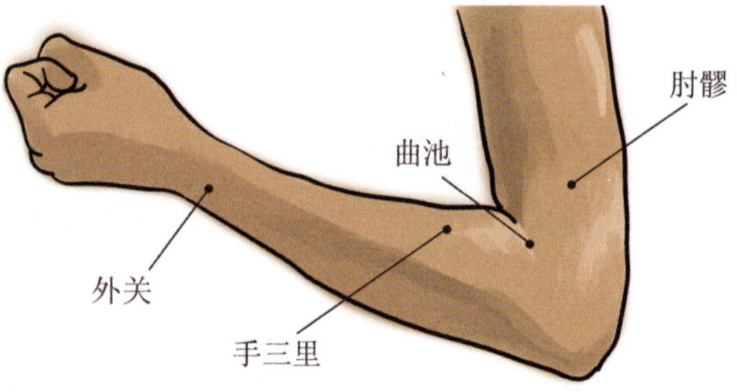

（1）用电磁能探头刺激局部阿是穴以及肘关节疼痛周围，如曲池、手三里、肘髎、外关，放松局部肌肉。

（2）找到病灶点后，用电磁弹道冲击，随症施予 1 ~ 20 赫兹干涉频率治疗。

（3）用吸附罐在疼痛处和上肢流动式推动，使血气循环，从而达到消炎止痛的效果。

（4）对相关部位进行电磁药物导入治疗。导入时间为20分钟。

（五）治疗时间

每天1次，每次30分钟。5～7天为一个疗程。

（六）注意事项

注意休息，不能长时间肘关节用力过度，以免引起肘关节劳损。

（七）相关激痛点

小圆肌、三角肌、斜角肌、三头肌、桡侧腕长伸肌。（可参考本书第四章的相关图示）

十五、肢体神经损伤

（一）基本信息

（1）英文名称：Limb Nerve Injury。

（2）多发群体：中老年人和体力劳动者。

（3）发病部位：四肢。

（4）就诊科室：外科、神经外科。

（二）病症描述

肢体无力，不能支配旋转以及屈伸，严重时会引起肌肉萎缩。

（三）病因分析

①牵拉损伤，如铲伤等引起的臂丛损伤；②切割伤，如刀割伤、电锯伤、

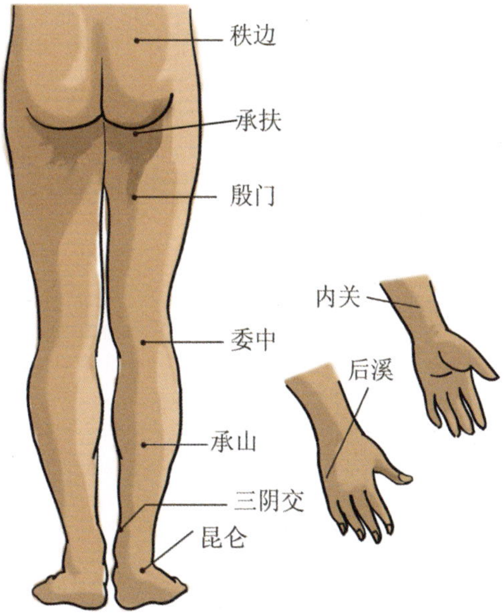

玻璃割伤等；③压迫性损伤，如骨折脱位等造成的神经受压；④火器伤，如枪弹伤和弹片伤；⑤缺血性损伤；⑥肢体缺血挛缩，神经亦受损；⑦电烧伤及放射性烧伤；⑧药物注射性损伤及其他医源性损伤。

（四）治疗方案

（1）用电磁能探头刺激神经运动点或用电磁弹道冲击，使其产生肌肉收缩，以增加肌力，调整肢体屈伸、内展和外展功能，进而达到肢体恢复功能。

（2）用吸附罐推动手阳明大肠经、手太阳小肠经、足太阳膀胱经等有关经络上的穴位。

（3）对相关部位进行电磁药物导入治疗。导入时间为20分钟。

（可参考本书附录二中关于手阳明大肠经、手太阳小肠经、足太阳膀胱经的图示）

（五）治疗时间

每天1次，每次30分钟。10～15天为一个疗程，休息一周后继续治疗。

（六）注意事项

及早治疗，最好在三个月内防止废用性肌肉萎缩。

（七）相关激痛点

全身激痛点，尤其是疼痛附近区域的激痛点。（可参考本书第四章的相关图示）

第二节 妇科类疾病与疼痛

一、乳腺增生

乳腺增生（中医称“乳癖”）是指乳腺上皮和纤维组织增生，乳腺组织导管和乳腺小叶在结构上的退行性病变及进行性结缔组织的生长，其发病原因主要是内分泌激素失调。乳腺增生是女性最常见的乳房疾病，其发病率占乳腺疾病的首位。近年来，该病发病率呈逐年上升的趋势，年龄也越来越低龄化。据调查，70%～80%的女性都有不同程度的乳腺增生，多见于25～45岁的女性。

（一）诊断

乳腺增生是一种妇科常见的疾病。多发于25～39岁的中年妇女，因为这段时间是女性性机能最旺盛的时期，表现为乳房的不同部位单发或多发地生长一些肿块，质地柔软，边界不清，可活动，常伴有不同程度的疼痛，尤其是在月经前、劳累后或生气（中医称“气郁”）等情绪波动时，肿块增大，疼痛加重，而在月经后肿块明显缩小，疼痛减轻。疼痛一般是胀痛，很少有刺痛感。应该提醒的是，乳腺增生有转变为乳腺癌的可能，所以如果患有乳腺增生时间较长者应去医院检查，以便及时诊断和治疗。

（1）B超检查：因其便捷、经济、无创、无痛等优点成为临床上较常用的检查手段。随着超声影像的发展、高频超声的应用，超声的分辨率大大提高了，能够发现乳腺内的微小病灶，尤其对囊性和实性肿瘤鉴别，是其他影像学难以取代的。

（2）乳腺X线检查：乳腺X线检查是发现早期癌和微小癌的重要手段，但不必在短时间内反复检查，尤其是青春期、妊娠哺乳期的乳腺对X线十分敏感，过度暴露会增加乳腺癌的发病率。一般在30岁之前至少应该进行一次X线检查，30～40岁每2～3年检查一次，40岁以后每1～2年检查一次。对于微钙化的检查是别的影像检查不能比拟的。

（3）乳腺核磁检查：乳腺核磁检查敏感性很高，特异性中等。因其价格相对较高，检查时间长，空间相对狭小密闭，所以在2010年左右便没再普及。其对于乳腺X线检查和超声检查的结果均呈阴性的微小乳腺癌、术后的复查、假体植入或注射丰胸乳腺的检查、乳头溢液、高危人群的筛查等方面有很大的优势。

2010年左右，临床上对于乳腺疾病的检查，“乳腺X线检查＋B超检查”是黄金组合，当联合应用乳腺X线检查和B超检查结果均为阴性时，其为恶性的可能性小于3%。

（二）症状

乳腺增生疾病的症状主要以乳房周期性疼痛为特征。起初为游漫性胀痛，触痛感在乳房外上侧及中上部尤为明显，每月月经前疼痛加剧，行经后疼痛减退或消失。严重者经前经后均呈持续性疼痛。有时疼痛向腋部、肩背部、上肢等处放射。大约80%的患者有乳房疼痛的症状，多双侧疼痛，也有单侧疼痛。疼痛分为胀痛、刺痛、窜痛、隐痛或触痛，乳房疼痛的表现经常不稳定，在月经前可加重，也常在情绪变化、劳累、天气变化时加重。乳房肿块是诊断乳腺病的主要依据，多数为多发，肿块大小不等，质地硬或硬韧，肿块不与皮肤粘连，肿块表面常不光滑，触之有颗粒感。除以上症状外，部分患者有乳头发痒、溢液及口苦肋胀、胸闷、厌食、月经紊乱等全身症状。

患者往往自述乳房内有肿块，而临床检查时却仅触及增厚的乳腺腺体。有极少数青春期单纯乳腺小叶增生2年左右可自愈，大多数患者则需治疗。乳房疼痛和乳房肿块为本病主要的临床表现。

（1）乳房疼痛：常为胀痛或刺痛，可累及一侧或两侧乳房，以一侧偏重多见，疼痛严重者不可触碰，甚至影响日常生活及工作。疼痛以乳房肿块处为主，亦可向患侧腋窝、胸胁或肩背部放射；有些则表现为乳头疼痛或痒。乳房疼痛常于月经前数天出现或加重，行经后疼痛明显减轻或消失；疼痛亦可随情绪变化而波动。这种与月经周期及情绪变化有关的疼痛是乳腺增生临床表现的主要特点。

（2）乳房肿块：肿块可发于单侧或双侧乳房内，单个或多个，好发于乳房外上象限，亦可见于其他象限。肿块形状有片块状、结节状、条索状、颗粒状等，其中以片块状为多见。肿块边界不明显，质地中等或稍硬韧，活动好，与周围组织无粘连，常有触痛。肿块大小不一，小者如粟粒般大，大者可逾4厘米。乳房肿块也有随月经周期而变化的特点，月经前肿块增大变硬，月经来潮后肿块缩小变软。

（3）乳头溢液：少数患者可出现乳头溢液，为自发溢液，草黄色或棕色浆液性溢液。

（4）月经失调：本病患者可兼见月经不定期，量少或色淡，可伴痛经。

（5）情志改变：患者常感情志不畅或心烦易怒，每遇生气、精神紧张或劳累后加重。

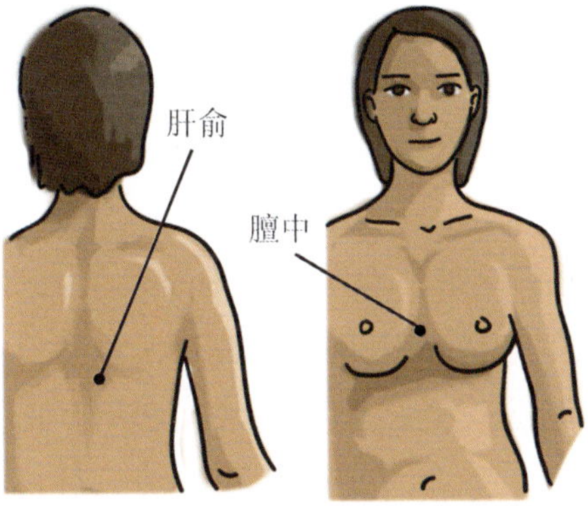

（三）程度分期

（1）乳腺小叶增生（Ⅰ期乳腺增生）：是乳腺的初期增生，多发生在 25～35 岁，症状表现较轻，属于乳腺增生Ⅰ期。

（2）乳腺腺病（乳腺导管扩张症，Ⅱ期乳腺增生）：是乳腺初期增生的进一步发展，从小叶增生发展到乳腺导管扩张，称为乳腺腺病，多发生在 30～45 岁，症状表现严重，属于乳腺增生Ⅱ期。

（3）囊性增生（乳腺导管扩张合并上皮细胞增生症，Ⅲ期乳腺增生）：是乳腺二期增生的进一步发展，多发生在 40～55 岁，症状表现非常严重，属于乳腺增生Ⅲ期。

（4）乳腺囊肿（Ⅳ期乳腺增生）：乳腺导管细胞及上皮细胞大量堆积死亡，形成囊肿性肿块，癌变率在 90% 以上。

（5）乳腺癌（Ⅴ期乳腺增生）：多由囊性增生和囊肿进一步发展而来，乳腺癌的早期治疗只有手术，保乳与否是手术的选择。Ⅰ期和Ⅱ期乳腺增生发展成乳腺癌的概率为1%～3%，患上乳腺增生必须及时治疗，不能任其发展。

（四）病因、病机

传统中医认为它是郁怒伤肝、思虑伤脾、气滞血瘀、痰凝成核所致，中医学称之为“乳癖”。此病发病原因多与脏腑机能失调、气血失和有关，病变脏腑责之肝脾，尤其是脾土虚弱之人；或过食辛辣肥甘厚味而伤脾土，致使脾土运化功能失常、聚湿为痰者；或天生性格内向，情绪压抑，好生闷气或性情急躁、动则易怒者；或因七情所伤，忧思过度，致使肝失疏泄，郁而成痰者等，均可导致痰湿结聚，气血凝滞而形成肿块。

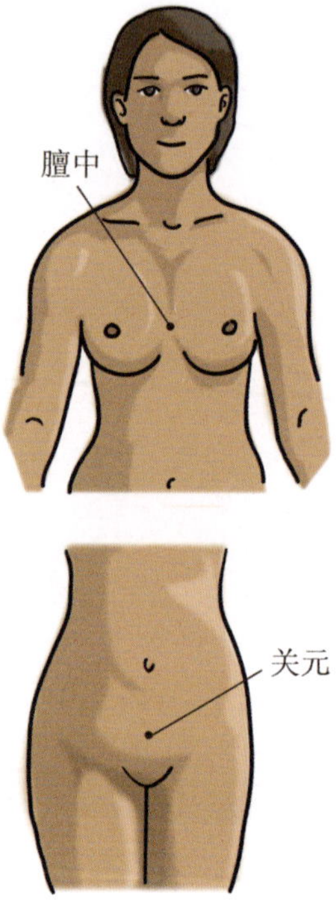

1. 疏肝理气，调畅气机

乳头、乳房即肝经循行之处。女子以肝为先天，肝藏血、主疏泄、体阴而用阳，易于怫郁。乳癖者，每多有性情抑郁，忧思多虑或心烦、急躁、易怒，胸闷嗳气，而乳房疼痛与肿块大小变化，亦多与情绪变化有关。肝郁气滞在乳癖发病学上有重要影响。七情不畅，肝失条达，肝郁气滞结于肠络则疼痛结块，故疏肝理气、调畅气机为治疗乳癖的主要原则。

2. 活血化瘀，疏通乳络

乳房疼痛及肿块为主症，二者均为血瘀证特征性表现。忧思恼怒，抑郁寡欢，必致肝气不畅，气机阻滞，久则由气及内，使血行不畅，经隧不利，下不能充胞宫，上不能溢乳房，乳络闭阻，气滞血瘀，凝结成块，不通则痛。经前，冲任血液充盈，乳房肿痛加重，经后气血得到疏泄，肿痛亦随之减轻。可见乳癖者出现血瘀证为必然，治疗中必须重视活血化瘀、疏通乳络作用。

3. 化痰软坚，消肿散结

思虑伤脾或肝郁气滞，横逆脾土，均可致脾失健运，痰湿内生，肾气不足，冲任失养。不能温煦脾阳，则精液不得运化，聚湿成痰，肝郁日久，化热化火，灼津为痰，痰、气、瘀互结而成乳癖。因此，痰凝在乳癖发病学上有一定影响，化痰软坚、消肿散结可使肿痛消散于无形。

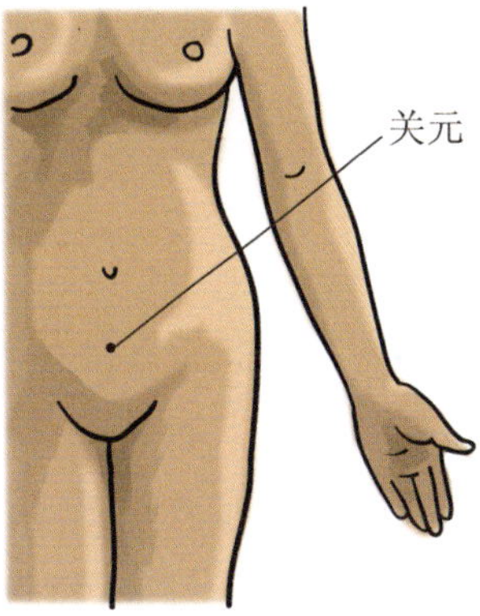

（五）电磁能刺激部位

（1）按乳房循行经络，疏导肝经、胆经和胃经。

（2）按乳腺增生部位进行治疗。

（可参考本书附录二中关于足厥阴肝经、足少阳胆经、足阳明胃经的图示）

（六）电磁低频刺激疗法的指导思想

（1）疏导肝经、胆经、胃经，调畅气机，疏通乳络。

（2）活血化瘀，化痰软坚，消肿散结，改善病灶部位的气血循环。

（七）相关激痛点

冈下肌、三角肌、斜角肌、胸大肌、胸小肌。（可参考本书第四章的相关图示）

二、痛经

（一）原因

痛经为月经期出现的子宫痉挛性疼痛，可伴腰酸、下腹坠痛或其他不适，严重者可影响工作和生活。痛经分为原发性痛经和继发性痛经两种。原发性痛经是无盆腔器质性病变的痛经，始于初潮或其后不久；继发性痛经通常是器质性盆腔疾病的后果。

原发性痛经的病因和病理并未完全明了，目前认为是以下原因造成的：

（1）前列腺素合成与释放异常：前列腺素可影响子宫收缩。在月经周期中，分泌期的子宫内膜，其前列腺素浓度较增生期子宫内膜高。月经期因体酶溶解子宫内膜细胞而大量释放，前列腺素含量升高，引起子宫平滑肌过强收缩，血管痉挛，造成子宫缺血、乏氧状态而出现痛经。过多的前列腺素进入血液循环，还可引起心血管和消化道等症状。

（2）子宫收缩异常：子宫平滑肌不协调收缩及子宫张力变化可使子宫供血不

足，导致子宫缺血和盆腔神经末梢对前列腺素和过氧化物的高敏感度，人体更易因各种物理和化学刺激而感觉到疼痛。

（二）症状

50%痛经患者有背部痛、恶心、呕吐、腹泻、头痛及乏力；严重者可发生晕厥而送急诊。痛经在一般妇科检查时大多无异常发现，有时可见子宫发育不良、子宫过度前屈或后屈，以及子宫内膜呈管状脱落的膜样痛经等情况。

（1）原发性痛经在青春期多见，常在初潮后1～2年内发病。

（2）疼痛多自月经来潮后开始，最早出现在经前12小时，以行经第一日疼痛最剧烈，持续2～3日后缓解，疼痛常呈痉挛性，通常位于下腹部耻骨上，可放射至腰骶部和大腿内侧。

（3）可伴有恶心、呕吐、腹泻、头晕、乏力等症状，严重时面色发白、出冷汗。

（4）妇科检查无异常发现。

（三）诊断

根据经期下腹坠痛，且妇科检查无阳性体征，临床即可诊断为痛经。

1. 原发性痛经

初潮后的一段时间，月经转规律后，出现经期下腹坠痛，基础体温测定证实痛经发生在排卵周期，妇科检查排除器质性疾病，临床即可诊断。

2. 继发性痛经

原发性痛经诊断时需与子宫内膜异位症、子宫腺肌病、盆腔炎性疾病引起的继发性痛经相区别。继发性痛经常在初潮后数年才出现症状，多有妇科器质性疾病史或宫内节育器放置史，妇科检查有异常发现，必要时可行腹腔镜检查加以鉴别。三合诊检查、子宫输卵管碘油造影、腹腔镜及宫腔镜有助于鉴别、诊断。

中医认为，发生本病的主要机理，为血气运行不畅。

（四）病因、病机

（1）肝气不舒，气机不利，使气不能运血以畅行，血不能随气而流通，以致冲任经脉不利，经血滞于胞宫而作痛。

（2）寒湿凝滞。久居阴湿之地，或经期涉水感寒，寒湿伤于下焦，客于胞宫，经血为寒湿所凝，运行不畅而作痛。

（3）气血虚弱。平素气血不足，行经以后，血海空虚，胞脉失养，引起痛经；或体虚阳气不振，不能运血，经行滞而不畅；或大病、久病之后，气血两亏，冲任亏虚，运行无力，亦可导致痛经。

（4）肝肾亏损。禀赋素弱，肝肾本虚，或房事不节，肝肾亏虚，以致精亏血少，冲任不足。经行之后，血海空虚，更不能滋养胞脉，以致小腹虚痛。

（五）治疗原则

（1）气滞血瘀痛经：以调气活血、行瘀止痛为主。

（2）寒湿凝滞痛经：以温经利湿、理气化瘀为主。

（3）气血虚弱痛经：以补益气血为主。

（4）肝肾亏损痛经：以调补肝肾为主。

（六）电磁能刺激部位

（1）背部穴位：命门、腰阳关、肾俞、八髎、关元俞以及督脉上的相关穴位。

（2）腹部穴位：曲骨、中极、关元、横骨、大赫、气穴、归来、水道。

（七）电磁低频刺激疗法的指导思想

（1）激活生殖系统神经，疏通督脉和足太阳膀胱经。

（2）活血化瘀，理气行滞，改善生殖系统内部的气血循环。

（可参考本书附录二中关于督脉和足太阳膀胱经的图示）

（八）相关激痛点

腹直肌、腹外斜肌、腰大肌、髂肋肌、梨状肌、臀小肌、多裂肌。（可参考本书第四章的相关图示）

第三节　疲劳综合征与疼痛

一、 治疗部位

慢性疲劳综合征是一种亚健康状态的表现，其对人的体能、免疫系统、情绪等生理和心理都有一定的危害。疲劳综合征一般表现为长期全身疲惫，四肢乏力，周身不适，活动迟缓，有时可能出现类似感冒的症状，如肌肉痛、关节痛等。

通过物理治疗（理疗）来缓解慢性疲劳综合征可以从颈椎、胸椎和腰椎进行调理。

（一）颈椎

位于脊椎上段，共有七个节，它是整个脊椎活动最大的部分，是头部供血和神经信息传递的必经之地。当颈部的神经和血管受到挤压时，人会出现头痛、眩晕、高血压、中风、肩痛、鼻炎、失眠、记忆力衰退、肩颈酸痛、上肢麻木无力、冰凉等亚健康状况和疾病状况。

（二）胸椎

位于脊椎中段，共有十二节，每节两边各连接一对肋骨，共连接十二对，胸椎与肋骨共同构成了胸廓，起保护内脏的作用。当胸椎神经受压时，人会出现胸闷、气短、肩臂酸痛、易受风寒、食欲不振、消化不良、血糖控制不良等循环系统、呼吸系统、消化系统的亚健康状态和慢性的内脏疾病症状。

（三）腰椎

位于脊椎下段，共五节，与骨盆连接，既是人体承重的基地，又是活动力的集中部位，能把上身的重量分散到两腿，当腰丛神经受到挤压时，人会出现腰痛、腿软、尿频、痛经、不孕不育、坐骨神经痛、内分泌失调、更年期综合征（症状更明显、时间更长）等，以及泌尿系统、消化系统、生殖系统和下肢运动系统疼痛的亚健康状态和疾病状态。

二、 相关激痛点

全身激痛点，尤其是疼痛部位附近的激痛点。

三、 治疗方法

（一）电磁无创针灸+电磁罐疗+电磁药物导入

全身经络调整早期疾病及亚健康症状，包括面部经络调理等。

1. 用磁疗键调理和治疗

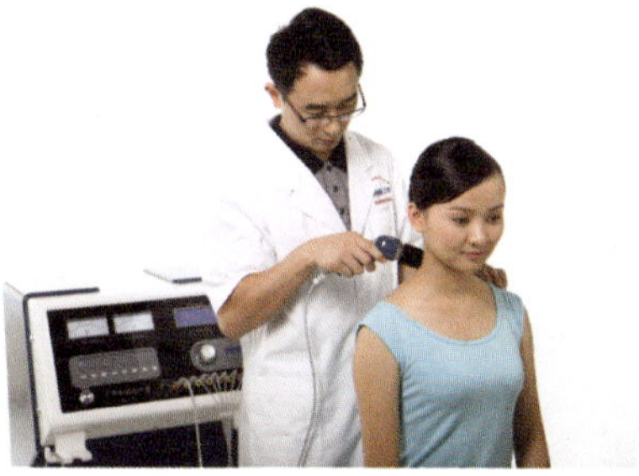

用电磁能探头调理部位为风池穴对称和风府穴，共5分钟。

2. 用流动键调理和治疗

第一步用电磁罐调理部位为肩井、肩贞和曲池，时间为5分钟。

第二步用电磁罐调理部位为督脉，时间为5分钟。

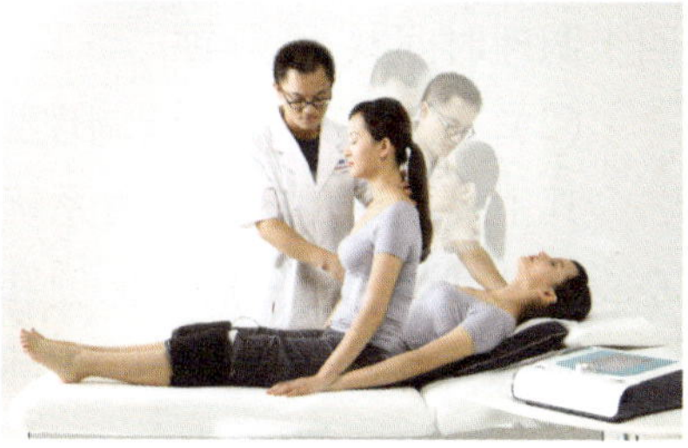

第三步用电磁罐调理部位为膀胱经对称顺序，分配调理，分两次，时间共为10分钟。

第四步用电磁吸附罐调理部位为人体下肢的殷门、委中、承山诸穴对称，分配各调理时间为10分钟。

第五步用电磁罐调理部位为任脉上的中脘、气海、关元、天枢、水道诸穴对称，调理时间为5分钟。

第六步用电磁能探头调理部位为人体正面下肢的血海、足三里、三阴交诸穴对称，分配各三组电磁罐吸附理疗，时间各5分钟。

（以上45分钟操作时间为交替进行）

第七步准备药物导入。让患者坐起来，按照药物导入身体部位放置药巾，然后按下自动键或肩背键或胸腹键（视选择使用），药物导入时间为30~40分钟。

（二）电磁无创针灸+电磁药物导入

全身经络调整全身疲劳综合征或早期疾病症状，包括面部经络调理等。

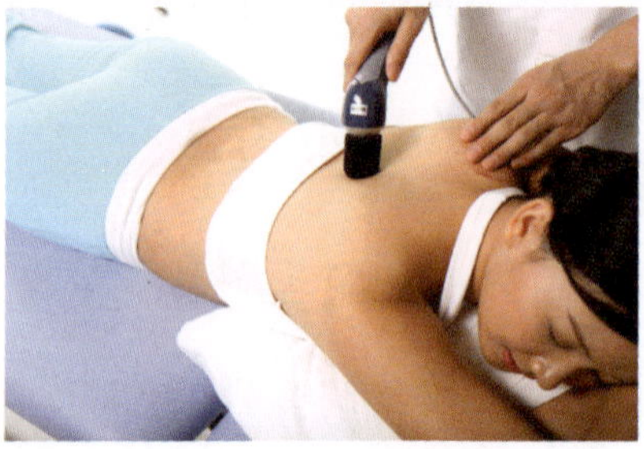

（1）选择使用自动键调理颈椎、胸椎、腰椎的操作方法：

其主要作用是调整脊柱相关疾病、经络系统、神经系统、免疫系统和肌肉组织、膀胱排毒系统。

一是将药巾敷贴在颈椎垫、胸椎垫、腰椎垫后，协助客人露出背部并对准颈椎、胸椎、腰椎相关需调理部位躺下，盖好毛毯。

二是将公共电极夹分别夹在双足底部的涌泉穴，切记要用湿巾垫在涌泉穴。

三是选择自动键药物，导入时间为 40 分钟（或用肩背键的颈、肩、腰一体化药物，导入时间为 30 分钟），该工作状态分为四步：

第一步的 10 分钟为调理颈椎部位；第二步的 10 分钟为调理胸椎部位；第三步的 10 分钟为调理腰椎部位；第四步的 10 分钟为联合调理颈椎、胸椎、腰椎部位。四步调理时间共 40 分钟。

（2）选择使用腰部键调理腹部的操作方法：

其主要作用是调整肠胃系统和生殖系统等，可防治便秘、益肺固肾、安神宁心、舒肝利胆、通三焦、保健和强健身体。对动脉硬化、高血压、高血脂、糖尿病以及心脑血管疾病和消除腹部脂肪、治疗肥胖症有良好的辅助治疗作用。

一是完成背部调理后，将颈椎垫、胸椎垫、腰椎垫从患者的身上取出，把固定带按部位要求放好，并将原来的药巾对折放在患者的腹部，然后将腰椎垫倒置，再把最下面的两个极片放在患者下腹部的横骨穴位置，以此为基准作排布。安放好各电磁垫和极片后将固定带贴紧。

二是选择腰部键药物，导入时间为 20 分钟。

（3）选择使用流动键调理关节部的操作方法：

如需要对膝关节部位或其他疲劳、疼痛部位进行调理，可将原来的药巾折成关节垫尺寸，放置于需要调理的部位，再将关节垫压上并包裹固定带。

选择流动键药物，导入时间为 20 分钟。

上述工作时间为 80 分钟，加上中途转换的 10 分钟，前后共需 90 分钟。

第六章

典型案例

低频电磁生物传导技术凭借思想创新，打破针灸、罐疗、按摩、推拿、刮痧等传统中医医技长期面临的「操作简易化」和「数据量化」瓶颈，为临床应用提供了一整套全新的解决方案。

导读：临床医学与科技进步

世界卫生组织一项全球性调查结果表明,全世界有七成人处于亚健康状态。而多年来的实践证明，以西医为主的现代医疗在各种现代病面前显得苍白无力。有些现代病已不再是采用常规的“吃药打针和开刀”就能奏效。归根到底，是现代医疗忽略了现代病的真正病因，忽略了人体与生俱来的“自然治愈”本能，引导人类走入“有病必须吃药”的误区。对于普通百姓而言，一个切身体会便是药越吃越多，病却不见得越来越少。现代医疗保健的手段不断更新，却没有彻底治愈各种慢性疾病。

在临床应用上，低频电磁生物传导技术凭借思想创新，打破针灸、罐疗、按摩、推拿、刮痧等传统中医医技长期面临的“操作简易化”和“数据量化”瓶颈，是中医医技史上的一大进步，为中国全科医疗卫生事业和社区卫生服务适宜技术的推广应用，提供了一整套全新的解决方案。从研发到临床试验，十多年的不断探索与改善让低频电磁生物传导技术更加科学和有效，成功的案例很多。

在这一章里，我们将分享 7 个使用低频电磁生物传导技术治疗的典型案例，这些案例涵盖颈椎病（神经根型）、冈下肌腱炎、慢性腰肌劳损、髋关节坏死（股骨头坏死）、产后综合征、脑卒中（脑中风）、膝关节滑膜炎 7 个常见病症。文中不少患者在大型医院接受常规治疗后效果不明显，接受低频电磁生物传导技术治疗后有显著效果。

第一节 颈椎病（神经根型）

患者信息

钟女士，56 岁，因“反复颈肩部疼痛伴右侧上肢麻木疼痛 1 年余”来诊。

查体

颈椎旁及肩部肌肉紧张，轻压痛，右侧椎间孔挤压试验及臂丛牵拉试验（+），双 Hoffmann 征（-），双上肢肌力正常。

辅助检查

颈椎 MRI 提示 C3/4、C4/5 椎间盘向后突出；硬脊膜囊前缘受压，双侧隐窝未见变窄，椎管未见变窄；C5/6 椎间盘向后偏右突出，相应水平脊膜囊受压变形，呈弧形压迹，右侧隐窝变窄。

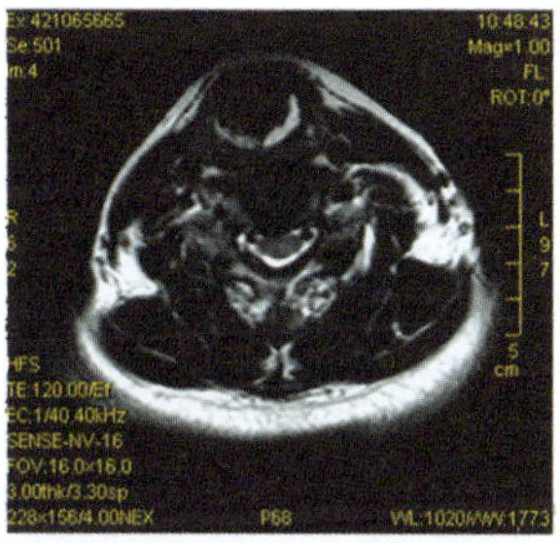

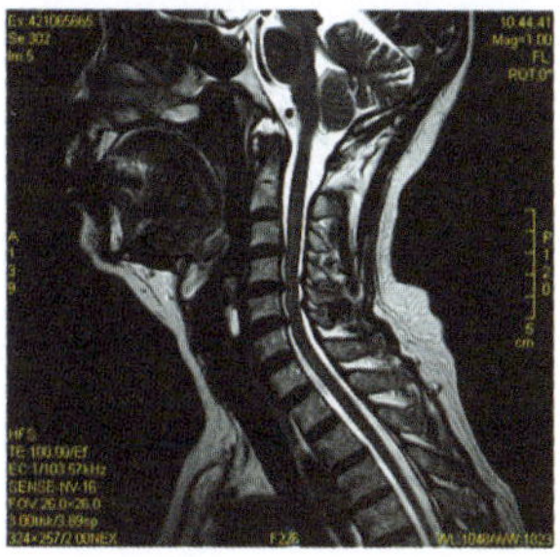

颈椎 MRI 图片

治疗方案

（1）用电磁能探头刺激新设、百劳、大椎、肩井、曲池、外关、合谷穴，每穴 1 分钟。

（2）对风府穴至肩贞穴部位自上而下缓慢移动刺激，遇痛点用间隔键刺激 1～2分钟，放松两侧肩部肌肉 5～8 分钟。

（3）使用流动式吸附罐推督脉、膀胱经、小肠经、大肠经上相关穴位。

（4）用电磁垫把药物导入颈肩部（导入时间 20 分钟）。

疗程

每日治疗 1 次，共治疗 10 次。

治疗效果

首次治疗后，患者颈肩部立即感觉轻松许多，但上肢仍感到麻木；3 次治疗后，颈部、右侧上肢麻木疼痛感明显减轻；10 次治疗后，颈肩部不适、右侧上肢麻木疼痛感基本消失。

第二节　冈下肌腱炎

患者信息

章先生，70 岁，三角肌有深层疼痛并往下蔓延至手臂和手肘，使手臂外展范围受阻。

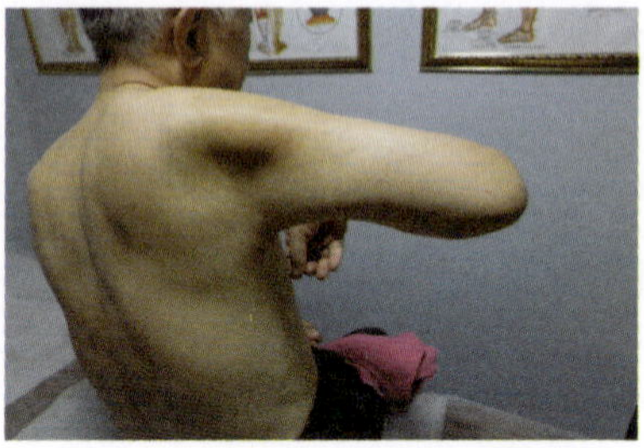

治疗前

查体

患者右手臂及肩关节活动范围受限，呈外展 25 度、后旋 30 度，手臂提高 25 度时出现拉扯疼痛，检查时，三角肌按压有疼痛表现，转移相对应肩膀后背部，往下蔓延至手臂。

治疗方案

采用先疏通后治疗的施治方案：

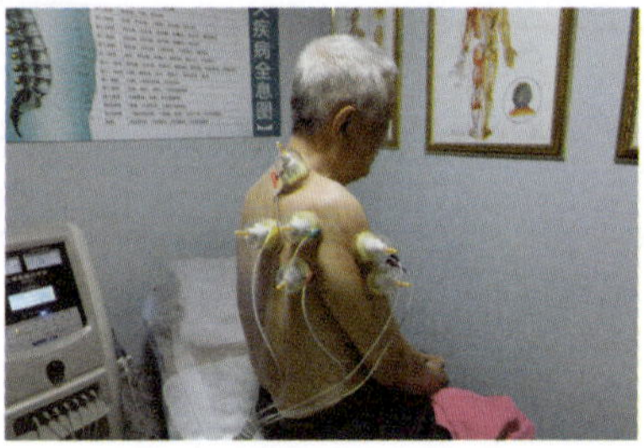

治疗中

（1）用电磁能探头在三角肌找到上下两个痛点，刺激 1～2 分钟，痛点改善后用弹道冲击模式放松相关肌肉部位，如三角肌、冈上肌、小圆肌，促进该部位血液循环。

（2）用流动电磁罐调节对应部位 30 分钟，电流 6～8mA。目的：全包围整体式病灶同步改善，进一步增强治疗效果。

（3）右上肢上下覆盖中药巾（流动式振幅源电磁垫），用流动模式，电流 5～7mA，治疗时间 20 分钟。目的：祛风、散寒、舒筋活血、祛瘀、散结、消炎。

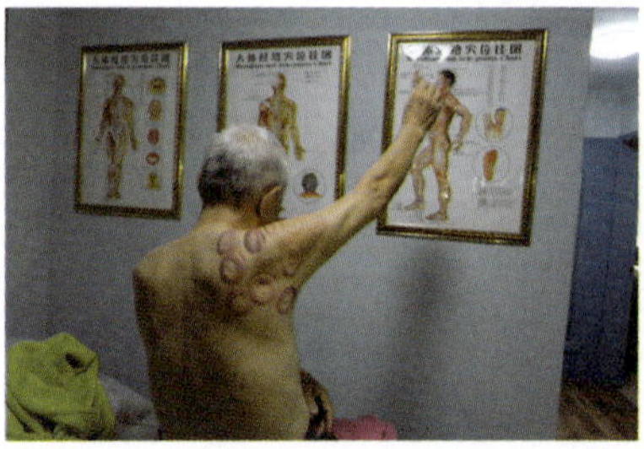

治疗后

治疗效果

第一次治疗结束后，患者痛苦减轻，面容轻松；手臂关节能较灵活地自主活动，无拉扯疼痛。举手抬高幅度：可高举。

第三节　慢性腰肌劳损

患者信息

邱先生，50 岁，因“反复腰骶部酸痛半年，劳累后加重 7 天”来诊。

查体

腰椎生理曲度存在，各项活动无明显受限，椎旁肌肉紧张，双侧第三腰椎横突旁压痛明显，双下肢直腿抬高试验（－），4 字试验（－）。

辅助检查

X 线检查腰椎未见明显异常。

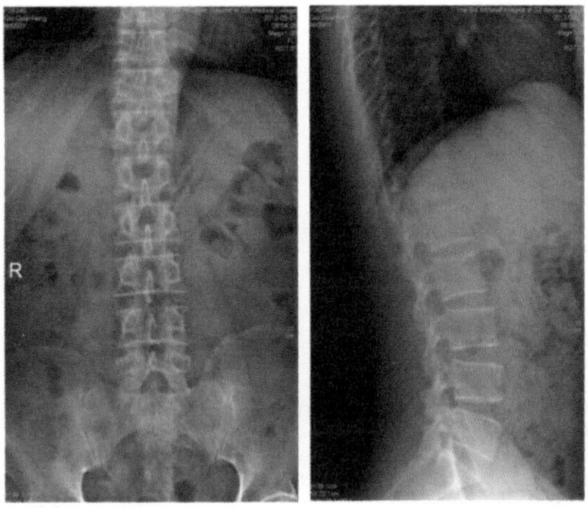

腰部 X 光照片

诊断

慢性腰肌劳损。

治疗方案

（1）先用电磁能探头刺激，沿脊柱两侧移动到腰骶，遇痛点用间隔键刺激 1～2 分钟，缓解后继续移动，使腰部肌肉放松。

（2）使用流动式吸附罐推督脉、足太阳膀胱经、足少阴肾经上相关穴位。

（3）用电磁垫把药物导入肩腰骶部（20 分钟）。

疗程

每日 1 次，共治疗 5 次。

治疗效果

治疗 3 次后，患者腰痛症状已明显好转；治疗 5 次后，患者腰部酸胀疼痛感完全消失。

第四节 髋关节坏死（股骨头坏死）

患者信息

黎女士，87 岁，髋关节不能活动。

查体

右髋呈屈曲外展 25 度、外旋 30 度，髋关节僵硬。

治疗方案

对于高龄老人必须安全第一，采用温和模式的施治方案：使用肩背、腰椎流动电磁垫将药物导入对应部位，右上肢上下覆盖中药巾（流动式振幅源电磁垫），用肩背模式 30 分钟，电流 5～7mA，结束后加强流动电磁垫治疗部位 20 分钟，电流调整为 6～7mA。

治疗效果

第一次治疗结束后，患者痛苦减轻，面容轻松；髋关节能较灵活地自主活动，可自主伸直，直腿抬高约 45 度；可自行下床活动，能够自己行走约 50 米。经 4 次治疗后，疼痛感消失，行走自如。

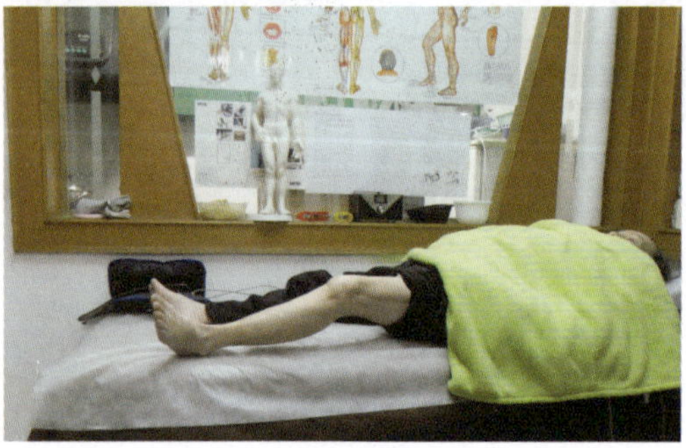

治疗前

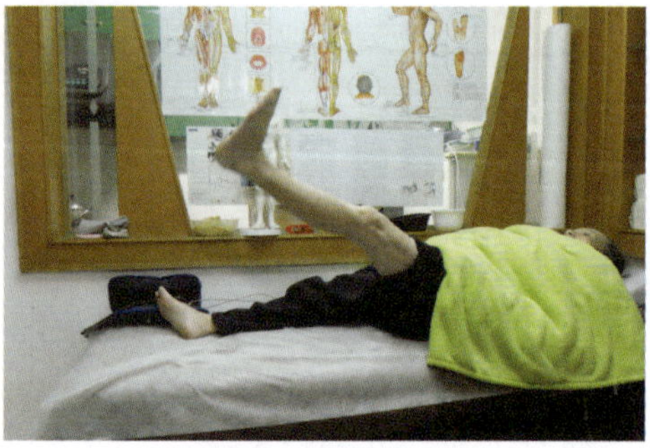

治疗后

第五节　产后综合征

患者信息

何女士，32 岁，怀孕期间因孕育双胞胎，腰椎负担过载致产后两个多月仍未恢复，出现腰部疼痛症状且不能下蹲，经多方诊治未见明显效果。

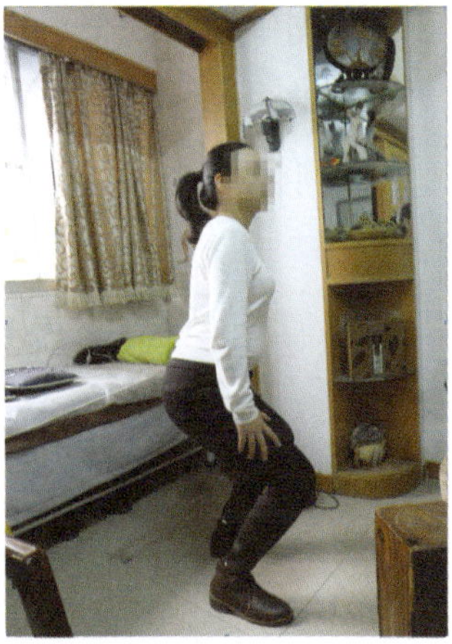

治疗前下蹲时的可弯曲度

查体

诊治前不能下蹲过大。

治疗方案

（1）用电磁能探头检测发现腰椎第 3 ~ 4 节有痛点，分别在右边胸腰筋膜、臀大肌处，并拉扯下肢肌肉使其呈紧张状态。用电磁冲击枪检测痛点位置，实施 20 赫兹及 5 赫兹冲击 1 ~ 2 分钟后痛点消失。

（2）将电磁吸附罐放置于第 3 ~ 4 节大肠俞穴、小肠俞穴及尾椎，走罐 10 分钟，流水速度 400ms。将电磁吸附罐对称放置于承扶、委中、承山穴，走罐 10 分钟，流水速度 600ms，剂量电流强度由 8mA 改善为 10mA。

（3）采用肩、腰部流动电磁垫整体药物导入疗法（先将两块流动电磁垫放置于大腿缝匠肌、股四头肌即箕门穴、伏兔穴之间），时间为 30 分钟，剂量电流强度由 8mA 改善为 12mA。为进一步改善膝关节灵活度，将两块流动电磁垫放置于膝关节部位，时间为 20 分钟，剂量电流强度由 8mA 改善为 10mA。

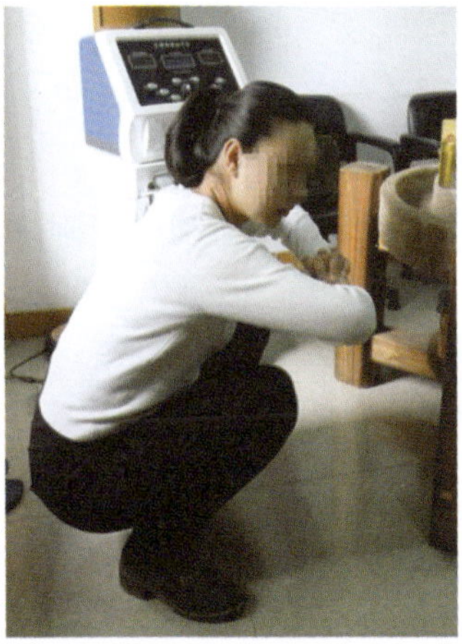

治疗后能下蹲自如

治疗效果

经上述治疗后能下蹲自如，患者自述好转 80% ~90%，疗效显著。10 次为一个疗程，经一个疗程 15 天治疗后痊愈。

第六节　脑卒中（脑中风）

患者信息

丁先生，56 岁，因“反应迟钝、伴言语欠清晰 1 月余”来诊。

查体

神清，反应稍迟钝，精神萎靡，记忆力、计算力差。左侧鼻唇沟稍浅，伸舌稍右偏，左侧肢体肌张力正常，肌力“5－”级。左侧巴氏征（＋）。

辅助检查

头颅 CT 显示：右侧放射冠区可见梗死灶；双侧侧脑室旁慢性缺血灶；轻度脑萎缩。

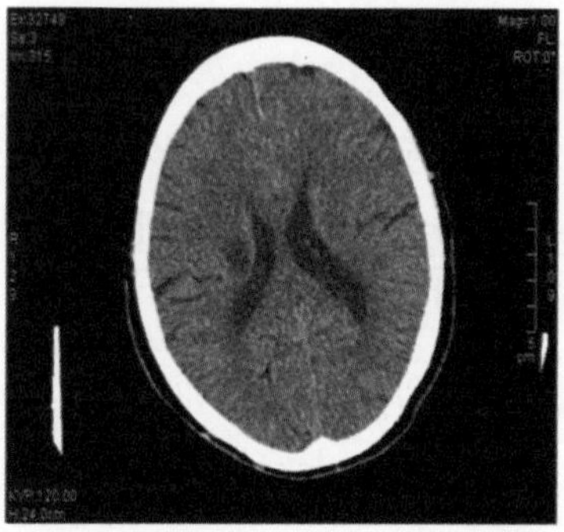

脑部 CT 图

治疗方案

（1）电磁能探头刺激治疗：头部选百会、头维、脑户、风池、水沟穴；上肢选极泉、曲池、外关、合谷、阳谷穴；下肢选环跳、风市、委中、膝眼、足三里、阳陵泉、三阴交、太冲、太溪穴。因应患者言语不利、口角歪斜，刺激面部口轮匝肌以及承浆、廉泉、天突、哑门穴。每穴刺激 1 分钟。

（2）用流动式吸附罐推督脉、手阳明大肠经、足太阳膀胱经、手厥阴心包经等穴位，疏通经络，调和气血。

（3）使用流动电磁垫将药物导入颈、肩、腰，促进血液循环。

疗程

每日 1 次，10 次为一个疗程，共连续治疗三个疗程。

治疗效果

连续治疗 5 次后，患者感觉整个人轻松了很多，说话较之前流利，思维也清晰了许多。10 次以后，患者精神状态明显改善，自我感觉良好，左侧肢体灵活性明显提高。三个疗程做完后，患者精神状态、言语表达及肢体活动基本恢复正常。

第七节　膝关节滑膜炎

患者信息

陈先生，42 岁，公司职员。2015 年 1 月因右肢膝关节滑膜炎积液肿胀曾到某省级三甲医院动手术。

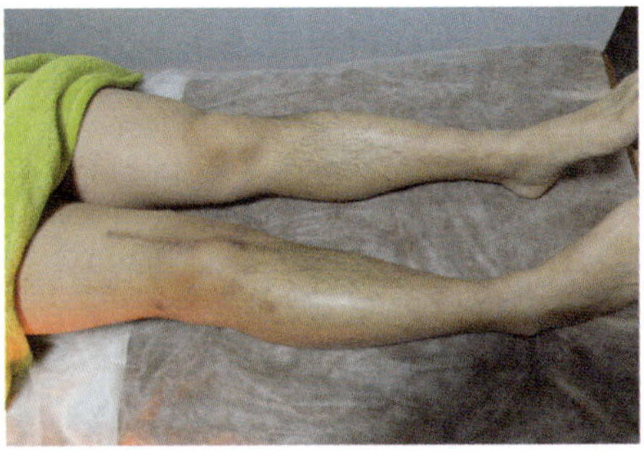

治疗前

查体

膝关节发软，屈伸活动受限，肿胀持续不退，下蹲困难并伴有疼痛，关节周围有局限性压痛点，浮髌试验呈阳性。无明显外伤史。活动增多时症状加重，休息后症状减轻。膝关节囊肥厚并有积液现象。

诊断

右肢膝关节滑膜炎。[①]

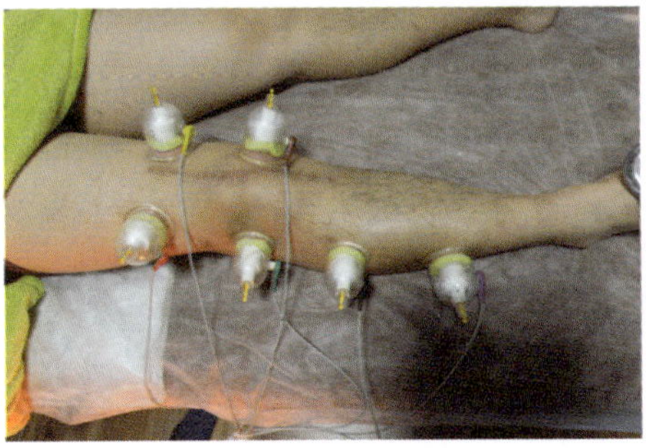

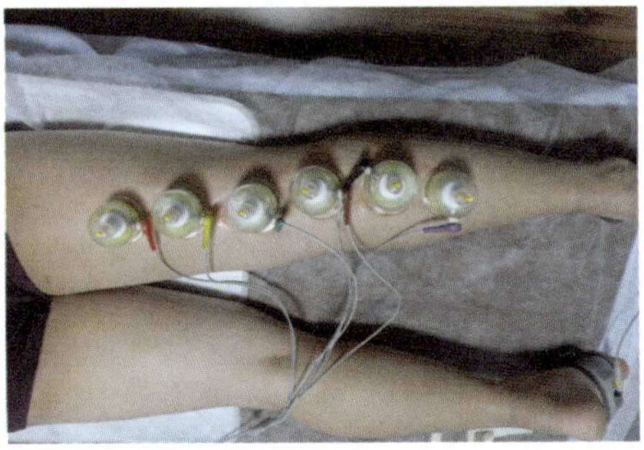

治疗中

① 膝关节滑膜炎是一种无菌型炎症，是由膝关节扭伤和多种关节内损伤引起的。滑膜的功能异常会使关节液无法正常生成和被吸收，导致膝关节产生积液。滑膜的形态改变还会侵袭膝关节软骨，若不及时治疗会导致膝关节骨性关节炎，存在很大的致残危机。

治疗方案

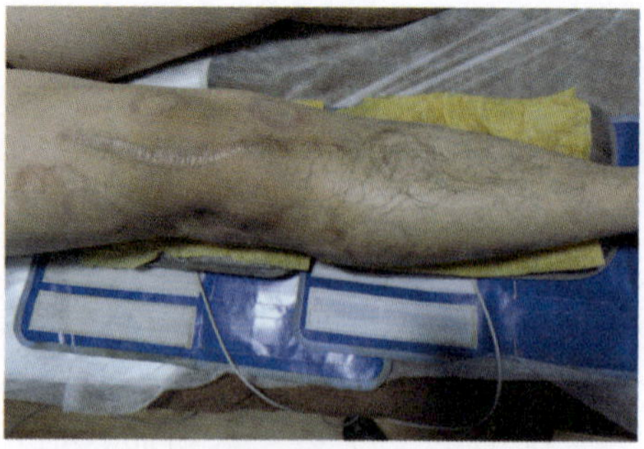

治疗后已消肿

采用先疏通后治疗的施治方案：

（1）用电磁能探头在膝关节周边及后面找到三个痛点，分别为：股内侧肌、髌韧带、腘窝。刺激 1～3 分钟痛点改善后用弹道冲击模式放松相关肌肉部位，如股四头肌、腓骨长肌和胫骨长肌，并改善该部位病灶循环。

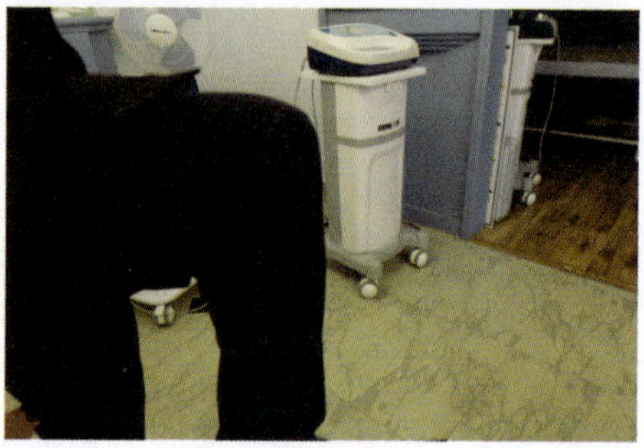

治疗后可弯曲自如

（2）用流动电磁罐对该部位膝关节周围电疗 10 分钟，电流 6～8mA，在后面延伸下肢膀胱经承扶、委阳、承山穴等六个布点作电磁罐疗。目的：进一步增强治疗效果，以全包围整体式使病灶同步改善。

（3）将药物导入腰部，左下肢上下覆盖中药巾，包裹流动电磁垫，将流动模式电流由5～7mA 改善为 12mA，治疗时间为 20 分钟。目的：将祛风、散寒、舒筋活血、祛瘀、散结、消炎止痛、开窍的中药酒导入病灶，使其倍加增效。

治疗效果

经三次治疗后，患者痛苦减轻，面容轻松；膝关节能够灵活自主活动，可以抬高 90 度和弯曲下蹲；膝关节积液被吸收并消炎、消肿，无拉扯疼痛，可以逐步尝试弹跳和跑步。经一个疗程 8 次治疗后可逐渐康复，建议随后用易用穿戴设备进行预防性的康复训练。

附录一　保健与治疗常用穴位

保健/主治	常用穴位	保健/主治	常用穴位
大补元气	气海、膻中、足三里	滋养肾阴	肾俞、三阴交、太溪、涌泉
理气解郁	膻中、内关、合谷、太冲	头痛	合谷、太冲、太阳、风池、阿是穴
补气养血	膈俞、肝俞、足三里、三阴交	保养大脑	神门、太溪、足三里、手三里、水沟、神庭、承灵
活血化瘀	膈俞、合谷、血海	面瘫	阳白、颊车、四白、风池、翳风、地仓、颧髎、合谷、下关
气血同补	气海、膈俞、足三里、三阴交	眼睛保健	四白、承泣、睛明、攒竹
滋养津液	足三里、三阴交、太溪、养老	老花眼	光明、睛明、太冲、太溪、养老
安心神	心俞、神门、足三里、三阴交	假性近视	四白、风池、睛明、光明、太阳
清心热	大陵、外关、劳宫、行间	斜视	风池、合谷、光明、太冲、太溪
补肺气	肺俞、膻中、天突、中脘、足三里、气海	色盲	风池、睛明、光明、太溪、肝俞、瞳子髎
润肺阴	肺俞、膏肓、太渊、太溪	鼻出血（外伤引起）	昆仑、太溪
健胃消食	下脘、足三里、四缝	鼻出血（因内引起）	百劳
养肝	肝俞、太冲、太溪、三阴交、足三里	鼻塞	三间、陷谷、风池、上星、迎香、印堂
护胆	阳陵泉、侠溪、太冲、内关、丰隆、中脘	打鼾	中脘、阴陵泉、天枢、丰隆
养脾胃	足三里、三阴交、脾俞、胃俞、章门、中脘、气海	耳聋、耳鸣	耳门、听宫、听会、翳风、太溪、涌泉

（续上表）

保健/主治	常用穴位	保健/主治	常用穴位
养肾	肾俞、志室、关元、气海、三阴交、足三里	牙痛	颊车、下关、合谷、内庭、二间
温补肾阳	肾俞、命门、关元、气海	口臭	劳宫、金津、玉液、内庭
糖尿病	肺俞、脾俞、胃俞、中脘、足三里、肾俞、太溪、三阴交、胰俞	产后水肿（气血瘀滞型）	肺俞、阴陵泉、三阴交、肾俞、脾俞、气海、关元
高血压	百会、曲池、合谷、太冲、三阴交、降压沟	产后盗汗	阴郄、涌泉
贫血	气海、血海、膈俞、心俞、脾俞、肾俞、悬钟、足三里	产后自汗	百会、头维、足三里、三阴交、气海
中暑	百会、大椎、合谷、水沟、内关、曲泽、十宣、委中	肥胖	中脘、曲池、天枢、上巨虚、丰隆、水分、三阴交、阴陵泉、大横、支沟、内庭、关元
昏厥	合谷、翳风、水沟	更年期综合征	百会、关元、太溪、肾俞、三阴交
戒烟	合谷、丰隆、尺泽、神门	黄褐斑	血海、合谷、三阴交、颧髎、迎香
戒酒	百会、神门、足三里、三阴交、脾俞、胃俞	白发脱发（肾精亏虚型）	肾俞、太溪、三阴交、关元、百会
醒酒	耳尖	白发脱发（肾阳虚衰型）	肾俞、关元、气海、三阴交、命门、腰阳关
慢性疲劳综合征	百会、印堂、神门、太溪、太冲、三阴交、足三里	白发脱发（脾气虚弱型）	脾俞、胃俞、关元、足三里、阴陵泉、章门
月经不调	关元、血海、三阴交、心俞、神门	白发脱发（气郁血瘀型）	肝俞、膈俞、期门、太冲、膻中、血海、公孙
痛经	关元、三阴交、地机、水泉	咽喉肿痛	天容、合谷、列缺、照海、廉泉
闭经	关元、三阴交、天枢、合谷、肾俞	颈椎病	大椎、天柱、后溪、大杼
带下	关元、三阴交、带脉、命门	肩周炎	肩髎、肩前、肩贞、阳陵泉、条口、肩髃

（续上表）

保健/主治	常用穴位	保健/主治	常用穴位
乳腺增生（肝郁气滞型）	肝俞、太冲、阳陵泉	腋臭	极泉
乳腺增生（冲任失调型）	关元、三阴交、太溪、太冲、膻中	网球肘	曲池、合谷、手三里、外关
乳腺炎	膻中、肩井、少泽	手腕扭伤	内关、大陵、合谷、阳溪
产后水肿（脾胃虚弱型）	中极、关元、脾俞、肾俞	手部冻伤	合谷、曲池、后溪、中渚、阿是穴
产后水肿（肾气虚弱型）	关元、气海、太溪、三阴交	胸胁疼痛	期门、大包、阳陵泉、外关、膻中
胃痛	中脘、足三里、内关、公孙	感冒（各种类型）	风池、大椎、列缺、合谷、外关
腹痛	足三里、关元、中脘、天枢	感冒（风寒型）	风池、大椎、列缺、合谷、外关、肺俞、风门
腰痛	委中、大肠俞、肾俞、腰眼	感冒（风热型）	风池、大椎、列缺、合谷、外关、曲池、尺泽
坐骨神经痛（各种类型）	环跳、阳陵泉	感冒（暑湿型）	风池、大椎、列缺、合谷、外关、中脘、足三里
坐骨神经痛（胆经型）	环跳、阳陵泉、风市、膝阳关、阳辅、悬钟、足临泣	便秘（各种类型）	天枢、大肠俞、上巨虚、支沟、照海
坐骨神经痛（膀胱经型）	环跳、阳陵泉、秩边、承扶、殷门、委中、承山、昆仑	便秘（热秘）	天枢、大肠俞、上巨虚、支沟、照海、合谷、曲池
痔疮	长强、百会、会阳、承山、飞扬、二白	便秘（气秘）	天枢、大肠俞、上巨虚、支沟、照海、中脘、太冲
膝关节疼痛	血海、梁丘、足三里、阳陵泉、悬钟、犊鼻	便秘（冷秘）	天枢、大肠俞、上巨虚、支沟、照海、神阙、关元
足踝痛	丘墟、照海、太冲	便秘（虚秘）	天枢、大肠俞、上巨虚、支沟、照海、脾俞、气海
足跟痛	太溪、照海、昆仑、申脉、悬钟	腹泻	天枢、大肠俞、上巨虚、三阴交、神阙

（续上表）

保健/主治	常用穴位	保健/主治	常用穴位
脚部冻疮	行间、足临泣、内庭、足三里	尿失禁	肾俞、膀胱俞、中极、三阴交
高热不退	大椎、曲池、合谷、外关	化痰止咳	肺俞、中府、列缺、太渊、丰隆
失眠（各种类型）	神门、内关、百会、安眠、风池、风府	失眠（心脾两虚型）	神门、内关、百会、安眠、心俞、脾俞、三阴交
失眠（肾阴虚型）	神门、内关、百会、安眠、太溪、太冲、涌泉	失眠（肝火旺盛型）	神门、内关、百会、安眠、行间、太冲、风池
失眠（脾胃不和型）	神门、内关、百会、安眠、中脘、丰隆、内庭		

附录二　常用人体经络穴位图

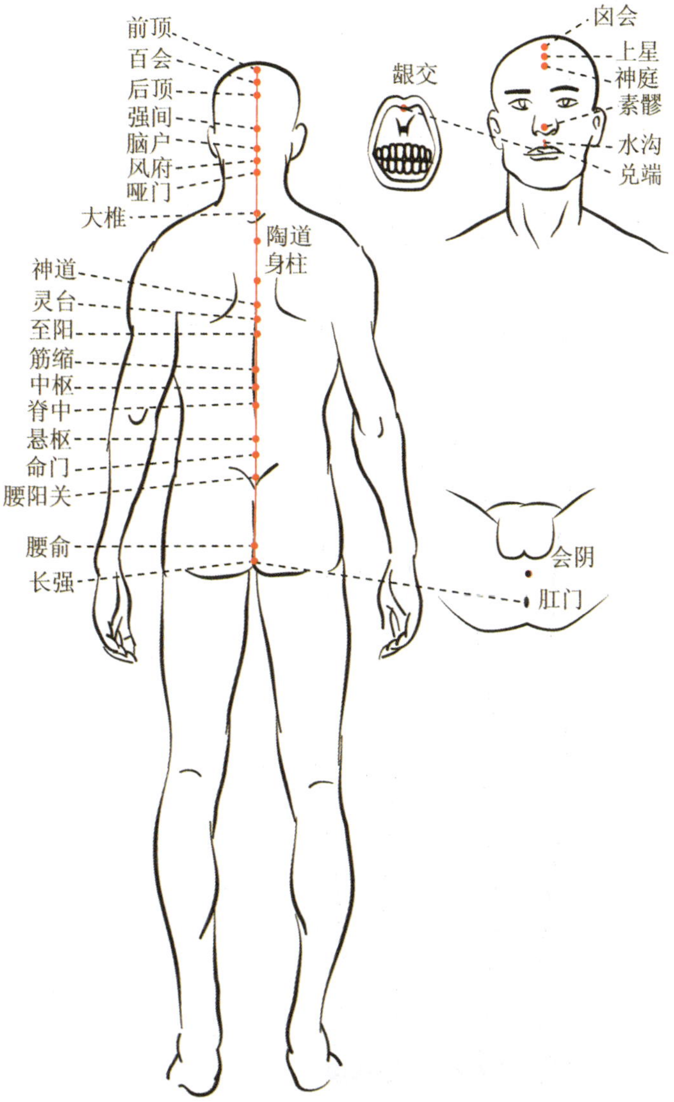

督脉

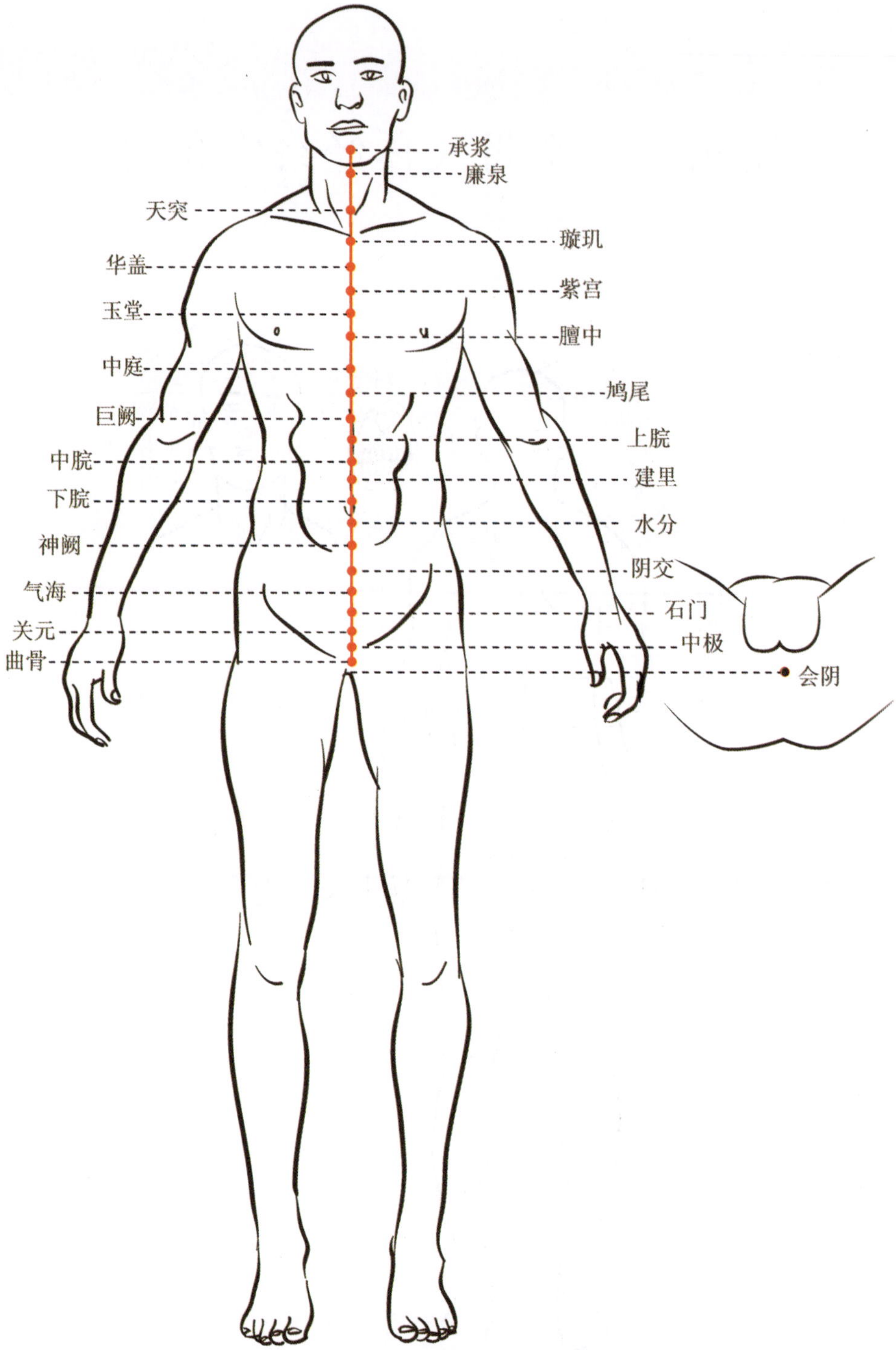

任脉

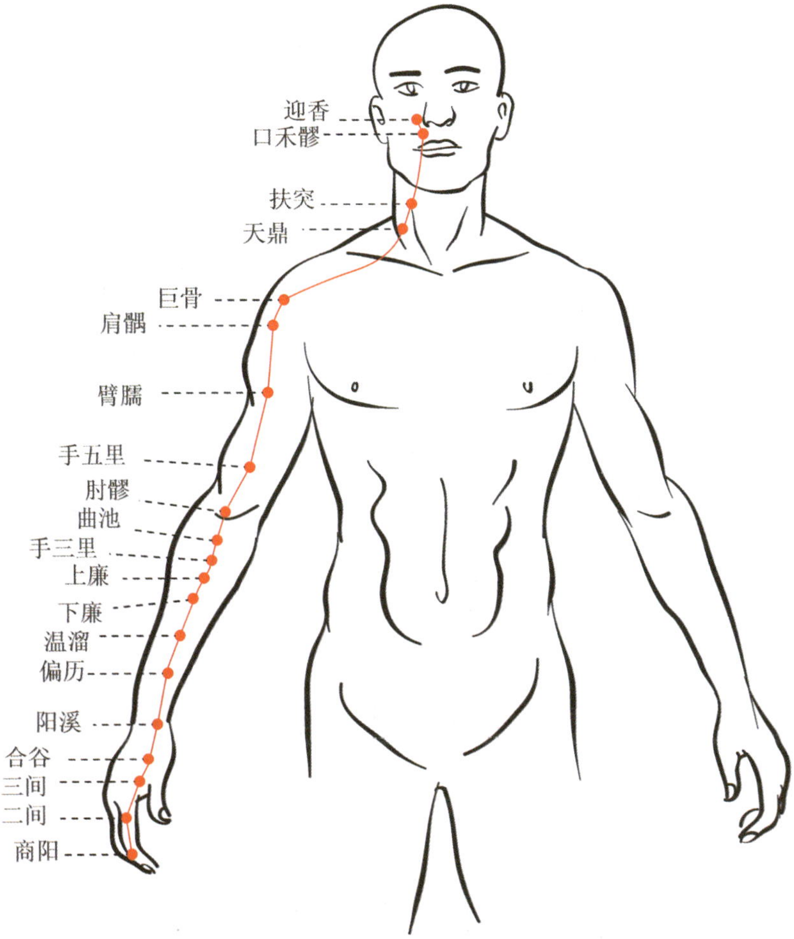

手阳明大肠经

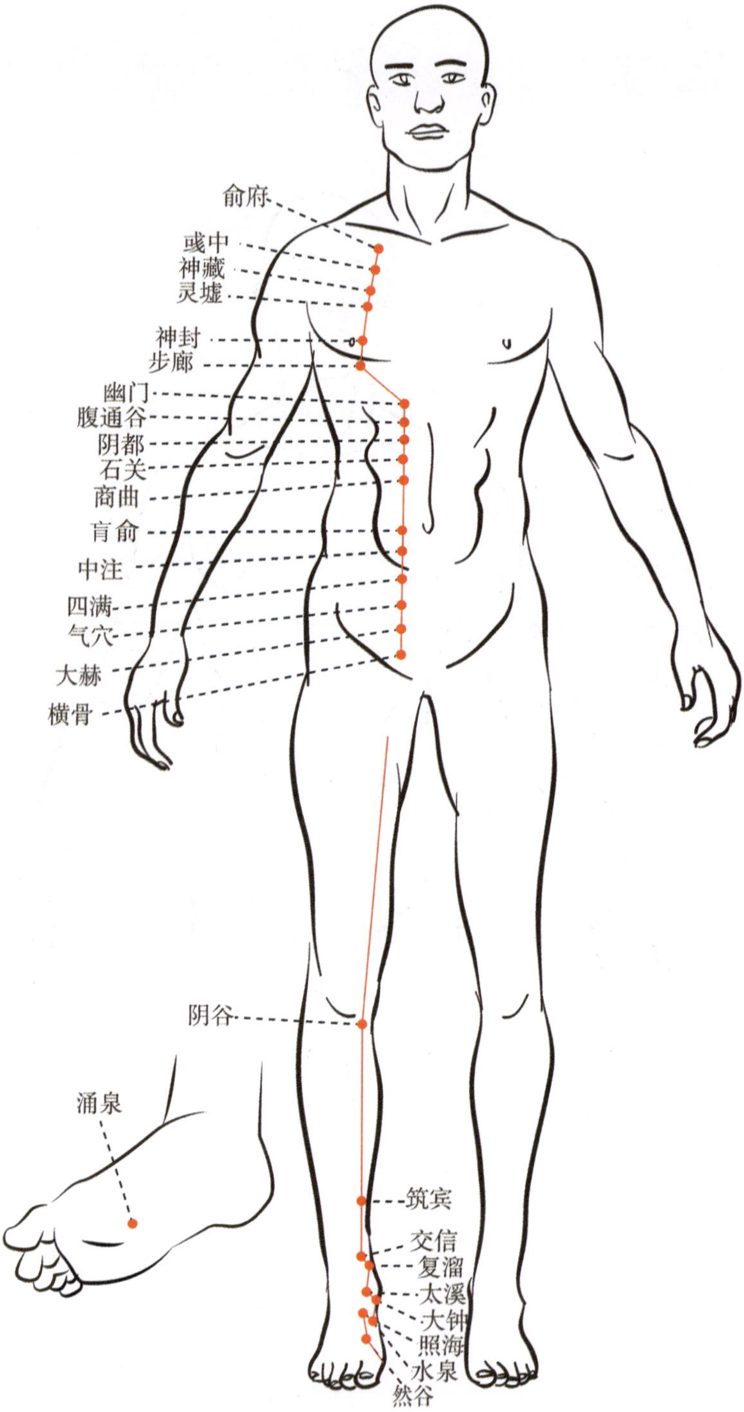
俞府
彧中
神藏
灵墟
神封
步廊
幽门
腹通谷
阴都
石关
商曲
肓俞
中注
四满
气穴
大赫
横骨
阴谷
涌泉
筑宾
交信
复溜
太溪
大钟
照海
水泉
然谷

足少阴肾经

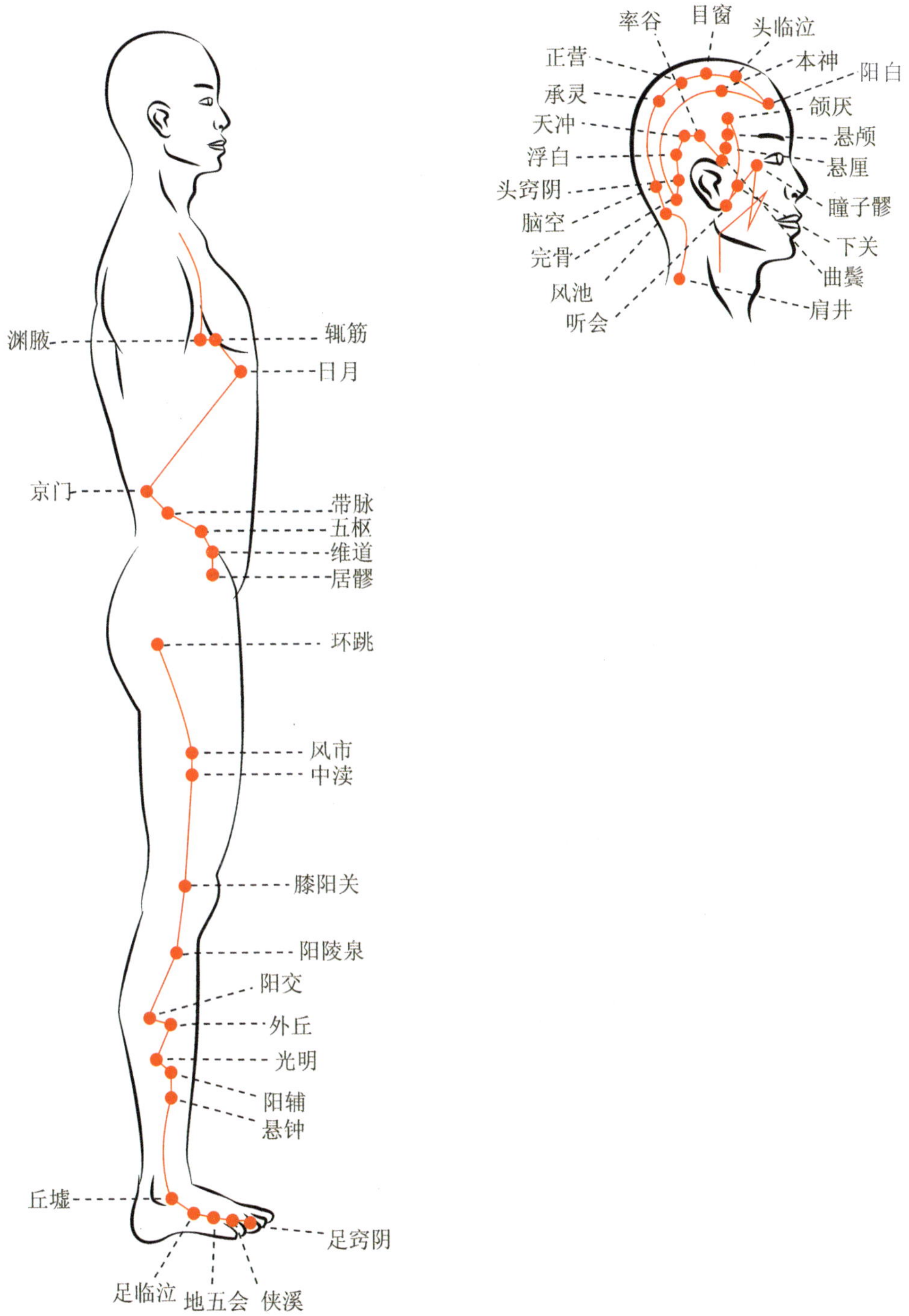
率谷
目窗
头临泣
正营
本神
阳白
承灵
颔厌
天冲
悬颅
浮白
悬厘
头窍阴
瞳子髎
脑空
下关
完骨
曲鬓
风池
肩井
听会
渊腋
辄筋
日月
京门
带脉
五枢
维道
居髎
环跳
风市
中渎
膝阳关
阳陵泉
阳交
外丘
光明
阳辅
悬钟
丘墟
足窍阴
足临泣
地五会
侠溪

足少阳胆经

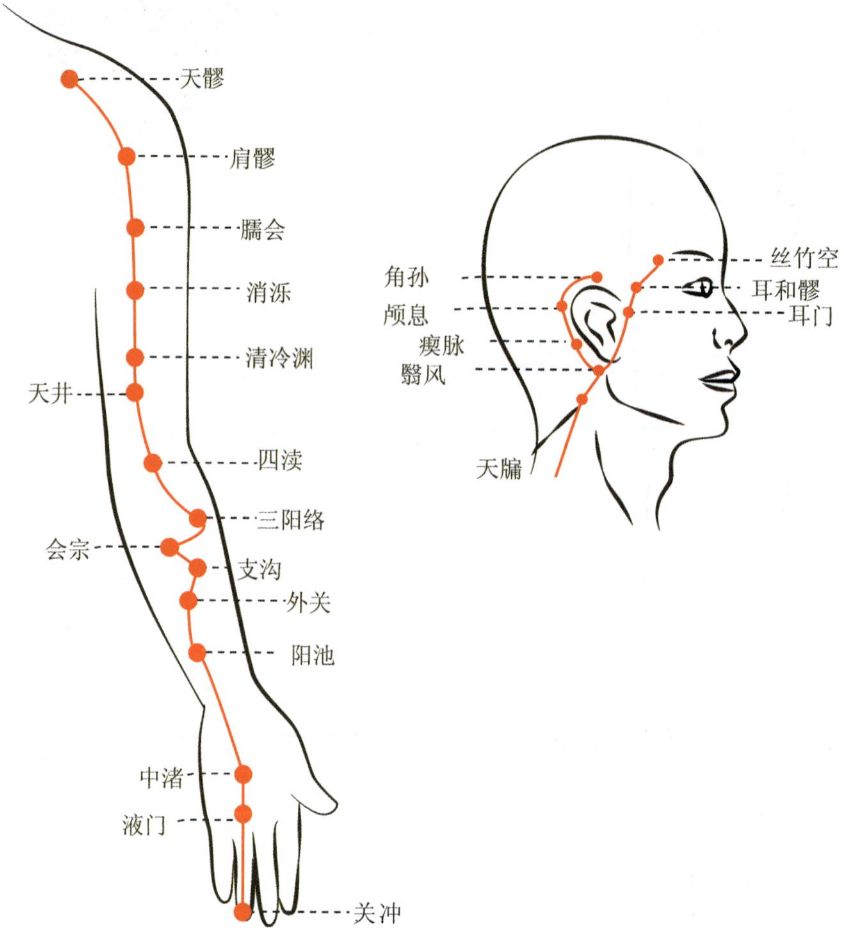
天髎
肩髎
臑会
消泺
清冷渊
天井
四渎
三阳络
会宗
支沟
外关
阳池
中渚
液门
关冲
角孙
颅息
瘈脉
翳风
天牖
丝竹空
耳和髎
耳门

手少阳三焦经

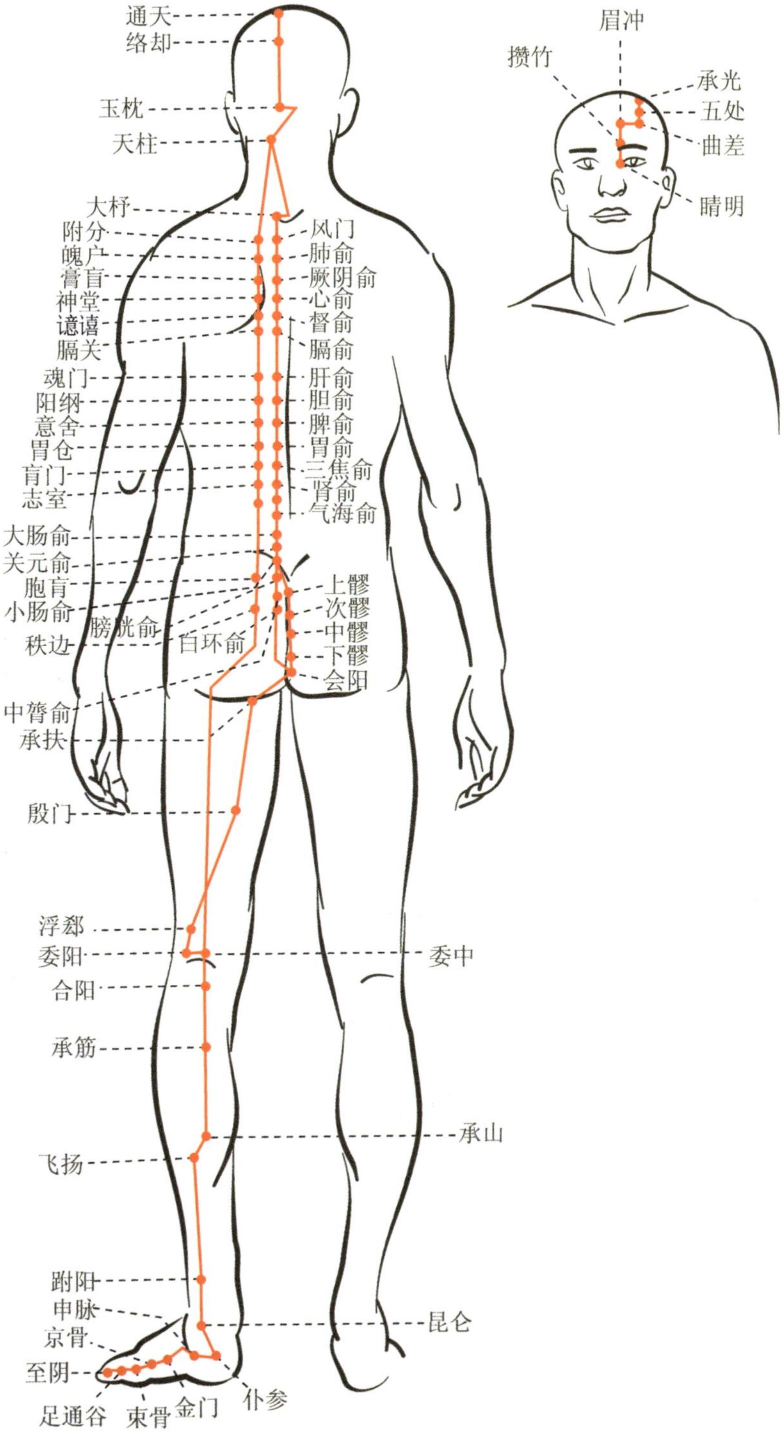
通天
络却
玉枕
天柱
大杼
附分
魄户
膏肓
神堂
譩譆
膈关
魂门
阳纲
意舍
胃仓
肓门
志室
大肠俞
关元俞
胞肓
小肠俞
膀胱俞
秩边
白环俞
中膂俞
承扶
殷门
浮郄
委阳
合阳
承筋
飞扬
跗阳
申脉
京骨
至阴
足通谷
束骨
金门
仆参
风门
肺俞
厥阴俞
心俞
督俞
膈俞
肝俞
胆俞
脾俞
胃俞
三焦俞
肾俞
气海俞
上髎
次髎
中髎
下髎
会阳
委中
承山
昆仑
眉冲
攒竹
承光
五处
曲差
睛明

足太阳膀胱经

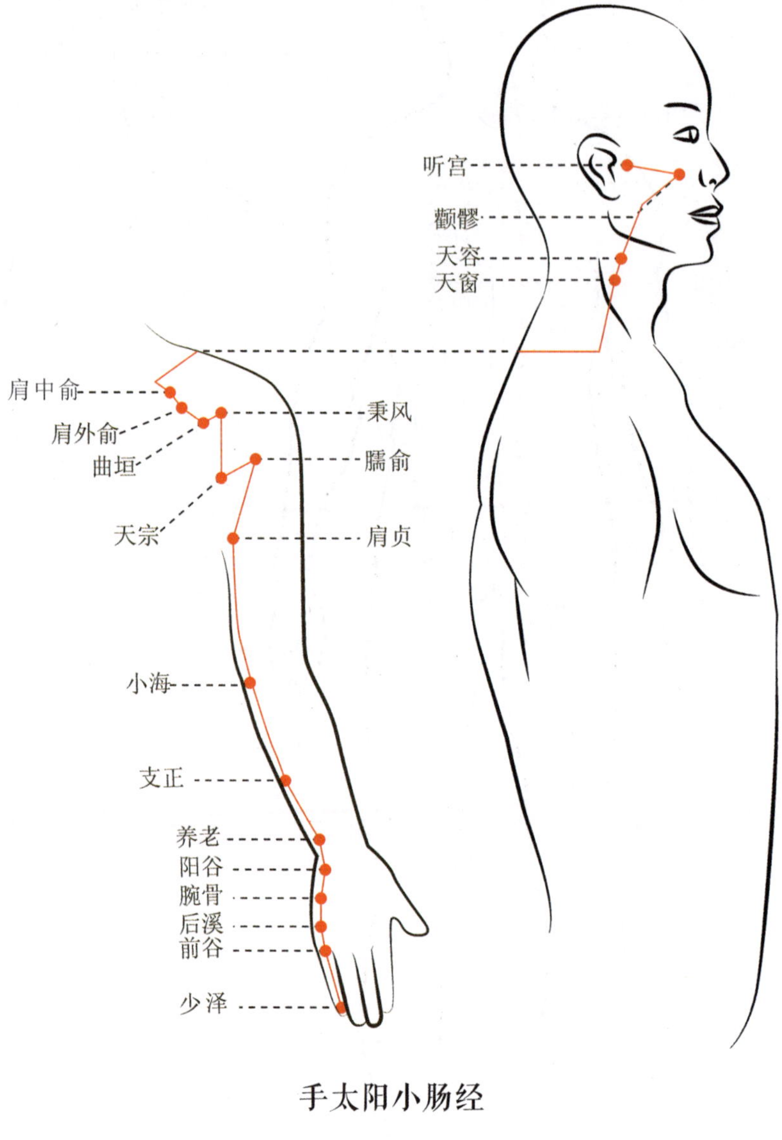

手太阳小肠经

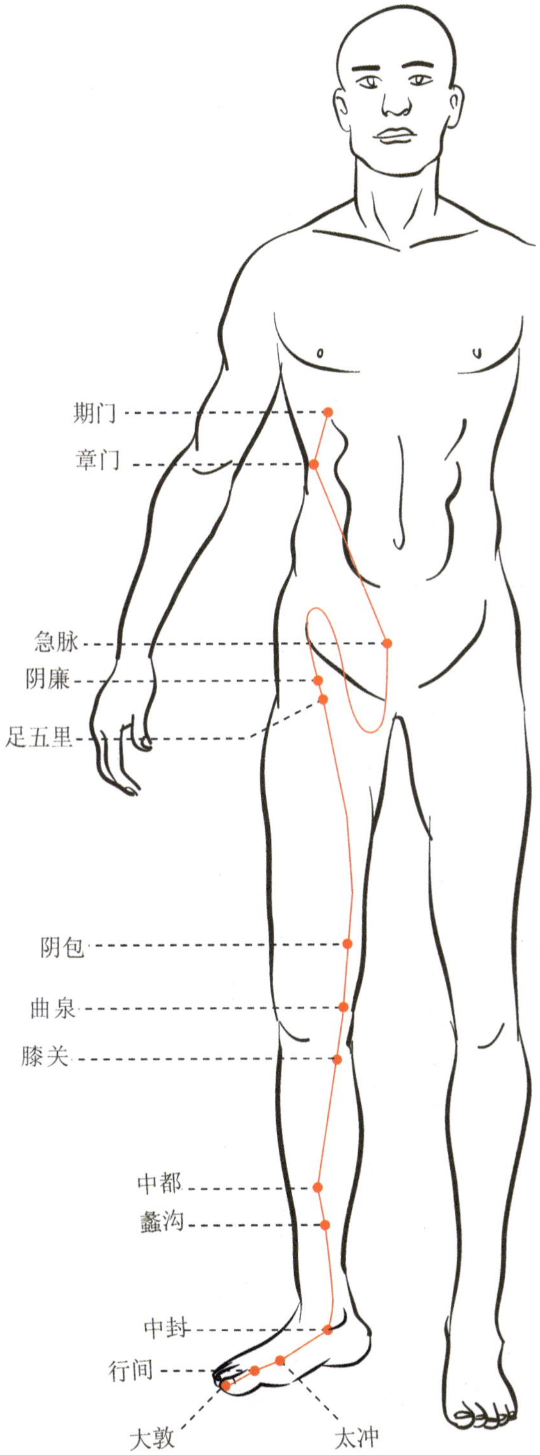

足厥阴肝经

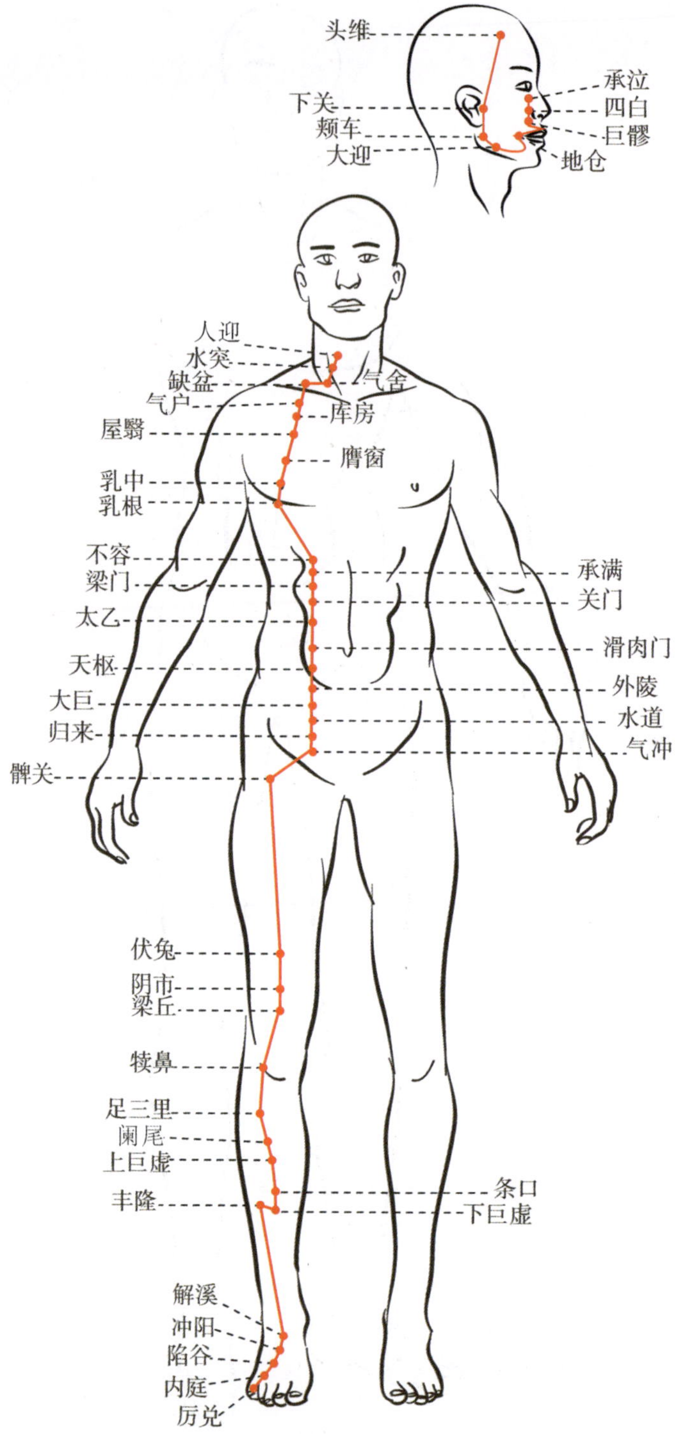
头维
下关
颊车
大迎
承泣
四白
巨髎
地仓
人迎
水突
缺盆
气舍
气户
库房
屋翳
膺窗
乳中
乳根
不容
梁门
太乙
天枢
大巨
归来
髀关
承满
关门
滑肉门
外陵
水道
气冲
伏兔
阴市
梁丘
犊鼻
足三里
阑尾
上巨虚
丰隆
条口
下巨虚
解溪
冲阳
陷谷
内庭
厉兑

足阳明胃经

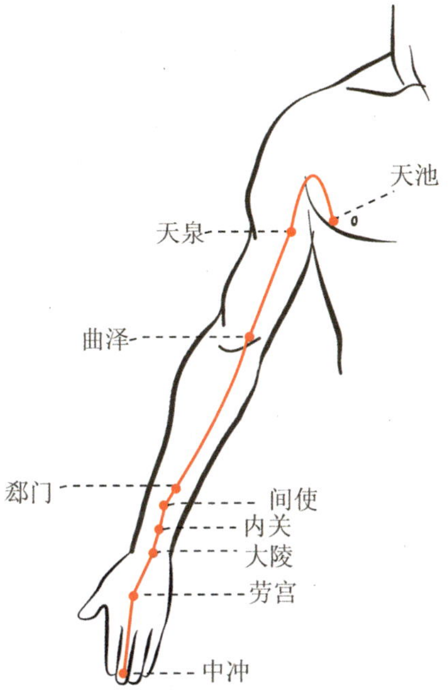

手厥阴心包经

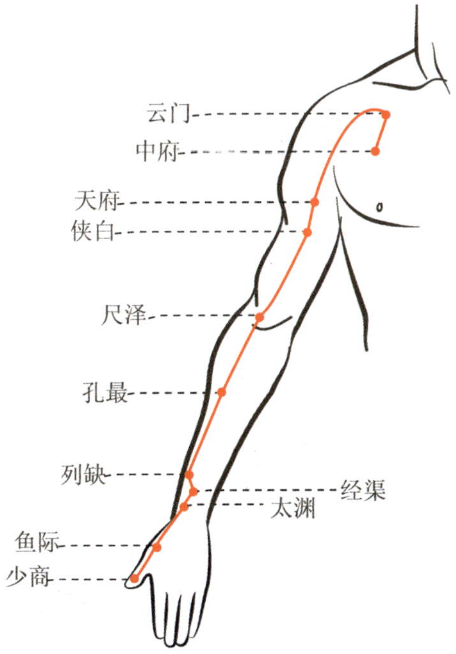

手太阴肺经

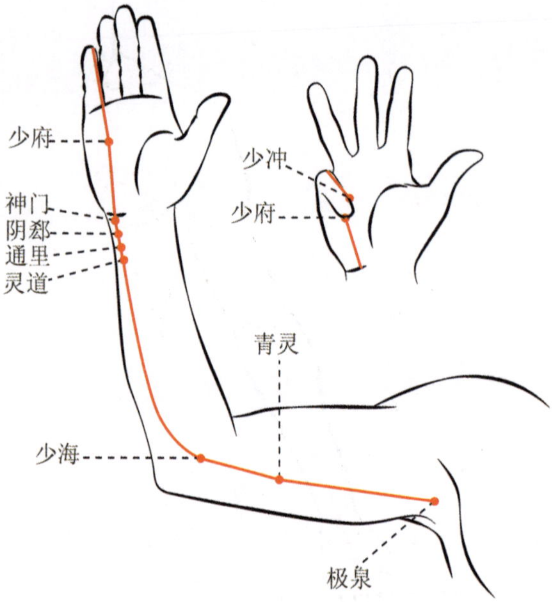
少府
神门
阴郄
通里
灵道
少冲
少府
青灵
少海
极泉

手少阴心经

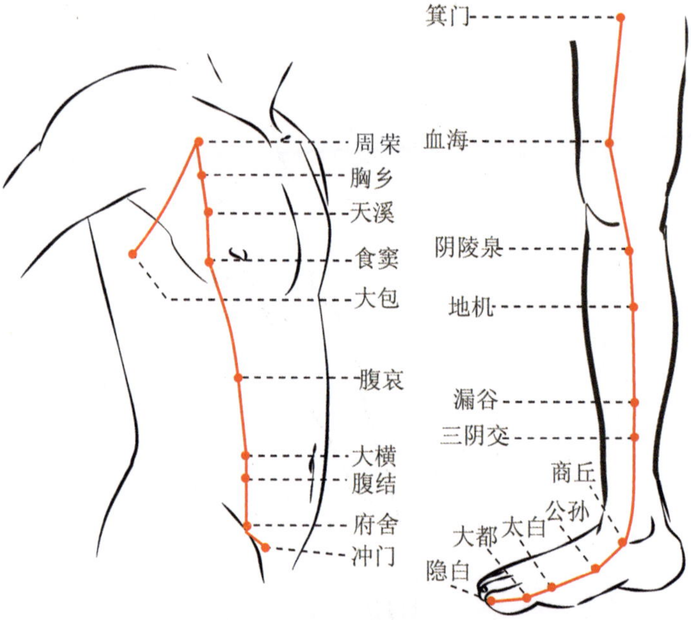
周荣
胸乡
天溪
食窦
大包
腹哀
大横
腹结
府舍
冲门
箕门
血海
阴陵泉
地机
漏谷
三阴交
商丘
公孙
太白
大都
隐白

足太阴脾经

附录三 “三得技术”：创新中医医技

一、“三得技术”概述

“三得技术”是一项基于低频电磁能的全科高效临床应用新技术。三得技术荣获多项国家发明专利，其核心价值主要有：①“中医医技”量化标准首创者。②“靶向精准定位”痛点诊测法首创者。③实现“生物传导技术”与经络学说完美对接。④全科医疗 & 社区卫生服务适宜技术整体解决方案。

“三得技术”采用最适合人体生物振幅的超低频 & 低频电磁能，借助“三得工作室”积十余年成功研发的储能叠加技术发明专利，一举实现医疗器械领域“低频高能”的历史性突破。它首创的现代生物传导技术与中医经络理论的完美对接，开创了中医“整体观”与西医局部治疗相结合的崭新医学模式。而另一项首创“靶向精准定位”痛点诊测法，则遵循中医“痛则不通，通则不痛”原则，实现了对人体病灶的精确诊断及干预。在临床应用上，“三得技术”凭借缜密的科学创新，打破针灸、罐疗、按摩、推拿、刮痧等传统中医医技长期面临的“操作简易化”和“数据量化”瓶颈，为中医医技在国际医学界的推广与复制创造了前所未有的良好条件，也为中国全科医疗事业和社区卫生服务适宜技术的推广应用，提供了一整套全新的解决方案。

“三得技术”在安全、舒适、高效的最高标准下，亦推崇人性化施治理念，以该技术为核心的 SD－J－A～E 系列三得电磁治疗仪，精心设计了给予每一位有经验的临床中西医师和治疗师因人、因时、因需而变的发挥空间，使其成为他们手中的“好工具”，并很好地避免了医治中的耐受性难题。

“三得技术”所含医学价值，具有普遍的社会进步意义，其设计理念及系列设备在临床应用上的独特手段以及对“中医医技”量化标准和可复制性的实现，符合未来中西医结合的大趋势，也必将为人类健康带来福音。

二、“三得技术”产生背景

“三得技术”的诞生及其命名，有一段值得追溯的历史。

吴国宪出生于家学深厚的中医世家，他思想敏锐、意志坚韧、执着探索，既是一位电子科技专家，同时也深谙中医之道。

吴国宪的父亲吴汉杰老先生，是新中国成立初期粤东一带师承家传、声名远播的中医世家传人，犹以肛肠科诊治见长，有珍贵的家传著述存世。吴国宪兄弟八人，他排行老六。按常理说，祖父辈的口传心授本应让吴国宪耳濡目染，顺理成章地走上传统的从医之路，他的叔父以及几位兄长均以行医为业，唯独他是家中的一个异数。自幼酷爱钻研电子科技的他，小小年纪就表现出过人的发明天赋。1972 年，未满 17 岁的吴国宪便利用旧半导体收音机和旧唱片等材料，为“文革”时期下放到农村“接受贫下中农再教育”做“赤脚医生”① 的父亲发明了一台“电子针灸探穴仪”和一台“四路电子针麻仪”。父亲使用起来得心应手，对儿子的这项爱好与专长越加赞许和支持。

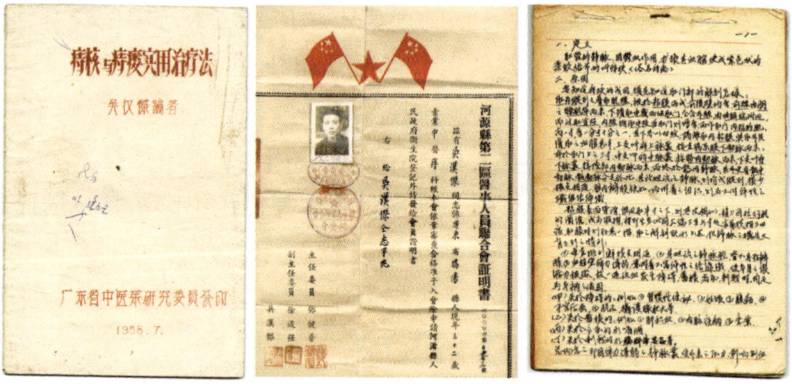

吴国宪父亲早年行医时的聘书及刻字版著作

（这些至今珍藏在家中的旧物，记录了吴国宪成长的特殊环境）

针麻仪的原理是以电脉冲加强穴位针刺效果，用于针刺治疗，并对常见微小手术起到针刺麻醉、减低痛感的作用。在 20 世纪 70 年代中期，由国家组织的科

① 赤脚医生是 20 世纪 60—70 年代“文革”中期开始出现的名词，一般指未经正式医疗训练、仍持农业户口、在一些情况下“半农半医”的农村医疗人员。

研机构根据这一技术研发出一项普及型的中医辅助设备，作为一个偏居山区小镇的少年，竟也因陋就简更早独立完成研发、设计和制作，殊不简单！而"电子针灸探穴仪"更值得大赞一笔。顾名思义，所谓"探穴仪"，就是利用人体体表在经络穴位上的电位差变化，从而准确寻找穴位，达到提高针灸效能目的的一种仪器。吴国宪的这两件早期之作，如今还摆放在他的科学实验室书架上，它们象征着"三得技术"的核心思想源流。

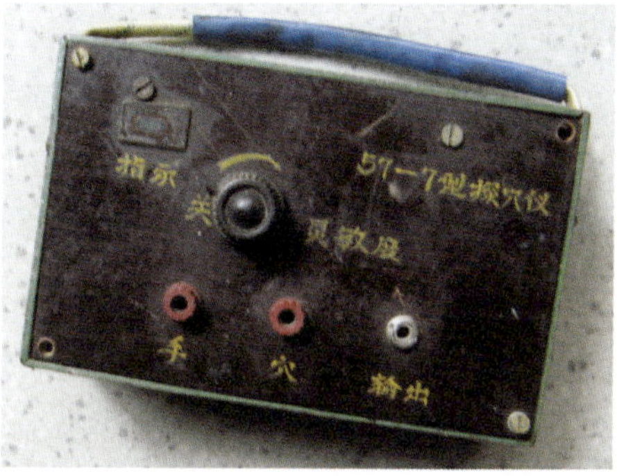

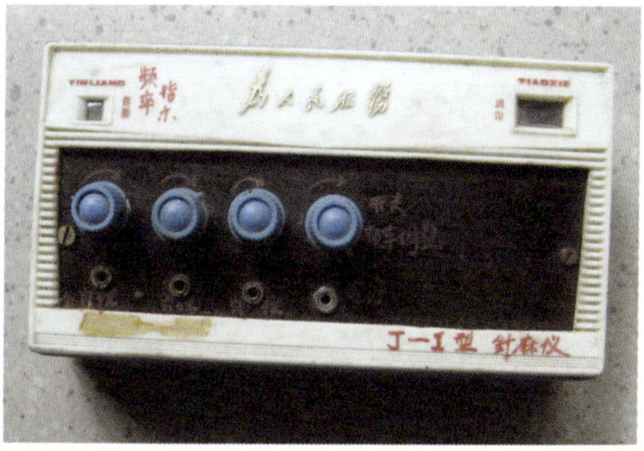

象征着"三得技术"核心思想源流的"电子针灸探穴仪"（左）和"四路电子针麻仪"（右）

吴国宪回忆说："那时候我一心梦想成为一个发明家。因为中医家学和父亲的缘故，医疗器械便成为我最早的目标。""三得技术"就肇始于吴国宪少年时代的那个梦想。1980 年，吴国宪因对电子仪器的特殊专长进入第一军医大学，开始从事他酷爱的无线电及电子专业工作，负责各种医疗设备的维护、保养与修复。那是一段颇为重要的事业塑造期，工作表现优异的吴国宪在本职业务中深入涉猎各种医疗器械，不断充实相关知识，成百上千次地解构、测试、观察及应用各种复杂器械，其中不乏国际著名品牌的高精尖医疗检测与治疗设备。这段经历，为他日后的一系列发明创造夯实了根基。

独特的成长经历和个人专长，让吴国宪拥有了旁人无法复制的跨界知识结构优势，这种优势甚至包括他对其他电子领域的涉猎，譬如最高端的舞台音响系统。但凡研究过音响的人都知道，高级音响设备对于电流质量的要求常常近乎苛刻。因为身傍高超的电子技术，吴国宪常常应邀参与许多大型舞台音响工程的安装调试，那种追求极致音场效果的技术标准，亦在他未来的发明创造过程中给予他重要的启发。正是这些交叉优势的集合，为吴国宪铸造了一把开启思想之门的金钥匙。应当说，这就是"三得技术"赖以问世的那万分之一机缘。

2003年，在距离当年那个17岁少年之梦31年后，吴国宪做好了一切准备，毅然拒绝所有诱惑，踏上“三得技术”的坎坷发明之路。他带领一个科学小组，以自己独特的创新理念为核心，探索着如何能够将中医经络理论融会贯通于现代电子技术之中，而这样的思路几乎无任何先例可循。①

总的来说，“三得技术”要解决的问题主要有：

（1）传统中医“整体观”和经络理论与现代西方应用医学可以完全互通吗？互通的渠道以及支点在哪里？

（2）已被西方医学证实的人体生物电原理与中医针灸穴位图（经络系统）之间显然具有某种神奇的关联性，要怎样实现这种关联性及其最佳的临床应用？

（3）只有找到“中医医技”的简便方法和可量化标准，才有可能将其推向国际，使这项发明具有普适价值。那么这个目标的设定需要哪些必备条件？尚需要解决哪些技术课题？

在对以上问题的思考过程中，“SANDE”被吴国宪万里挑一地选定为该项计划的名称。“SANDE”到底是什么意思呢？这个英文单词的直接释义为“砂石基础”，引申之义则注入了对这项研究核心理念的诠释以及对其未来价值的期许。正如《扁鹊论医》所昭示的哲理，医者的最高境界在于“不治已病治未病”，“SANDE”可喻为一座大厦的根基，隐含了人体健康必须以打好基础为根本目的的寓意，与这项技术所追求的最高境界相一致。而选择使用中文“三得”二字，除与英文读音相匹配外，还赋予其一个美好寓意——得天时、得地利、得人和，是以百事不废，预示着这项事业的成功。

从“三得技术”研发开始启动的那一天起，吴国宪便设想了一个长达5年的计划，该计划面临着科研工作量和投入经费巨大的严峻挑战。一切都是从无到有，想达成每一项设定的大目标，就需要不断达成大量专业性及基础性研究目标来支撑和向前推进，需要数以千万计的临床应用分析实验和方案的反复改进，需要大胆设想，小心求证。

2008年，第一个5年计划在初战告捷中结束，然而前路依然充满荆棘，新挑战和新计划不断刷新着时间纪录，巨额投入后的回报仍然遥遥无期，而这个痛苦且充满希望的过程正是“三得技术”日臻成熟与完善的历程。

---

① 在以电源为媒介的物理治疗器械中，三得电磁治疗仪与其他设备相比无论设计理念还是实现方法都有本质上的区别，详细对比请参阅后文的相关内容。

越来越多的临床案例传来鼓舞人心的消息。2009年11月，"三得技术"设备首先获得国家工信部的部级安全检验证书；2010年12月，"三得技术"设备首次获得一项实用新型专利和多项外观设计专利；2011年1月，"三得技术"设备获得国际安全认证机构颁发的"CE欧盟安全标准认证书"，为"三得技术"步入国际奠定了里程碑式的关键基础；2012年1月，在广州医科大学前任副校长刘义海的全力协助之下，"三得技术"进入了由权威医疗机构——广州医科大学及第一、第二附属医院全面参与的正式临床验证程序，这又是一个重大的跨越。经过广州医科大学医医学专家们整整一年的严格临床验证及第三方临床医学统计，"三得技术"设备的治疗获得总有效率96.7%的临床验证结果。2013年4月26日，"三得技术"设备获得广东省食品药品监督管理局颁发的"中华人民共和国医疗器械注册证"，这标志着"三得技术"已获得进入任何一家医疗机构临床应用的资格；2014年9月，"三得技术"设备又通过了两项发明专利（疼痛检测 & 脊椎部位药物电磁导入技术）、十多项实用新型发明专利及多项计算机软件著作权。这一连串好成绩，昭示着日趋成熟的"三得技术"造福于人类健康的梦想，即将成为美好的现实。

2013—2014年，不断追求技术创新的吴国宪仍未稍停自己的脚步，事业的紧迫感督促着研发团队全力以赴。在这个阶段，"三得技术"设备——SD－J系列三得电磁治疗仪从研发之初的1种机型成功拓展为系列化的8种机型，使"三得技术"的核心治疗概念从单一的专业医疗领域覆盖到包括社区卫生服务机构、民营健康医疗体、企事业单位保健、老年服务机构、家庭乃至个人，其良好的效果及与众不同的治疗模式，不断赢得使用者的赞誉。

2015年，"三得技术"开始更大范围的推广和普及。年中，自2013年起历时三年、由三得公司与广州医科大学联合申报并获国家立项的"社区卫生服务适宜技术重点推荐项目"——广州市越秀区光塔街社区卫生服务中心下属3个院区引进"三得技术"设备开展治疗服务试点计划，取得了超出预期的成

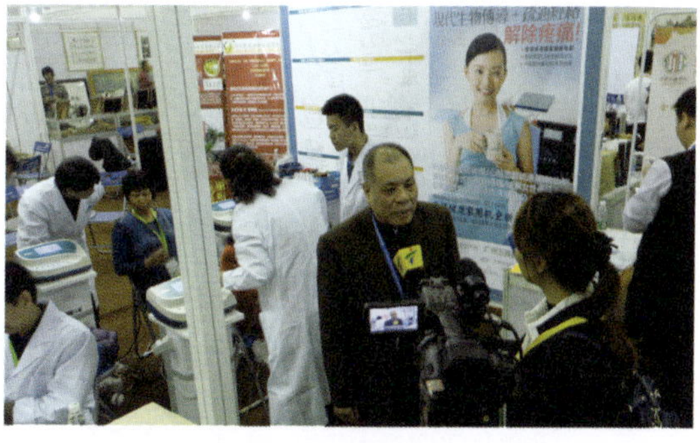

吴国宪接受广东电视台现场专访

果。该计划不仅为社区服务所面向的众多民众带来了眼见为实的治疗效果，而且为社区卫生体系增添了一种针对疼痛和慢性病的高效治疗手段。“三得技术”的影响力开始逐步提升。12 月初，“三得技术”进入广东省全科医生转岗培训课程内容，为全科医生们详细推介这项社区卫生服务适宜技术；12 月中旬，“三得技术”又亮相“2015 中医药康博会”，该技术发明人吴国宪接受了广东电视台的现场专访；2015 年底，三得公司参与广东省第二人民医院在珠海的大型义诊活动，“三得技术”受到市民的一致好评；2016 年 1 月，三得公司前往广东省五华县参与健康扶贫行动，为光华村村民提供诊疗服务。

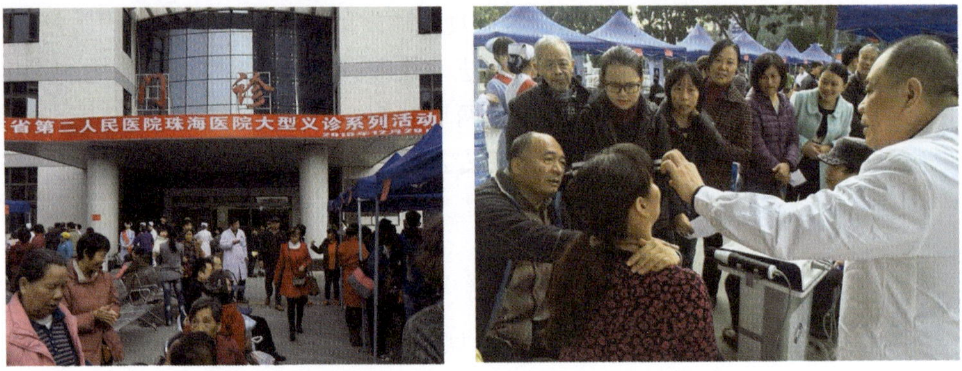

三得公司参与广东省第二人民医院在珠海的大型义诊活动

中国伟大的思想家荀子在他著名的《劝学篇》中写道：“积土成山，风雨兴焉；积水成渊，蛟龙生焉。”这正是“三得技术”成功之路的真实写照。在经历了近半个世纪的智慧累积以及 13 年来坚持不懈的艰苦努力之后，吴国宪和他的“三得技术”终于获得了成功。

中医医技存在简便方法和可量化标准这一课题，在“三得技术”的大量临床案例中获得了实践和效能上的证实，例如，其中的“无创针灸”不仅大大降低了针灸技术的难度以及减轻了患者的心理障碍，而且利用电磁能量的传导在很大程度上增强了传统针灸的功效。这种突破，实际上对于针灸技术在世界范围内的普及和应用，有着不可低估的作用。在量化标准方面，“三得技术”已经完全具备了人体体征数据统计功能，所需要的只是更多的时间积累和科学实验，可在今后的学术研究中完成翔实的数据分析。

“将中医经络理论和生物传导技术实现对接”的跨越性思维具有独创性和先

进性，未来这项技术所具有的应用潜力是没有国界的，"三得技术"有机会成为"中国创造"的代表性品牌走向国际。"三得技术"今天的成功，还只是阶段性的。以科学的态度来说，世界上没有哪项技术发展可以到达终点，不断进步才是硬道理。目前，"三得技术"在与"广东省生物医学工程学会""广东省传统医学与运动伤害康复研究所""广东省中西医结合学会"等多所权威科研机构的合作中，对这项技术的再提升已经做出总体规划，尤其是即将与暨南大学生命科学技术学院的科学实验室展开对于该项技术的实验数据获取及分析、临床案例效能的精确数据获取及分析等，具有极其重要的战略意义。可以说，这是一条更为艰巨、长期的科学探索之路，在路途中，"三得技术"将借助强大的创新驱动继续成长。

"三得技术"是一项建立在促进人类健康、跨学科、跨地域、可以广泛应用基础上的中西医结合成果。这项技术的划时代意义在于：它运用现代科技手段提升和改造了传统中医医技，以调动人体自愈能力为核心诉求 。

三、 低频电磁药物导入的治疗特点及临床效果

（一）治疗特点

（1）靶向定位。直接针对病灶，效果直接，靶向性强，针对病灶炎性介质、阻塞部位和纤维化病灶，具有靶向定位治疗的特性。

（2）利用率高。针对局部病灶组织治疗，局部药物浓度高，利用率高，疗效显著。

（3）免疫激活。激活免疫系统，平衡人体阴阳，培补人体元气，维持正常免疫机能。

（4）疗效持久。药物经离子电导入，在人体局部组织形成"离子堆"，停留时间长，作用较久。

（5）安全可靠。避免了口服药物对胃肠肾脏的刺激。

（6）疗效全面。通过身体全息反应、经脉气血运行原理作用于全身组织，具有局部治疗和全身治疗相结合的特点。

（二）临床效果

（1）高浓度药物送至骨髓、肝、脾、肾部位，增加药物渗透吸收。

（2）恢复正常细胞代谢，有效逆转骨髓、肝、脾、肾的病变状态。

（3）改善病灶微循环，修复受损细胞、激发自身干细胞，可以促进神经干细胞和骨髓干细胞的增殖，并促进干细胞的分化，尤其是向神经元方向分化。

四、三得电磁治疗仪介绍

“三得技术”经过多年的临床试验，已被证实具有激活气血、改善循环、消除炎症、减轻疼痛、消除肿胀的治疗效果，其采用多功能、全方位的电磁刺激法和电磁药物导入法，与针灸、拔罐、按摩、药敷、药物导入等传统中医医技融为一体。

三得电磁治疗仪拥有 SD－J－A、SD－J－B、SD－J－C、SD－J－D 四种医用专业机型，另有四种 SD－J－E 医用/通用机型，分别是止痛冲击型、经络罐疗型、脊柱矫健型和易用穿戴型（自助）。各种机型根据不同功能配有电磁能探头、电磁能吸附罐、电磁能药物导入垫等附件。以下是对各机型及其附件的介绍。

（一）三得电磁治疗仪系列

● SD－J－A 型

该机是全功能首席机型，拥有专业仪表显示和专业电路设计，能够精准诊断和治疗，具有独创的储能技术和具备 0.1 秒快速功能切换、电磁能刺激及弹道冲击波无限次快速切换等功能。有 1 路电磁能探头输出、6 组电磁罐输出和 24 组电磁垫输出，配备有电磁能探头（A、B）、电磁能吸附罐和三种振幅源电磁垫（腰椎、颈肩和关节）。

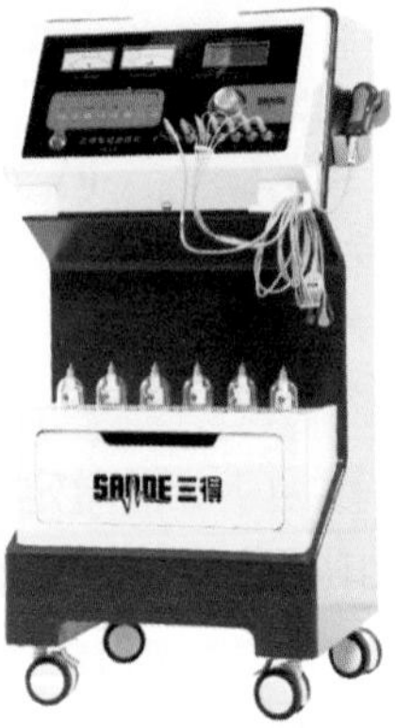

SD－J－A 型

● SD－J－B 型

该机是便携型的医用机型，具有分体设计可移动治疗，数码智能、直观监控、1 秒切换功能和多重安全设计的特点。有 1 路电磁能探头输出、6 组电磁罐输出和 24 组电磁垫输出，配备有电磁能探头（A、B）、电磁能吸附罐和三种振幅源电磁垫（腰椎、颈肩和关节）。

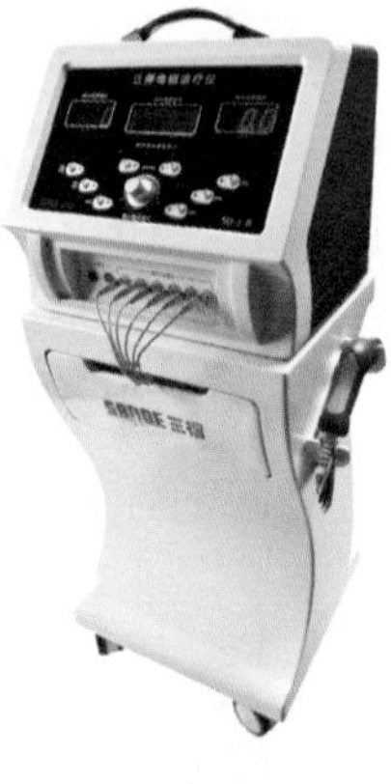

SD－J－B 型

• SD－J－C 型

该机是流线型一体化的医用机型，采用无创针灸、电磁罐疗和现代导药技术，配备专业的电流表、电压表，能够在0.5秒实现快速功能切换。有1路电磁能探头输出、6组电磁罐输出和18组电磁垫输出，配备有电磁能探头（A、B）、电磁能吸附罐和三种振幅源电磁垫（腰椎、颈肩和关节）。

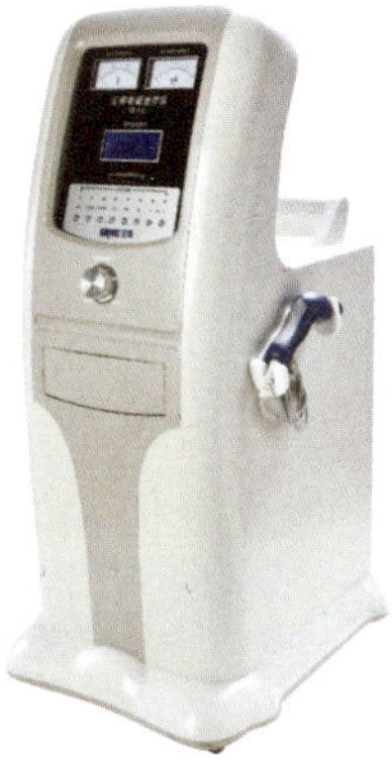

SD－J－C 型

• SD－J－D 型

该机是紧凑型一体化的医用机型，移动便捷，面板直观易用，多重安全设计，具有无创针灸、电磁罐疗和现代导药技术等功能。有1路电磁能探头输出、6组电磁罐输出和24组电磁垫输出，配备有电磁能探头（A、B）、电磁能吸附罐和三种振幅源电磁垫（腰椎、颈肩和关节）。

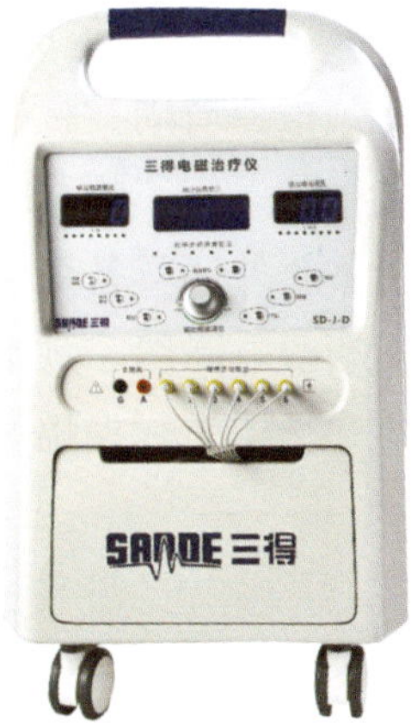

SD－J－D 型

• SD－J－E 止痛冲击型

该机独创电磁能弹道冲击波和精准查找痛点技术，有电磁能与低频电的叠加效应输出功能，具有快速解除疼痛的显著功效，配备7.8寸LCD大屏幕显示屏，能够在治疗时显示实时参数。配有专用的电磁能冲击枪。

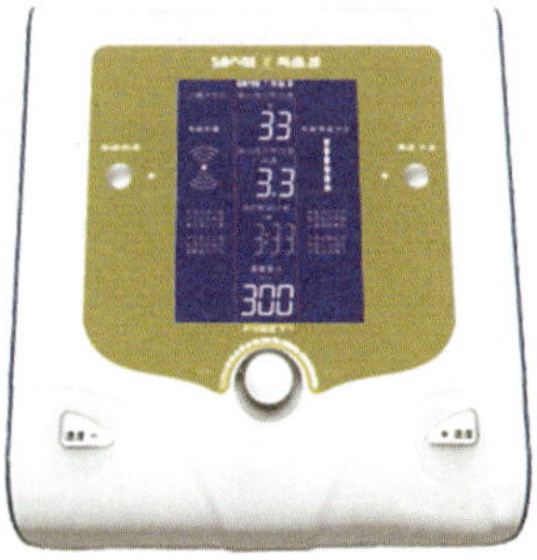

SD－J－E 止痛冲击型

• SD－J－E 经络罐疗型

该机实现传统吸附罐和电磁能传导双效叠加，拥有叠加罐疗模式和动态走罐模式。在叠加罐疗模式下采用双重冲击技术，能刺激深层肌肉；在动态走罐模式下有能量逐级传输的功能，可以根据个人肌肉状况设定个性频率。配有电磁能吸附罐（套组）。

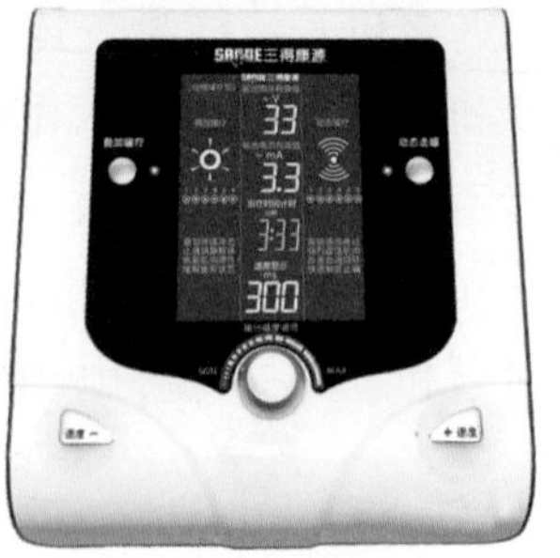

SD－J－E 经络罐疗型

• SD－J－E 脊柱矫健型

该机独特的功能是实现脊柱同治和流动治疗，打破了颈椎、肩周、腰椎、膝关节独立分治的局限性，能够进行颈、肩、腰和腿同步治疗，使治疗部位得到整体改善，此外还具备全覆盖的电磁能导入功能。配有流动式振幅源电磁垫、颈椎振幅源电磁垫、腰带式振幅源电磁垫和全覆盖式振幅源电磁垫。

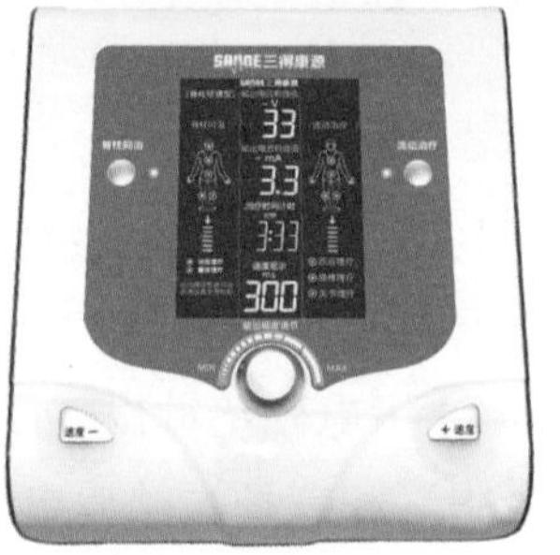

SD－J－E 脊柱矫健型

• SD－J－E 易用穿戴型（自助）

该机拥有 5.5 寸 LCD 专业显示屏，实现“面部”“腰部”“腹部”三种功能快速切换，操作简便，无须专业医护人员便可进行治疗。体型轻巧，移动方便，具有四重智能保护功能。配有电磁能探头（B）、流动式振幅源电磁垫和颈椎振幅源电磁垫、腰带式振幅源电磁垫。

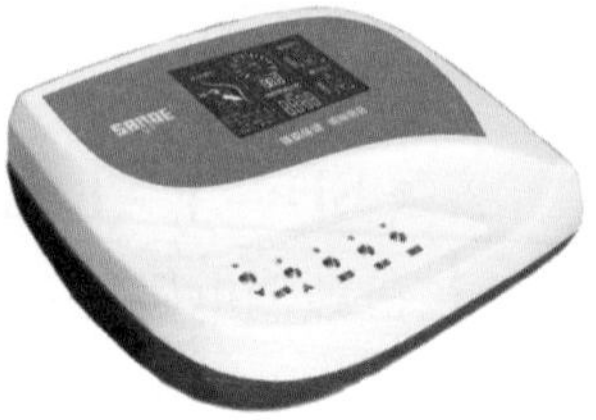

SD－J－E 易用穿戴型（自助）

（二）三得电磁治疗仪主要附件（治疗端工具）

• 电磁能探头

电磁能探头（A、B）除了能探测病变部位、诊测局部经络不通穴位点外，还具有刺激经络穴位、脊柱神经以及头部、面部、颈肩、腰骶、胸腹、四肢、肘及膝关节等病灶部位的动态磁能。其操作手法包括：穴位点刺激，穴位点或阿是穴位点弹道式间隔冲击刺激，模仿传统中医的按、压、揉、拨等推拿手法等。

弹道式电磁能冲击枪是特殊的电磁能探头，应用弹道冲击技术，能够精准查找痛点、快速解决疼痛、深度松解关节组织的粘连、促进局部血液循环、加速组织新陈代谢、促进损伤组织愈合。

操作要领：

（1）将电磁能探头放置于人体体表→按磁疗键→操作旋钮将电流慢慢调至额定电流（强度因人而异）→慢慢移动探头，寻找病变痛点部位。

（2）找到痛点→用探头对准该部位→按磁疗键或间隔键进行治疗（一般治疗1～5分钟不定痛点会改善或消失）。

（3）用电磁能探头点选头部穴位，可根据相关处方依据头部经络穴位图因人施治。

（4）用电磁能探头（B）点选面部穴位，可采取揉、拨、滑动手法施治（美容、眼部保健、鼻炎、牙痛等专项）。

特别提示：

（1）治疗师应十分重视患者的第一次生物传导治疗，要针对患者的具体情况，向患者详细介绍生物传导治疗法——低频电磁无创针灸技术＋低频电磁罐疗技术＋低频电磁药物导入技术，让患者放松，配合治疗。

（2）颈椎及头部不能使用间隔键弹道式间隔冲击功能进行治疗。

（3）在为患者治疗的过程中，使用电磁能探头换穴位或部位治疗时一定要将剂量调至零位，以免引起局部不舒服。

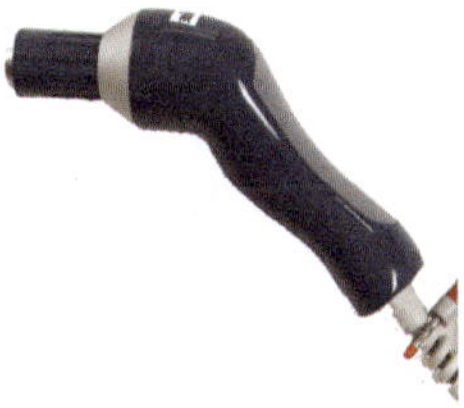

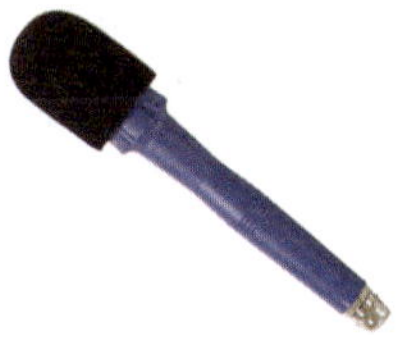

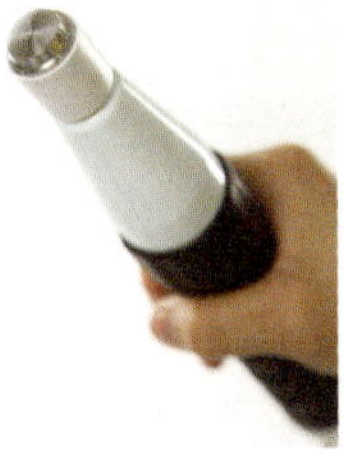

电磁能探头

• 电磁能吸附罐

电磁能吸附罐除具有传统吸附罐（如火罐）的综合功能外，还具有电磁刺激叠加增效作用，受刺激部位在传统罐疗＋电磁能的双重作用下，局部机体和细胞组织会产生强烈振荡，血液循环加速，达致舒经活血、调节肌体状态、镇痛行痹、祛瘀消肿等目的。

操作要领：

将6个电磁能吸附罐（1组6个电磁能吸附罐或2组3个电磁能吸附罐）分别吸附于人体体表各病变（灶）部位或经络部位（包括14条经络）→按流动键→操作旋钮将电流慢慢调至所需的电流量（强度因人而异）→依据不同部位的治疗深度层次要求按速度键“+”或“-”，将流水速度调至治疗所需档位。

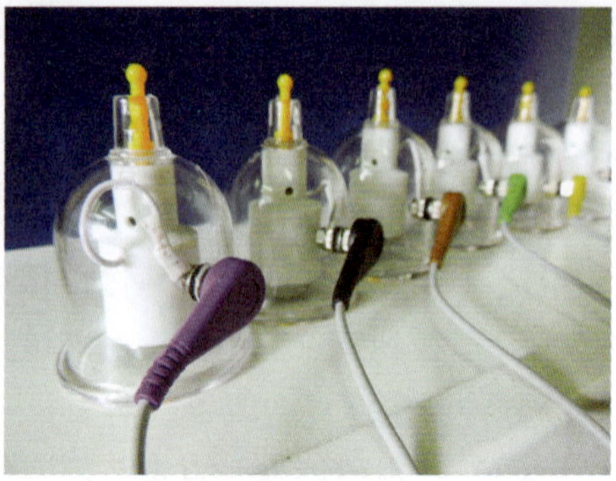

电磁能吸附罐

特别提示：

电磁能吸附罐的吸附力度须适当掌握，以牢固附着而患者无痛感为宜，一般抽吸两次气压。

• 电磁能药物导入垫（振幅源电磁垫）

特制的振幅源电磁垫，具有将药物在电磁场作用下透过人体体表毛孔即微循环系统直接导入机体的独特作用。该技术的独特之处在于：药物在不经过消化系统吸收的途径下，直接到达细胞、血液和局部病灶组织，从而达到快速、显著的治疗效能。

（1）流动式振幅源电磁垫。由氧气袋材料制作而成，防水、耐用、卫生。可用于腰背调理、关节调理和腿部理疗，能改善因神经受到挤压时出现的各种疼痛。

（2）腰带式振幅源电磁垫。由氧气袋材料制作而成，防水、耐用、卫生。可用于腰部和腹部治疗，能改善腰椎和腹部的疼痛。

（3）颈椎振幅源电磁垫。由氧气袋材料制作而成，防水、耐用、卫生。可用于颈椎调理，能改善颈椎、肩周疼痛等常见症状。

（4）全覆盖式振幅源电磁垫。由氧气袋材料制作而成，防水、耐用、卫生。专门为住院病人（特别是长期卧床患者）改善背部循环，贴合度好，治疗效果更佳。

操作要领：

（1）用250毫升90度热水将棉毛巾泡湿，以不流出水为基准，放置于放有药物浸泡药巾的电磁垫上，再将该电磁垫加热，按患者需治疗部位（如颈肩部、背部、腰部、腹部、膝部等）定位治疗，再调节旋钮将电流调至治疗所需剂量。

（2）自动键：适用于颈、肩、腰部各10分钟+混合调理。

（3）肩背键：适用于颈、肩、腰部一体化调理。

（4）颈椎/腰部键：适用于颈椎、腰部各自独立调理。

（5）胸腹键：适用于腹部/腰部独立调理。

（6）流动键：适用于四肢及关节调理。

特别提示：

（1）常规导药时间控制在 20 ~ 40 分钟为宜。

（2）电磁能理疗垫为 3 ~ 4 件套组，可根据不同治疗项目进行针对性组合。

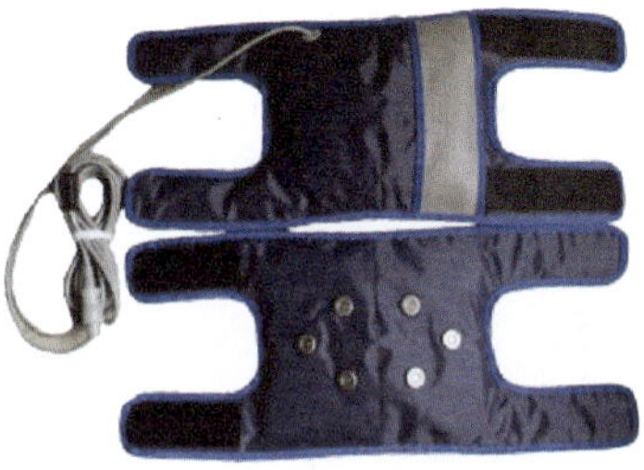

流动式振幅源电磁垫

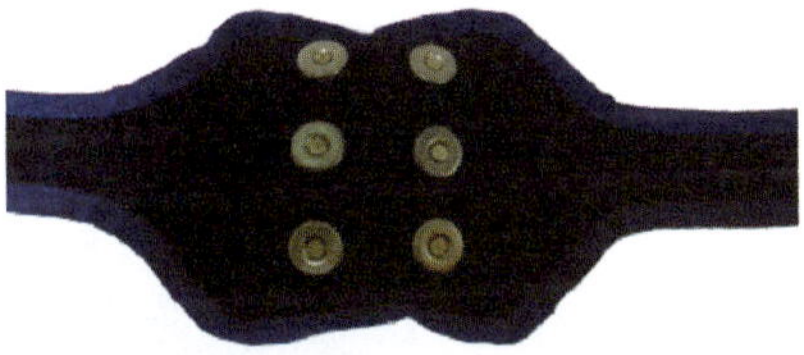

颈椎振幅源电磁垫

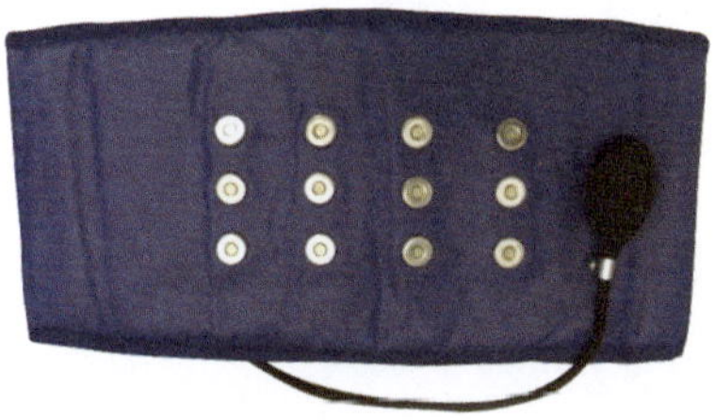

腰带式振幅源电磁垫（正面）

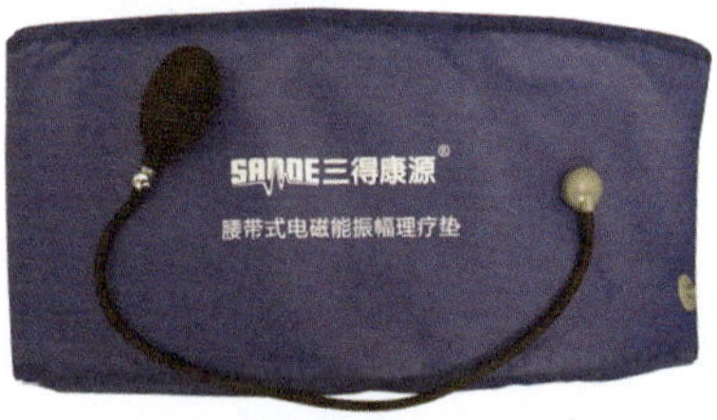

腰带式振幅源电磁垫（背面）

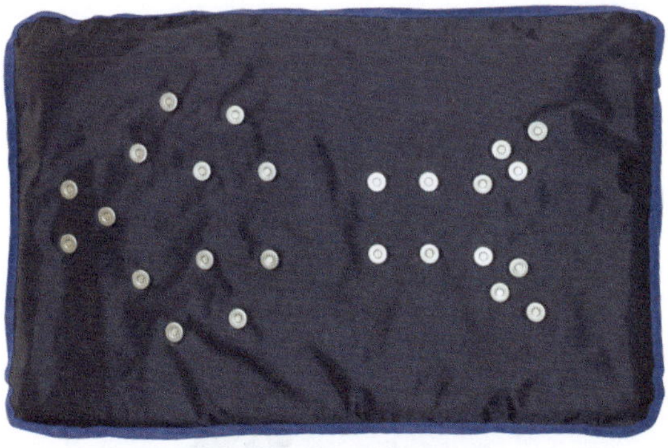

全覆盖式振幅源电磁垫

（三）三得电磁治疗仪与类似治疗仪之比较

三得电磁治疗仪是吴国宪及其团队历经十余年的研究与试验创造出的，其核心技术是“三得技术”。同类型的电磁治疗仪多是采用中频电磁技术，三得电磁治疗仪则是采用低频电磁生物传导技术，独创的储能叠加技术能实现“低频高能”的治疗效果。

- **弹道冲击更强**

三得电磁治疗仪的“弹道式体外冲击技术”以电磁能量深透冲击，可直达病灶。相比仅有物理撞击作用的进口冲击理疗枪，功效更强大。

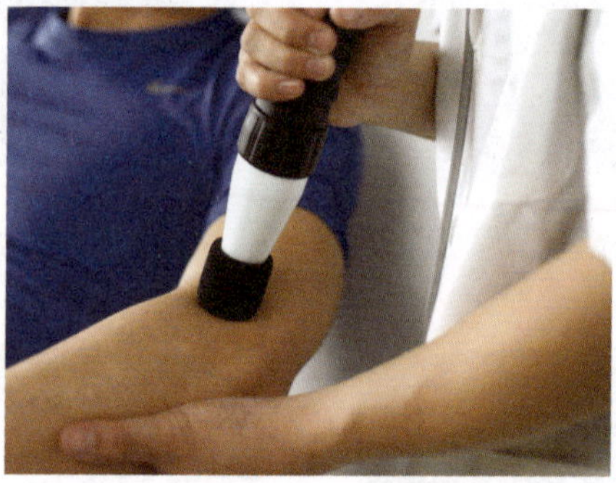

体外冲击操作

- **消炎活血更快**

与常规中频电疗仪相比，三得电磁治疗仪同样具有消炎解痉、改善血液循环的作用，此外，其独有的流动电磁垫能同步多穴位刺激并使肌体产生自热效应，使效能发挥更快，治疗更舒适。

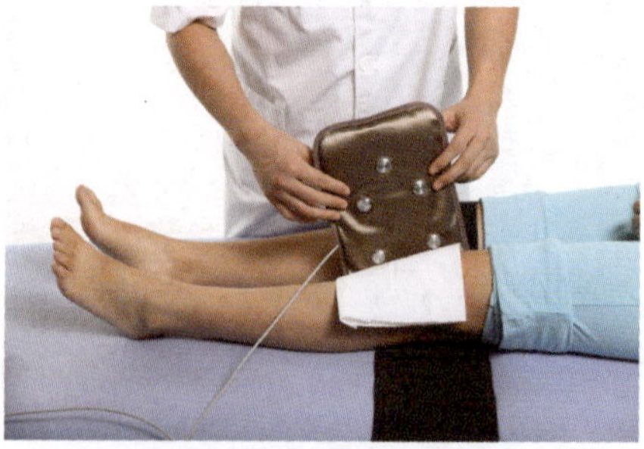

流动电磁垫改善局部循环治疗

• 解除疼痛更灵

与常规干涉波治疗仪相比，三得电磁治疗仪生成的正弦波波形完整干净，无任何杂波干扰，从而确保止疼快速，治疗过程舒适、无副作用。

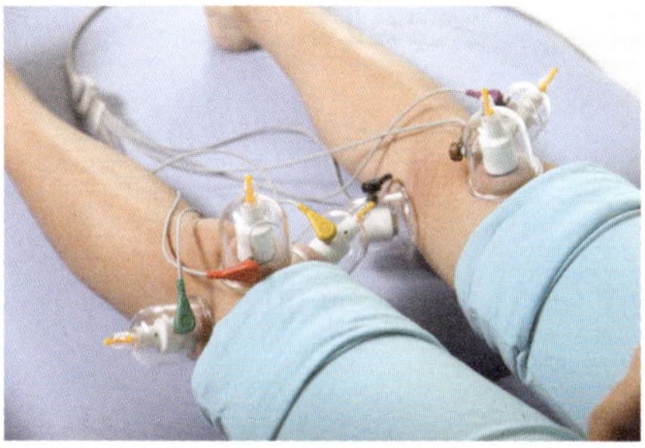

电磁能吸附罐的叠加效能

• 安全性更高

与常规直流感应电疗仪相比，三得电磁治疗仪技术更安全，从设计原理上排除了诸如酸碱电解刺激皮肤，使之过敏甚至灼伤之担忧。

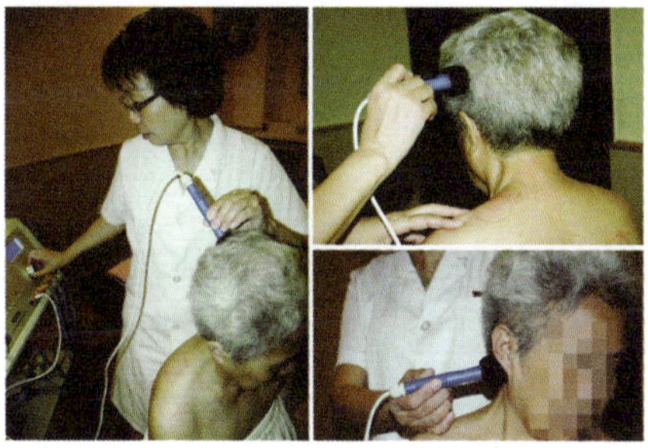

使用无创针灸电磁能探头做头部治疗

• 疏通循环更有效

三得电磁治疗仪与常规康复设备最大的区别在于它对全身整体治疗观的贯彻，能有效改善人体循环系统。

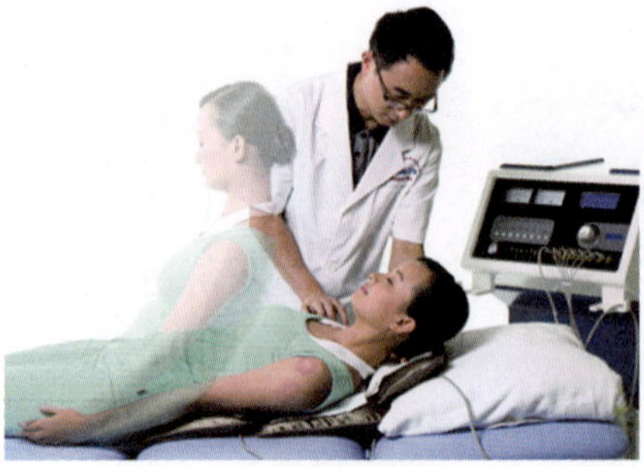

使用电磁垫整体循环改善治疗

五、 一些常见问题的必要说明

（一） 应用三得电磁治疗仪的安全依据

三得电磁治疗仪的设计定位以安全、舒适、高效为标准，经多家国内知名三甲医院严格的医疗临床验证，治疗总有效率为96.7%。该设备经CB/CE国际安全检验标准认证，认证号为：E/EC3616110125248。经广东省食品药品监督管理局批准为二类医疗器械准入市场产品，注册号为“粤食药监械（准）字2014第2260883号”。

1. 电气安全保证

该产品在电气安全方面采用了多次感应隔离技术和多级熔断技术，自熔自恢复技术，过流、过压保护措施，实现多重电气安全保护。

2. 绿色低频电磁治疗源安全保证

经多级电源过滤（类似自来水经多级过滤成为可直接饮用水），成为绿色无污染纯净电源，经变频后选出最适合人体的频段和符合人体需要的、有益处的电磁能量治疗源，治疗用的最大电磁能按国际标准为4mT（约等于40高斯）。该电磁能量发生装置的特点为：只有在接触人体体表层时才产生电磁能量，离开人体体表层时自动断开；产生电磁能量而非发射电磁波，无辐射，不会对其他电子仪器产生干扰及伤害人体，该能量是一种非常安全且符合人体需要的低频电磁能量。

（二） 体质较差患者在经络疏通后感觉乏累是好转反应

有些体质较差的患者，在疏通调整经络/穴位以后会感觉很乏累，甚至比未调理时还难受，这是为什么呢？这是一种好转反应，服用一些特殊药物或补品后也有类似情况。容易出现这种症状的大多是气血相对较虚的人，即"虚证之人"，从另一个角度来说，主要是肠胃吸收功能较弱的人。

人之所以出现劳累疲乏，主要是因为内脏供血量减少，可能基于以下情况：

第一种，剧烈运动。比如打球、爬山、跑步、走远路等，会大量出汗。汗为心之液，在外为汗，在内为血，出汗过多，其实耗费的是我们的心血。运动时，大量气血会分散到四肢，内脏的血量就会减少。心主神明，当心脏供血减少时，我们就会感到疲倦，四肢酸懒；同时中医认为，肝藏血，卧则血归于肝。我们累的时候喜欢躺下，是因为分散在四肢的气血会回流到肝脏，利于肝脏解毒。因此运动过度，就会感觉乏累。

第二种，电磁刺激使经络疏通。与第一种情况不同，电磁刺激其实是一种被动运动，当经络疏通调理作用于患者身体的某个部位时，患者的气血就会从身体的其他部位向该部位集中，此时，假如患者身体较弱，身体无法快速生成新的气血补充，会使原本供应脏器的气血量一时减少，人就会感到乏和累了。

那么，劳累疲乏与经络疏通又有什么关联呢？打个比方：家里客厅有台空调制热供暖，当其他房间的门都关闭时，这台空调工作起来会很轻松；可是，当把其他房间的门都打开时，这台空调工作起来就会很累，它再怎么拼命工作，家里也热不起来。为什么呢？因为它供热的面积突然增大了。从空调制热联系到我们人体，道理相似：当身体某部分的经络关闭时，那部分身体就处于低水平运作中，有时你会感觉胳膊酸、腿痛、脖子硬，这都是低水平运作的结果；而当我们把经络疏通后，人体需要大量气血去供应新打开的区域，此时，人体一时无法制造出大量新的气血去满足，造成脏器供血不足，人就会感觉劳累和疲乏。

如何解决这个问题呢？在调理经络前，最好喝些有营养的汤水，增强人体吸收营养的能力，以缓解身体气血不足的问题。在经络疏通以后感觉累、乏的时候，要明白这个过程只是暂时的，是调理身体过程当中必须经历的，也正是身体好转的开始。

（三）使用三得电磁治疗仪时病灶区出现针刺感、痛感或麻感符合中医理论

使用电磁能探头、电磁能吸附罐、电磁能药物导入垫治疗时，病灶区出现针刺感或痛感现象，符合中医"痛则不通、通则不痛"的理论。该病灶点的形成是由于中医所说的气血瘀阻，也就是现代医学所说的循环障碍，造成病灶部位呈现

高电阻，反映在仪表上即呈现较高的电压、较低的电流。在治疗时，可根据电压、电流高低以及二者的变化情况，判断病灶部位的程度及其气血循环改善的状况。

治疗时，当低频电流、低强度动磁场通过人体时，会产生显著的刺激作用，使神经兴奋、肌肉收缩、血管扩张；当经络、穴位及病灶部位出现气血瘀阻或筋膜粘连等病变时，该部位会出现结节、条索、肿胀等状况。

将电磁能吸附罐放在该区域时，因血管扩张、血液循环加快、神经兴奋、肌肉收缩等效果，会使该部位的血管、肌肉、筋膜及韧带出现扩张和收缩。由于正常组织和病理组织的张弛力不同，强烈的牵扯也会在改善病灶部位循环的同时，引起刺痛感。

低频电磁能对体液的影响表现在：使血管扩张，血流加快，各种致痛物质被迅速稀释和排出，使疼痛减轻或缓解。在交变磁场的作用下，各种内分泌素的含量和各种酶的活性发生改变，通过这些改变可达到治疗效果。治疗时，病灶区由刺痛感转为麻感，是该病灶部位循环条件改善的反映，是身体正在康复之象。

以低频电磁能对脊柱及相关经络进行刺激时产生针刺疼痛的部位，就是相关组织和脏腑的疾病反应区，甚至可以找出早期病灶，帮助治疗师对患者的不适病因做出正确判断，也为制订后续治疗方案提供科学依据。

（四）因人施治、治疗部位、治疗剂量、治疗疗程

1. 因人施治

个体差异如性别、年龄、身高、体重、体质等均有不同，相同疾病于不同个体的临床表现亦各异，不同患者对同一种治疗方法的反应与效果也不一样。要使每位患者都获得最佳治疗效果，就得依靠治疗师与患者的沟通及其治疗水平的发挥。体质较虚弱者如老年人、妇女、儿童等，适宜用小剂量刺激；月经期妇女或更年期妇女反应敏感，适宜用弱刺激；而年轻群体、常做户外运动者等，因为体质较强，耐受性较好，则适宜用中剂量刺激。

2. 治疗部位

正确地选择治疗部位，与治疗效果有极为密切的关系。治疗方式可以是全身的，也可以是局部的，或者是全身和局部两者交替结合应用。局部主要指病变部位，如局限性炎症、损伤等。局部治疗应注意将病变部位置于物理能作用场内。对于疼痛综合征、某些内脏或功能性疾病等，则不能仅限于局部治疗，有时还应用全身治疗，采取“上病下治、下病上治、左病右治、右病左治”的原则，往往能取得较好的治疗效果。

3. 治疗剂量

治疗剂量包含刺激强度和作用时间两个因素。剂量不同，治疗效果大不一样，大剂量抑制，小剂量兴奋。小剂量可使网状内皮系统细胞吞噬能力增强，提高免疫能力，制止炎症发展；作用于供血系统，能扩张血管，改善血液循环，加速渗出吸收。治疗剂量应根据治疗部位而定：①深层肌肉和肌肉丰厚的部位可用大剂量。②对脊柱部位可用大剂量，因为这些部位病灶往往较深，要解决深层的组织循环或韧带弹性减小问题，小剂量治疗能量不够，治疗效果较差。

在临床中，治疗师对治疗剂量问题应采取慎重态度。选择剂量大小要根据疾病的不同性质、不同阶段，患者机体反应能力及治疗目的而定。

4. 治疗疗程

在低频电磁能治疗过程中，有些疼痛疾病很难一次达到理想效果，因而需要每日或隔日一次连续治疗。因为低频电磁能物理因子作用于人体之后会产生记忆反应，经过持续多次的积累，将产生叠加效应，并引起质变。尤其是对一些陈年顽疾、慢性病或重症者，更需要有充分的耐心。

疗程有长有短，这是根据病情、治疗目的而定的。一般来说，急性病疗程短（2~4次），慢性病疗程长（通常10次为一疗程），甚至需要多个疗程，在疗程衔接中需设置一个间歇期，以利于患者机体调整恢复，间歇期一般为3天。另外，累积作用强者疗程短，累积作用弱者疗程长；用于治疗者疗程短，用于预防、保健者疗程长（可每周调理2次）；对于慢性病患者往往需要多个疗程循序渐进，甚至可达数月，视症状需要而定。

（五）使用三得电磁治疗仪的禁忌证

任何治疗，包括药物、手术、物理治疗等在内，都有一些相应的禁忌要求，使用三得电磁治疗仪也不例外。有下列情况者应慎用电磁疗法治疗：重度心脏病或安装心脏起搏器、严重高血压、已确诊癌症、高热、局部溃烂、骨折、精神病、皮肤过敏、活动性肺结核、有出血倾向疾病、有化脓性炎症伤口患者及孕妇、经期女性、有痉挛抽搐发作可能者等。

六、相关证书

（一）资质与发明证书

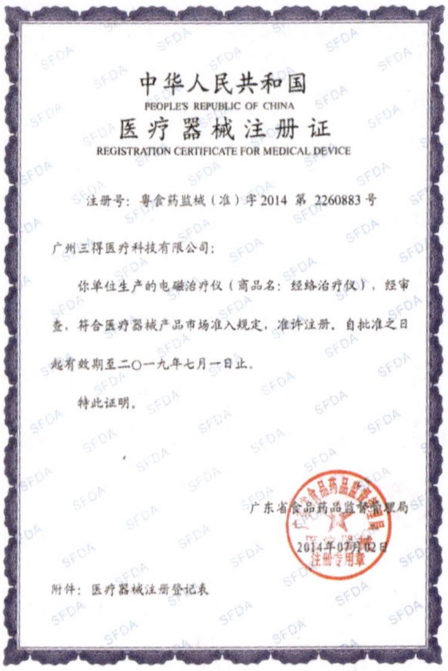

中华人民共和国
PEOPLE'S REPUBLIC OF CHINA
医疗器械注册证
REGISTRATION CERTIFICATE FOR MEDICAL DEVICE

注册号：粤食药监械（准）字2014 第 2260883 号

广州三得医疗科技有限公司：

你单位生产的电磁治疗仪（商品名：经络治疗仪），经审查，符合医疗器械产品市场准入规定，准许注册，自批准之日起有效期至二〇一九年七月一日止。

特此证明。

广东省食品药品监督管理局
2014年07月02日

附件：医疗器械注册登记表

三得电磁治疗仪注册证书

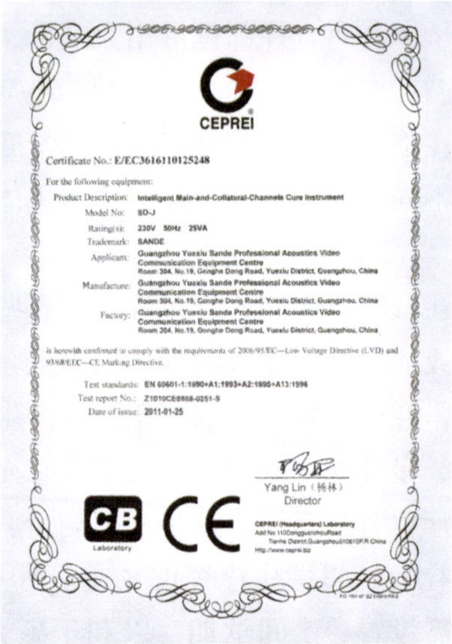

CEPREI

Certificate No.: E/EC3616110125248

For the following equipment:

Product Description: Intelligent Main-and-Collateral-Channels Cure Instrument
Model No: SD-J
Rating(s): 230V 50Hz 25VA
Trademark: SANDE
Applicant: Guangzhou Yuexiu Sande Professional Acoustics Video Communication Equipment Centre Room 304, No.19, Genghe Dong Road, Yuexiu District, Guangzhou, China
Manufacture: Guangzhou Yuexiu Sande Professional Acoustics Video Communication Equipment Centre Room 304, No.19, Genghe Dong Road, Yuexiu District, Guangzhou, China
Factory: Guangzhou Yuexiu Sande Professional Acoustics Video Communication Equipment Centre Room 304, No.19, Genghe Dong Road, Yuexiu District, Guangzhou, China

is herewith confirmed to comply with the requirements of 2006/95/EC—Low Voltage Directive (LVD) and 93/68/EEC—CE Marking Directive.

Test standards: EN 60601-1:1990+A1:1993+A2:1995+A13:1996
Test report No.: Z1010CE8888-0251-S
Date of issue: 2011-01-25

Yang Lin（杨林）
Director

CB Laboratory

CEPREI (Headquarters) Laboratory
Add:No.110DongguanzhouRoad
Tianhe District,Guangzhou510610P.R.China
Http://www.ceprei.biz

CE 欧盟安全标准认证书

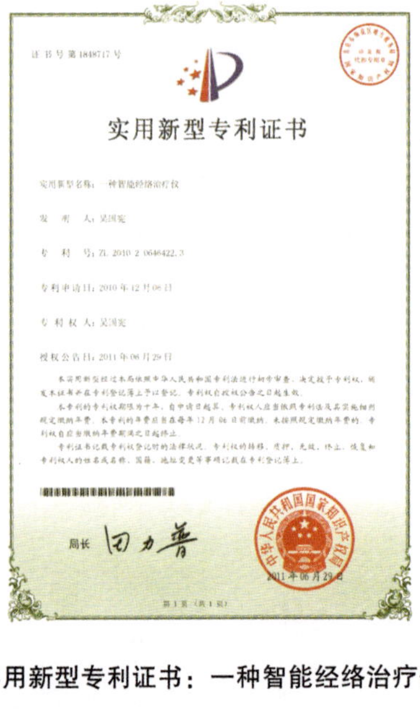

证书号第1848717号

实用新型专利证书

实用新型名称：一种智能经络治疗仪

发 明 人：吴国宪

专 利 号：ZL 2010 2 0646422.3

专利申请日：2010 年 12 月 06 日

专 利 权 人：吴国宪

授权公告日：2011 年 06 月 29 日

本实用新型经过本局依照中华人民共和国专利法进行初步审查，决定授予专利权，颁发本证书并在专利登记簿上予以登记。专利权自授权公告之日起生效。

本专利的专利权期限为十年，自申请日起算。专利权人应当依照专利法及其实施细则规定缴纳年费。本专利的年费应当在每年 12 月 06 日前缴纳。未按照规定缴纳年费的，专利权自应当缴纳年费期满之日起终止。

专利证书记载专利权登记时的法律状况。专利权的转移、质押、无效、终止、恢复和专利权人的姓名或名称、国籍、地址变更等事项记载在专利登记簿上。

局长 田力普

2011 年 06 月 29 日

第 1 页（共 1 页）

实用新型专利证书：一种智能经络治疗仪

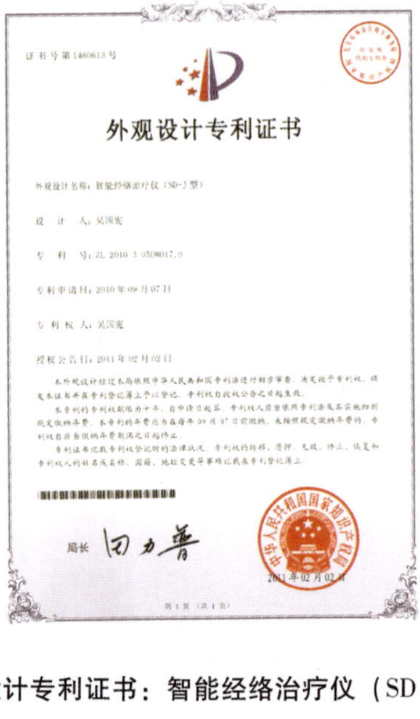

证书号第1460613号

外观设计专利证书

外观设计名称：智能经络治疗仪（SD-J 型）

设 计 人：吴国宪

专 利 号：ZL 2010 3 0508017.9

专利申请日：2010 年 09 月 07 日

专 利 权 人：吴国宪

授权公告日：2011 年 02 月 02 日

本外观设计经过本局依照中华人民共和国专利法进行初步审查，决定授予专利权，颁发本证书并在专利登记簿上予以登记。专利权自授权公告之日起生效。

本专利的专利权期限为十年，自申请日起算。专利权人应当依照专利法及其实施细则规定缴纳年费。本专利的年费应当在每年 09 月 07 日前缴纳。未按照规定缴纳年费的，专利权自应当缴纳年费期满之日起终止。

专利证书记载专利权登记时的法律状况。专利权的转移、质押、无效、终止、恢复和专利权人的姓名或名称、国籍、地址变更等事项记载在专利登记簿上。

局长 田力普

2011 年 02 月 02 日

第 1 页（共 1 页）

外观设计专利证书：智能经络治疗仪（SD－J 型）

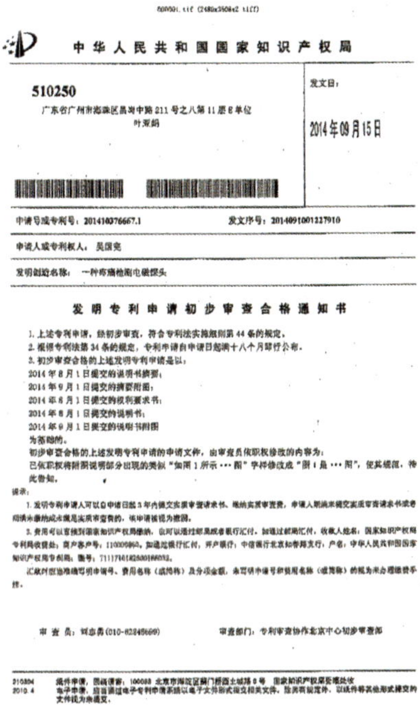

600001.tif (2480x3508x2 tiff)

中华人民共和国国家知识产权局

510250
广东省广州市海珠区昌岗中路211号之八第11层E单位
叶亚娟

发文日：
2014年09月15日

申请号或专利号：201410376667.1　　发文序号：2014091001227910

申请人或专利权人：吴国宪

发明创造名称：一种疼痛检测电磁探头

发明专利申请初步审查合格通知书

1. 上述专利申请，经初步审查，符合专利法实施细则第44条的规定。
2. 根据专利法第34条的规定，专利申请自申请日起满十八个月即行公布。
3. 初步审查合格的上述发明专利申请是以：
2014年8月1日提交的说明书摘要；
2014年9月1日提交的摘要附图；
2014年8月1日提交的权利要求书；
2014年8月1日提交的说明书；
2014年9月1日提交的说明书附图
为基础的。
初步审查合格的上述发明专利申请的申请文件，由审查员依职权修改的内容为：
已依职权将附图说明部分出现的类似"如图1所示…图"字样修改成"图1是…图"，使其规范，特此告知。

提示：
1. 发明专利申请人可以自申请日起3年内提交实质审查请求书、缴纳实质审查费，申请人期满未提交实质审查请求书或者期满未缴纳或未缴足实质审查费的，该申请被视为撤回。
2. 费用可以直接到国家知识产权局缴纳，也可以通过邮局或者银行汇付。如通过邮局汇付，收款人姓名：国家知识产权局专利局收费处，商户客户号：110000860。如通过银行汇付，开户银行：中信银行北京知春路支行，户名：中华人民共和国国家知识产权局专利局，账号：7111710182600166032。
汇款时应当准确写明申请号、费用名称（或简称）及分项金额。未写明申请号和费用名称（或简称）的视为未办理缴费手续。

审查员：刘志勇(010-62085669)　　审查部门：专利审查协作北京中心初步审查部

210304
2010.4
纸件申请，回函请寄：100088 北京市海淀区蓟门桥西土城路6号 国家知识产权局受理处收
电子申请，应当通过电子专利申请系统以电子文件形式提交相关文件。除另有规定外，以纸件等其他形式提交的文件视为未提交。

发明专利证书：一种疼痛检测电磁探头

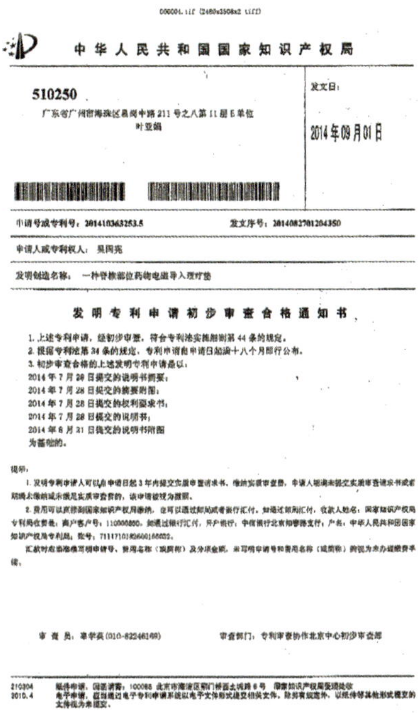

000004.tif (2480x3508x2 tiff)

中华人民共和国国家知识产权局

510250
广东省广州市海珠区昌岗中路211号之八第11层E单位
叶亚娟

发文日：
2014年09月01日

申请号或专利号：201410363253.5　　发文序号：2014082701204350

申请人或专利权人：吴国宪

发明创造名称：一种脊椎部位药物电磁导入理疗垫

发明专利申请初步审查合格通知书

1. 上述专利申请，经初步审查，符合专利法实施细则第44条的规定。
2. 根据专利法第34条的规定，专利申请自申请日起满十八个月即行公布。
3. 初步审查合格的上述发明专利申请是以：
2014年7月28日提交的说明书摘要；
2014年7月28日提交的摘要附图；
2014年7月28日提交的权利要求书；
2014年7月28日提交的说明书；
2014年8月21日提交的说明书附图
为基础的。

提示：
1. 发明专利申请人可以自申请日起3年内提交实质审查请求书、缴纳实质审查费，申请人期满未提交实质审查请求书或者期满未缴纳或未缴足实质审查费的，该申请被视为撤回。
2. 费用可以直接到国家知识产权局缴纳，也可以通过邮局或者银行汇付。如通过邮局汇付，收款人姓名：国家知识产权局专利局收费处，商户客户号：110000860。如通过银行汇付，开户银行：中信银行北京知春路支行，户名：中华人民共和国国家知识产权局专利局，账号：7111710182600166032。
汇款时应当准确写明申请号、费用名称（或简称）及分项金额。未写明申请号和费用名称（或简称）的视为未办理缴费手续。

审查员：辜学兵(010-82246169)　　审查部门：专利审查协作北京中心初步审查部

210304
2010.4
纸件申请，回函请寄：100088 北京市海淀区蓟门桥西土城路6号 国家知识产权局受理处收
电子申请，应当通过电子专利申请系统以电子文件形式提交相关文件。除另有规定外，以纸件等其他形式提交的文件视为未提交。

发明专利证书：一种脊椎部位药物电磁导入理疗垫

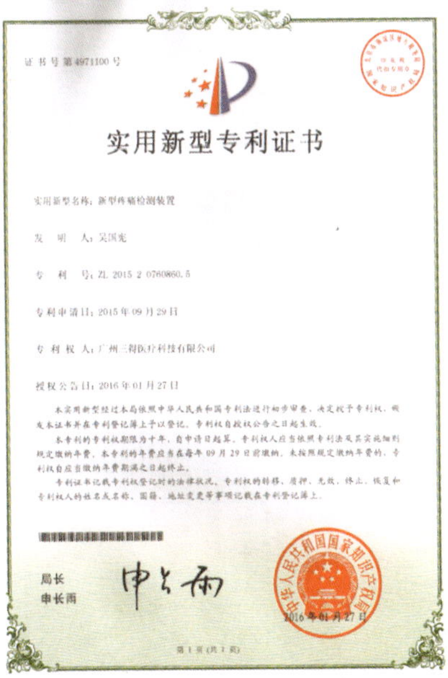

证书号第4971100号

实用新型专利证书

实用新型名称：新型疼痛检测装置

发明人：吴国宪

专利号：ZL 2015 2 0760860.5

专利申请日：2015年09月29日

专利权人：广州三得医疗科技有限公司

授权公告日：2016年01月27日

本实用新型经过本局依照中华人民共和国专利法进行初步审查，决定授予专利权，颁发本证书并在专利登记簿上予以登记。专利权自授权公告之日起生效。

本专利的专利权期限为十年，自申请日起算。专利权人应当依照专利法及其实施细则规定缴纳年费。本专利的年费应当在每年09月29日前缴纳。未按照规定缴纳年费的，专利权自应当缴纳年费期满之日起终止。

专利证书记载专利权登记时的法律状况。专利权的转移、质押、无效、终止、恢复和专利权人的姓名或名称、国籍、地址变更等事项记载在专利登记簿上。

局长
申长雨

2016年01月27日

实用新型专利证书：新型疼痛检测装置

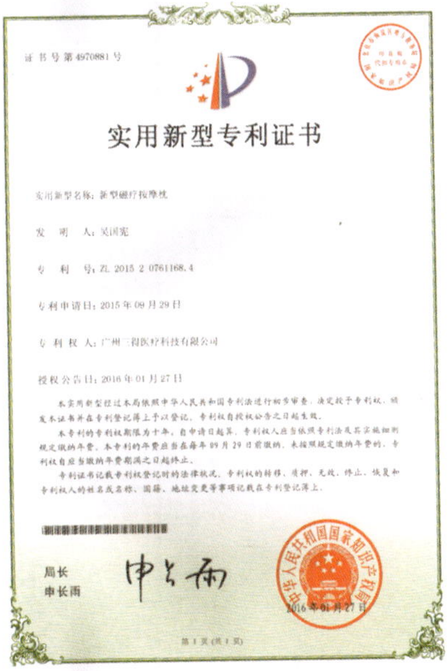

证书号第4970881号

实用新型专利证书

实用新型名称：新型磁疗按摩枕

发明人：吴国宪

专利号：ZL 2015 2 0761168.4

专利申请日：2015年09月29日

专利权人：广州三得医疗科技有限公司

授权公告日：2016年01月27日

本实用新型经过本局依照中华人民共和国专利法进行初步审查，决定授予专利权，颁发本证书并在专利登记簿上予以登记。专利权自授权公告之日起生效。

本专利的专利权期限为十年，自申请日起算。专利权人应当依照专利法及其实施细则规定缴纳年费。本专利的年费应当在每年09月29日前缴纳。未按照规定缴纳年费的，专利权自应当缴纳年费期满之日起终止。

专利证书记载专利权登记时的法律状况。专利权的转移、质押、无效、终止、恢复和专利权人的姓名或名称、国籍、地址变更等事项记载在专利登记簿上。

局长
申长雨

2016年01月27日

实用新型专利证书：新型磁疗按摩枕

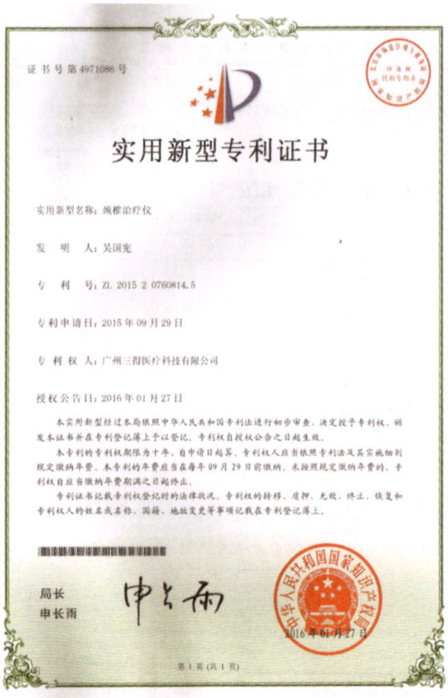
证书号第4971086号

实用新型专利证书

实用新型名称：颈椎治疗仪

发　明　人：吴国宪

专　利　号：ZL 2015 2 0760814.5

专利申请日：2015年09月29日

专 利 权 人：广州三得医疗科技有限公司

授权公告日：2016年01月27日

本实用新型经过本局依照中华人民共和国专利法进行初步审查，决定授予专利权，颁发本证书并在专利登记簿上予以登记。专利权自授权公告之日起生效。

本专利的专利权期限为十年，自申请日起算。专利权人应当依照专利法及其实施细则规定缴纳年费。本专利的年费应当在每年09月29日前缴纳。未按照规定缴纳年费的，专利权自应当缴纳年费期满之日起终止。

专利证书记载专利权登记时的法律状况。专利权的转移、质押、无效、终止、恢复和专利权人的姓名或名称、国籍、地址变更等事项记载在专利登记簿上。

局长
申长雨

2016年01月27日

第1页（共1页）

实用新型专利证书：颈椎治疗仪

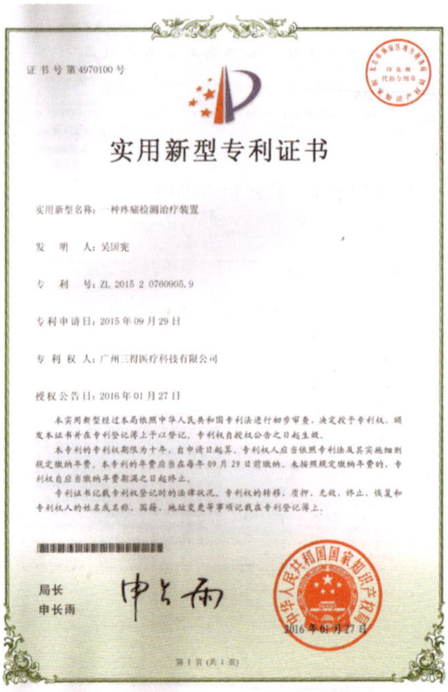
证书号第4970100号

实用新型专利证书

实用新型名称：一种疼痛检测治疗装置

发　明　人：吴国宪

专　利　号：ZL 2015 2 0760905.9

专利申请日：2015年09月29日

专 利 权 人：广州三得医疗科技有限公司

授权公告日：2016年01月27日

本实用新型经过本局依照中华人民共和国专利法进行初步审查，决定授予专利权，颁发本证书并在专利登记簿上予以登记。专利权自授权公告之日起生效。

本专利的专利权期限为十年，自申请日起算。专利权人应当依照专利法及其实施细则规定缴纳年费。本专利的年费应当在每年09月29日前缴纳。未按照规定缴纳年费的，专利权自应当缴纳年费期满之日起终止。

专利证书记载专利权登记时的法律状况。专利权的转移、质押、无效、终止、恢复和专利权人的姓名或名称、国籍、地址变更等事项记载在专利登记簿上。

局长
申长雨

2016年01月27日

第1页（共1页）

实用新型专利证书：一种疼痛检测治疗装置

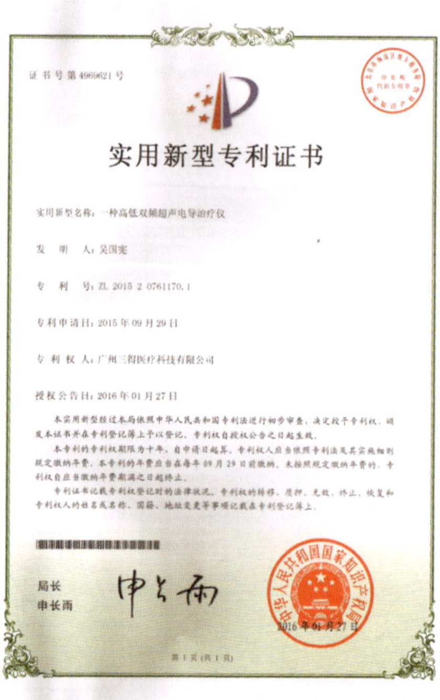
证书号第4969621号

实用新型专利证书

实用新型名称：一种高低双频超声电导治疗仪

发　明　人：吴国宪

专　利　号：ZL 2015 2 0761170.1

专利申请日：2015年09月29日

专 利 权 人：广州三得医疗科技有限公司

授权公告日：2016年01月27日

本实用新型经过本局依照中华人民共和国专利法进行初步审查，决定授予专利权，颁发本证书并在专利登记簿上予以登记。专利权自授权公告之日起生效。

本专利的专利权期限为十年，自申请日起算。专利权人应当依照专利法及其实施细则规定缴纳年费。本专利的年费应当在每年09月29日前缴纳。未按照规定缴纳年费的，专利权自应当缴纳年费期满之日起终止。

专利证书记载专利权登记时的法律状况。专利权的转移、质押、无效、终止、恢复和专利权人的姓名或名称、国籍、地址变更等事项记载在专利登记簿上。

局长
申长雨

2016年01月27日

第1页（共1页）

实用新型专利证书：一种高低双频超声电导治疗仪

（二）软件著作权证书

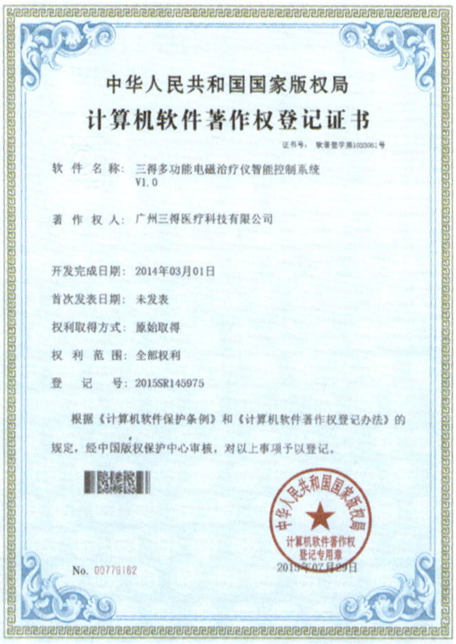

中华人民共和国国家版权局

计算机软件著作权登记证书

证书号：软著登字第1033061号

软 件 名 称：三得多功能电磁治疗仪智能控制系统 V1.0

著 作 权 人：广州三得医疗科技有限公司

开发完成日期：2014年03月01日

首次发表日期：未发表

权利取得方式：原始取得

权 利 范 围：全部权利

登 记 号：2015SR145975

根据《计算机软件保护条例》和《计算机软件著作权登记办法》的规定，经中国版权保护中心审核，对以上事项予以登记。

中华人民共和国国家版权局 计算机软件著作权登记专用章

No. 00778162

2015年07月29日

三得多功能电磁治疗仪智能控制系统 V1.0

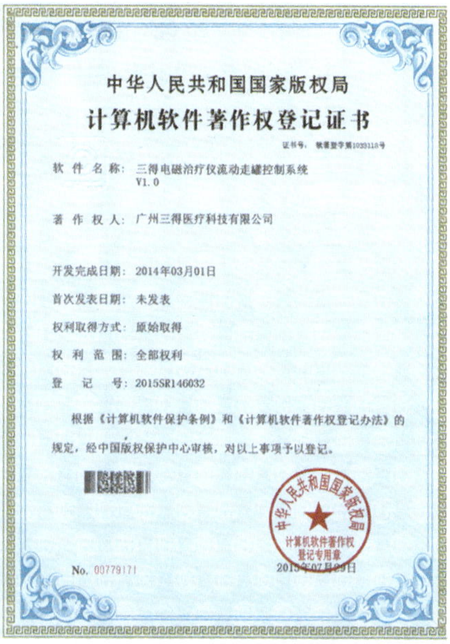

中华人民共和国国家版权局

计算机软件著作权登记证书

证书号：软著登字第1033118号

软 件 名 称：三得电磁治疗仪流动走罐控制系统 V1.0

著 作 权 人：广州三得医疗科技有限公司

开发完成日期：2014年03月01日

首次发表日期：未发表

权利取得方式：原始取得

权 利 范 围：全部权利

登 记 号：2015SR146032

根据《计算机软件保护条例》和《计算机软件著作权登记办法》的规定，经中国版权保护中心审核，对以上事项予以登记。

中华人民共和国国家版权局 计算机软件著作权登记专用章

No. 00779171

2015年07月29日

三得电磁治疗仪流动走罐控制系统 V1.0

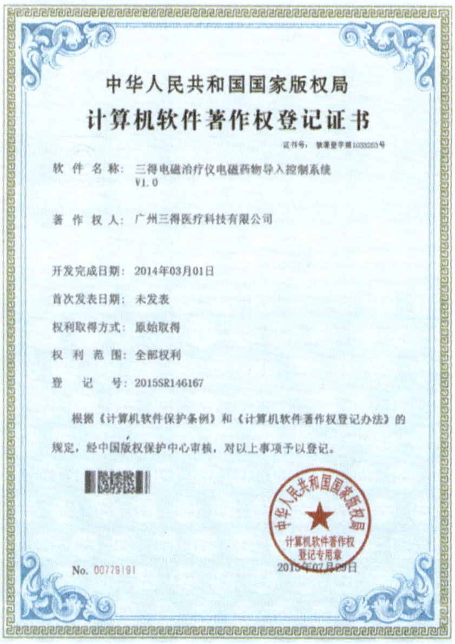

中华人民共和国国家版权局

计算机软件著作权登记证书

证书号：软著登字第1033203号

软 件 名 称：三得电磁治疗仪电磁药物导入控制系统 V1.0

著 作 权 人：广州三得医疗科技有限公司

开发完成日期：2014年03月01日

首次发表日期：未发表

权利取得方式：原始取得

权 利 范 围：全部权利

登 记 号：2015SR146167

根据《计算机软件保护条例》和《计算机软件著作权登记办法》的规定，经中国版权保护中心审核，对以上事项予以登记。

中华人民共和国国家版权局 计算机软件著作权登记专用章

No. 00779191

2015年07月29日

三得电磁治疗仪电磁药物导入控制系统 V1.0

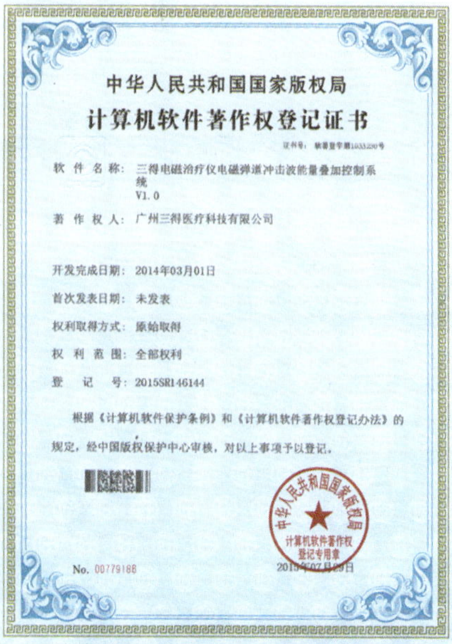

中华人民共和国国家版权局

计算机软件著作权登记证书

证书号：软著登字第1033290号

软 件 名 称：三得电磁治疗仪电磁弹道冲击波能量叠加控制系统 V1.0

著 作 权 人：广州三得医疗科技有限公司

开发完成日期：2014年03月01日

首次发表日期：未发表

权利取得方式：原始取得

权 利 范 围：全部权利

登 记 号：2015SR146144

根据《计算机软件保护条例》和《计算机软件著作权登记办法》的规定，经中国版权保护中心审核，对以上事项予以登记。

中华人民共和国国家版权局 计算机软件著作权登记专用章

No. 00779188

2015年07月29日

三得电磁治疗仪电磁弹道冲击波能量叠加控制系统 V1.0

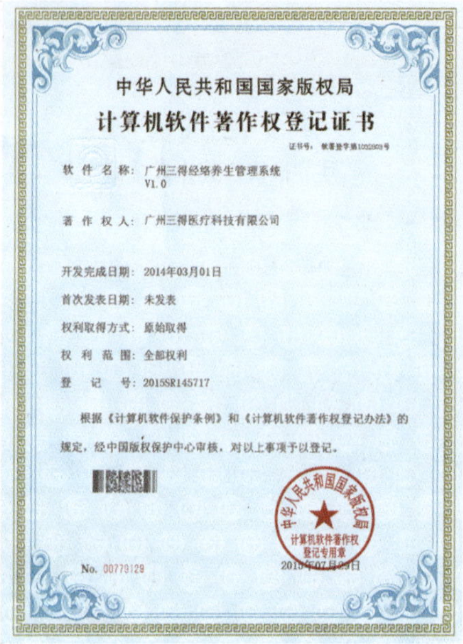
中华人民共和国国家版权局

计算机软件著作权登记证书

证书号：软著登字第1002903号

软 件 名 称：广州三得经络养生管理系统
V1.0

著 作 权 人：广州三得医疗科技有限公司

开发完成日期：2014年03月01日

首次发表日期：未发表

权利取得方式：原始取得

权 利 范 围：全部权利

登 记 号：2015SR145717

根据《计算机软件保护条例》和《计算机软件著作权登记办法》的规定，经中国版权保护中心审核，对以上事项予以登记。

中华人民共和国国家版权局 计算机软件著作权登记专用章

No. 00779129　　2015年07月29日

广州三得经络养生管理系统 V1.0

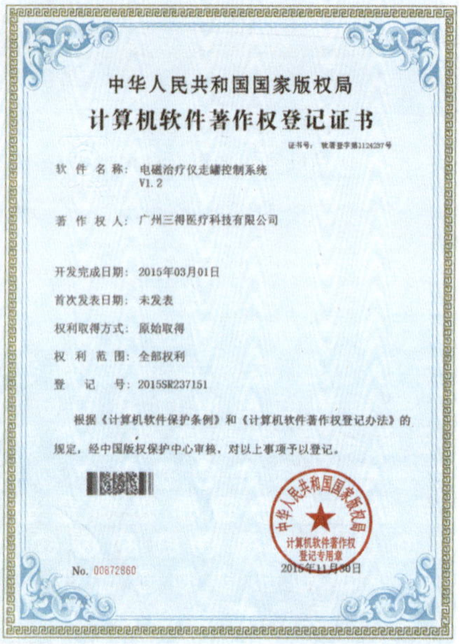
中华人民共和国国家版权局

计算机软件著作权登记证书

证书号：软著登字第1124237号

软 件 名 称：电磁治疗仪走罐控制系统
V1.2

著 作 权 人：广州三得医疗科技有限公司

开发完成日期：2015年03月01日

首次发表日期：未发表

权利取得方式：原始取得

权 利 范 围：全部权利

登 记 号：2015SR237151

根据《计算机软件保护条例》和《计算机软件著作权登记办法》的规定，经中国版权保护中心审核，对以上事项予以登记。

中华人民共和国国家版权局 计算机软件著作权登记专用章

No. 00872860　　2015年11月30日

电磁治疗仪走罐控制系统 V1.2

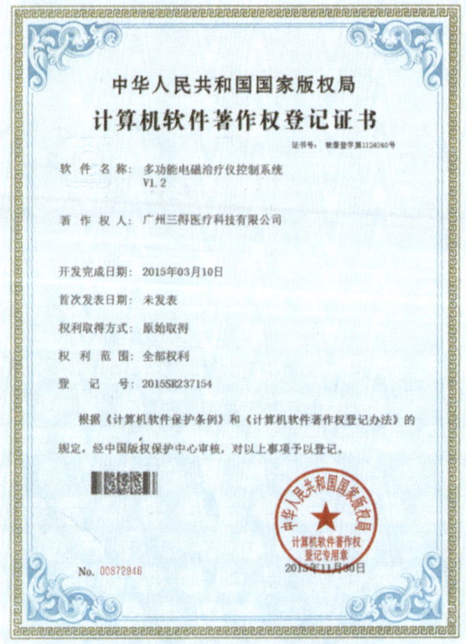
中华人民共和国国家版权局

计算机软件著作权登记证书

证书号：软著登字第1124240号

软 件 名 称：多功能电磁治疗仪控制系统
V1.2

著 作 权 人：广州三得医疗科技有限公司

开发完成日期：2015年03月10日

首次发表日期：未发表

权利取得方式：原始取得

权 利 范 围：全部权利

登 记 号：2015SR237154

根据《计算机软件保护条例》和《计算机软件著作权登记办法》的规定，经中国版权保护中心审核，对以上事项予以登记。

中华人民共和国国家版权局 计算机软件著作权登记专用章

No. 00872946　　2015年11月30日

多功能电磁治疗仪控制系统 V1.2

附录四　“三得”易用穿戴设备（自助型）快速操作指南

颈椎部理疗步骤图示　方法一：平躺式

（对症：颈椎病以及由颈椎病引发的头痛、头晕、记忆力减退、精神萎靡、失眠症、视力模糊、肢体末端麻木、增生性颈椎炎、颈椎劳损、颈神经根综合征等）

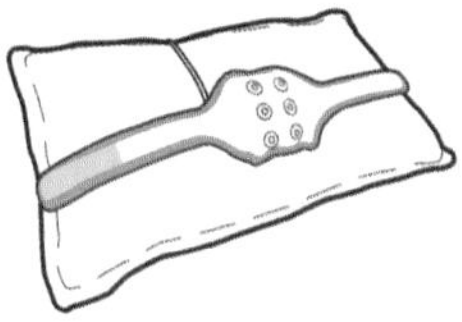

第1步：将理疗垫平置于枕头上

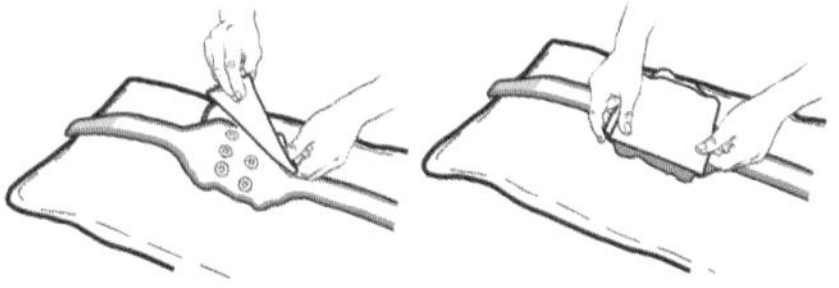

第2步：将湿润小方棉巾（保健）或特制药巾（治疗）敷设于理疗垫上

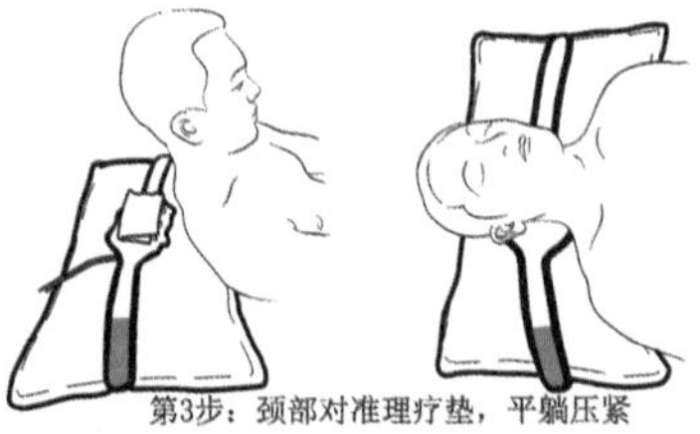

第3步：颈部对准理疗垫，平躺压紧

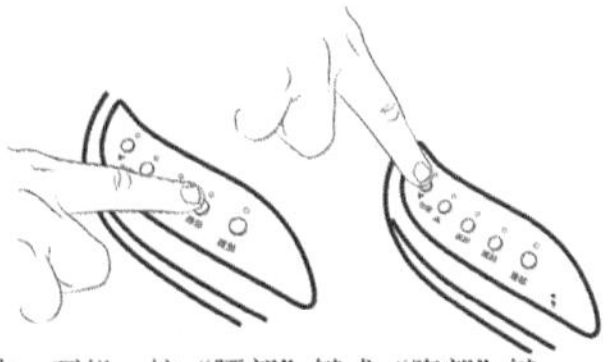

第4步：开机；按“腰部”键或“腹部”键；调节剂量至刺激度舒适为宜

方法二：坐立式

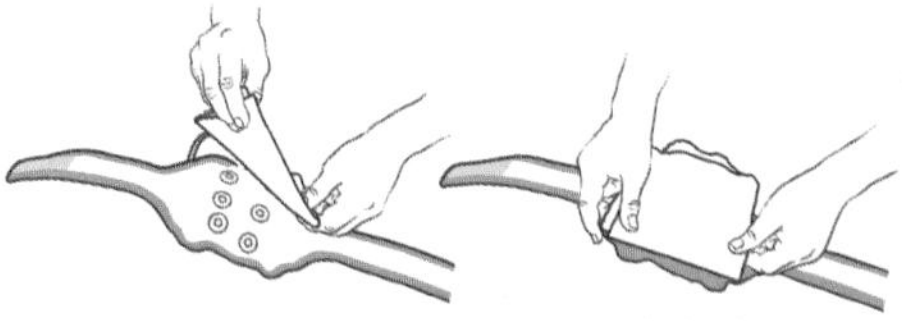

第1步：将湿润小方棉巾（保健）或特制药巾（治疗）敷设于理疗垫上

温馨小贴士

理疗时，理疗部位会有发热感，这是在电磁能及药物作用下，细胞分子剧烈运动，电磁能转换为热能，从而改善血液循环的良好生物反应，而血液循环加快，促进了细胞新陈代谢和病灶修复，需注意及时补充水分或营养液（汤水、蜂蜜水、淡盐水等均可）

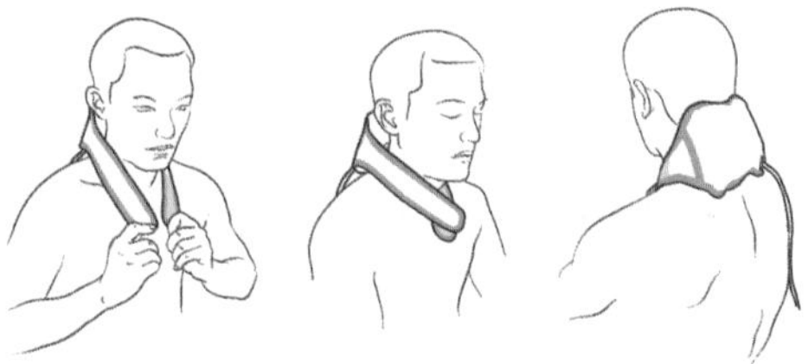

第2步：拉紧理疗垫绊带，适度绑缚于颈部

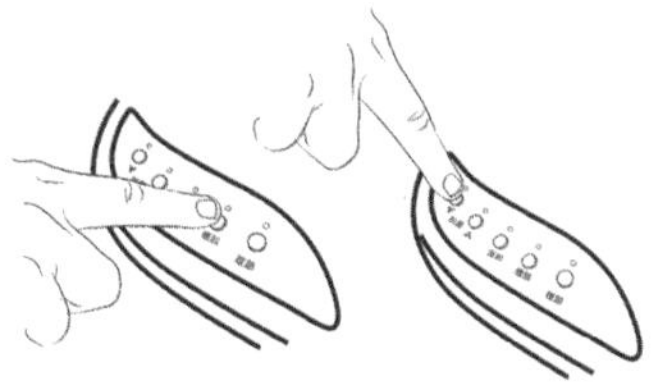

第3步：开机；按“腰部”键或“腹部”键；调节剂量至刺激度舒适为宜

胸椎&肩胛部理疗步骤图示

对症：颈椎疼痛、肩周炎、呼吸系统、循环系统等因循环阻滞引发的慢病症状等

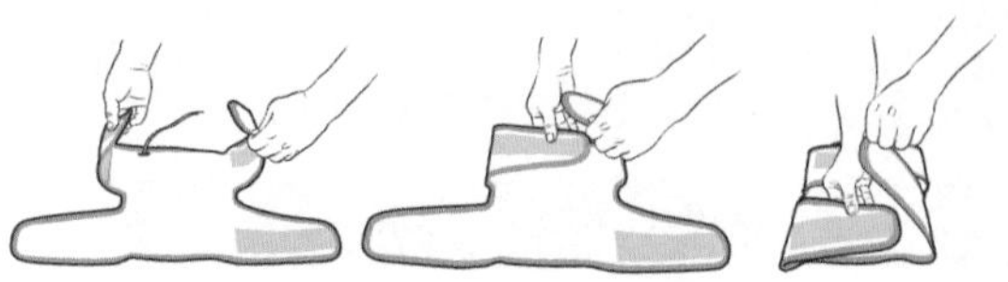

第1步：将2个理疗垫绊带反收于理疗垫背面贴住

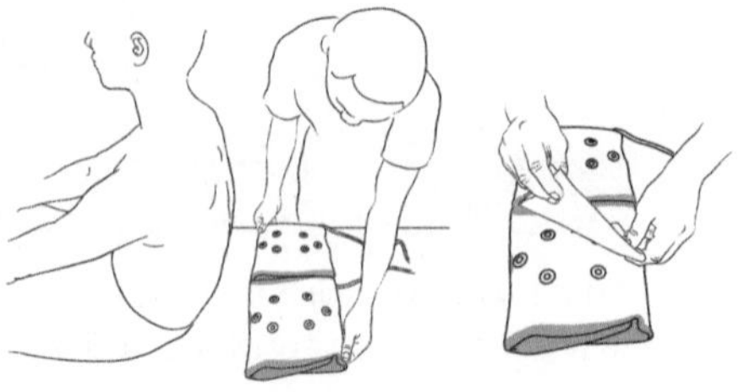

第2步：将2个理疗垫左右并排置于床上，敷设湿润小方棉巾（保健）或特制药巾（治疗）

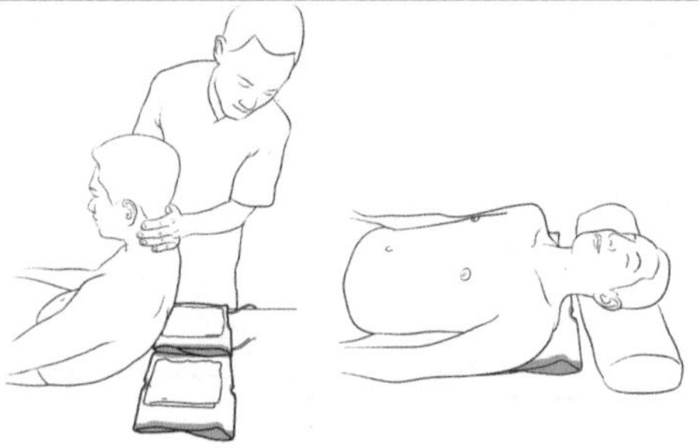

第3步：将肩胛及上背部对准2个理疗垫，平躺压紧

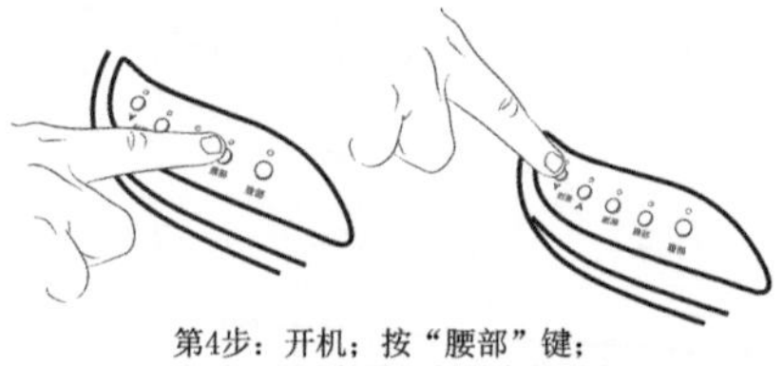

第4步：开机；按“腰部”键；调节剂量至刺激度舒适为宜

腰背部理疗步骤图示

对症：腰肌劳损、腰椎疼痛、坐骨神经痛、腰背疲劳、关节疼痛、腿软、尿频、痛经、内分泌失调、更年期综合征等

第1步：将2个理疗垫上下并排置于床上

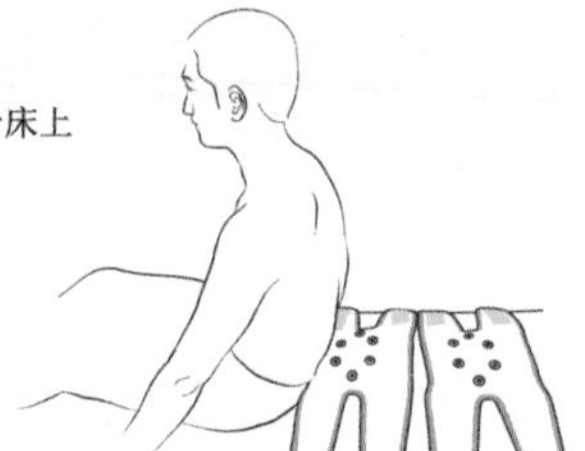

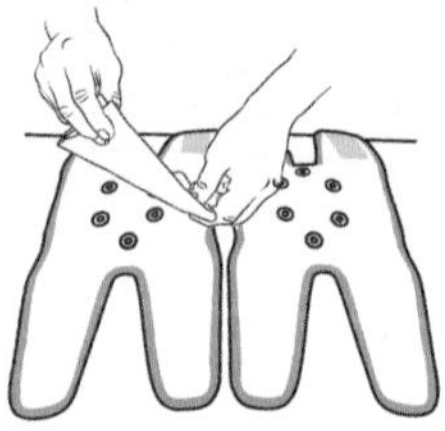

第2步：在理疗垫上敷设湿润小方棉巾（保健）或特制药巾（治疗）

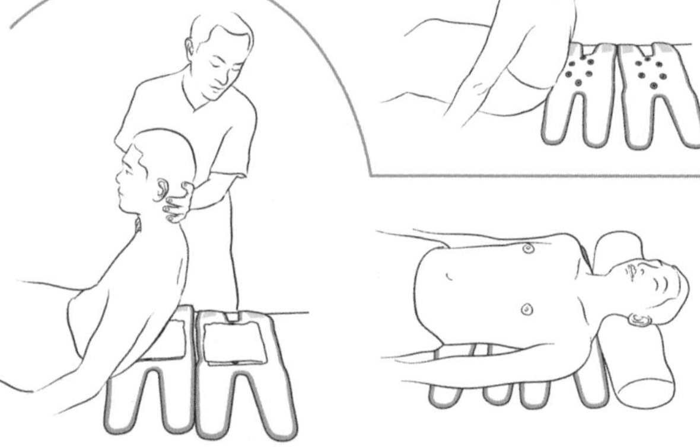

第3步：将腰椎及背部对准2个理疗垫，平躺压紧

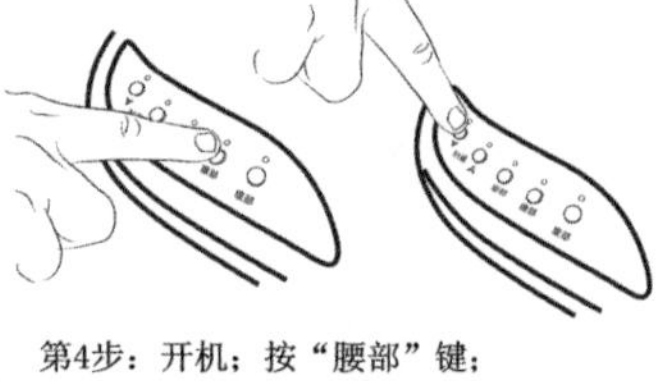

第4步：开机；按“腰部”键；调节剂量至刺激度舒适为宜

腰腹部同步理疗步骤图示

对症：调理肠胃系统、防治便秘、益肺固肾、安神宁心、舒肝利胆、通三焦；
辅助改善动脉硬化、高血压、高血脂、糖尿病、心脑血管疾病、消除腹部脂肪等

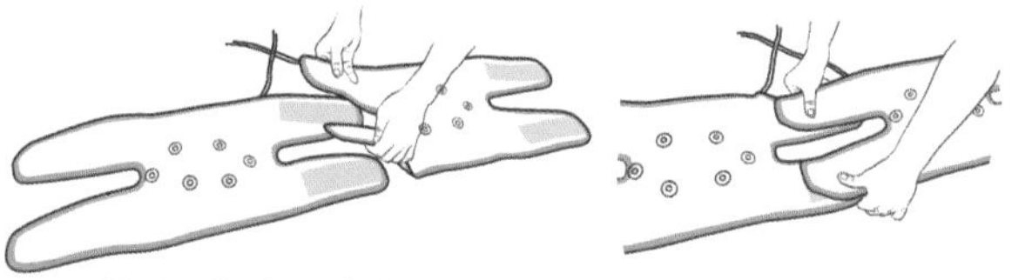

第1步：将2个理疗垫左右侧绊带互相搭接，延长为可围腰状态

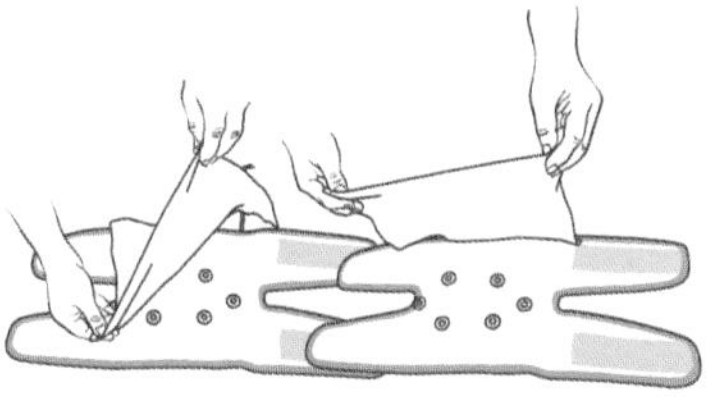

第 2 步：在2个理疗垫上敷设
湿润小方棉巾（保健）或特制药巾（治疗）

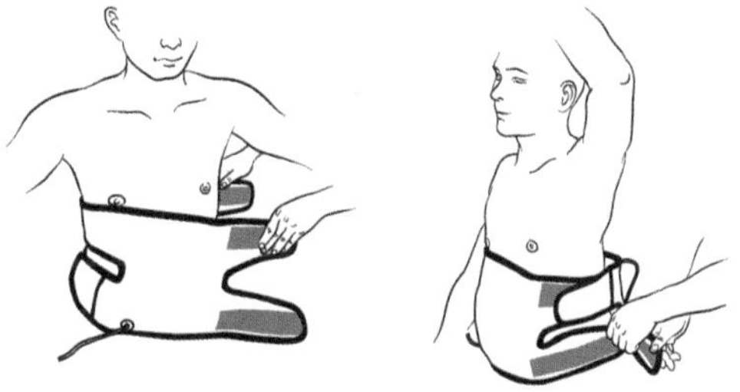

第3步：将2个理疗垫的磁极组对准腹部和腰部绑紧
（根据脏腑调理需要，绑缚位置可在上下腹部间做侧重微调）

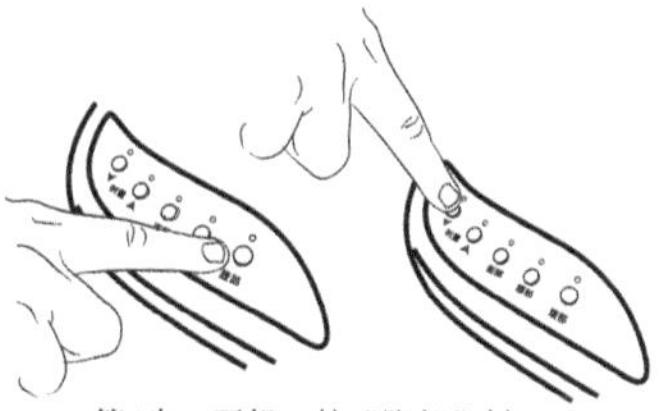

第4步：开机；按"腹部"键；
调节剂量至刺激度舒适为宜

带脉理疗步骤图示

对症：带脉指位于腰腹之间、人体唯一横向运行的脉络，主调女性产后综合征，如腰痛、
下腹痛、气血循环阻滞、带脉堵塞引起的腰腹脂肪堆积等

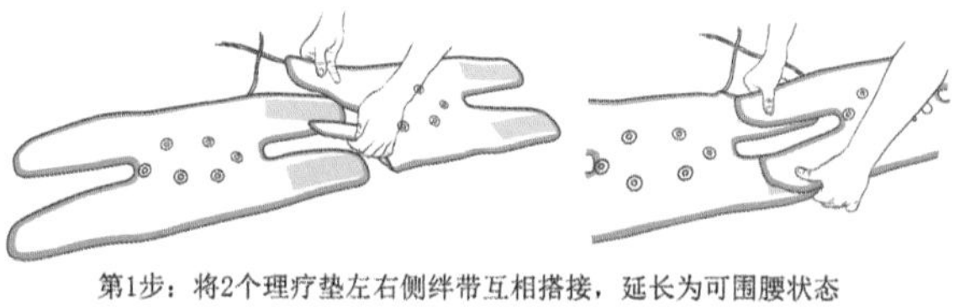

第1步：将2个理疗垫左右侧绊带互相搭接，延长为可围腰状态

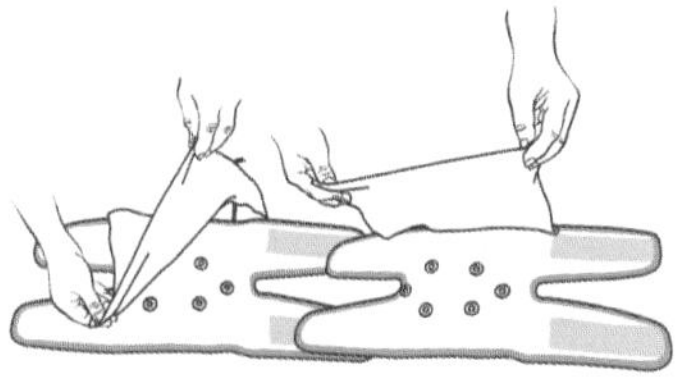

第 2 步：在2个理疗垫上敷设
湿润小方棉巾（保健）或特制药巾（治疗）

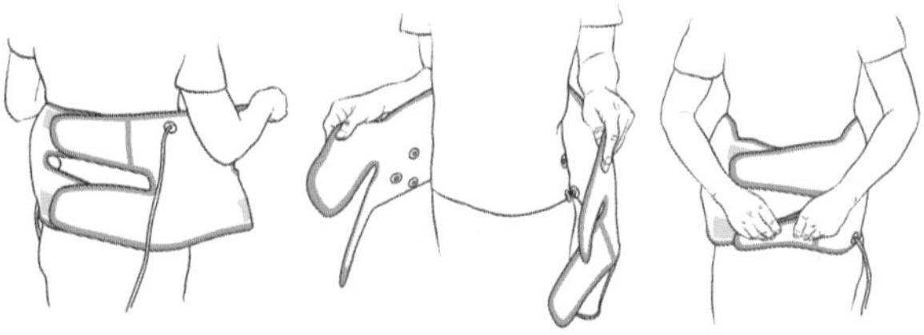

第3步：将2个理疗垫的磁极组对准髋部（身体两侧）绑紧

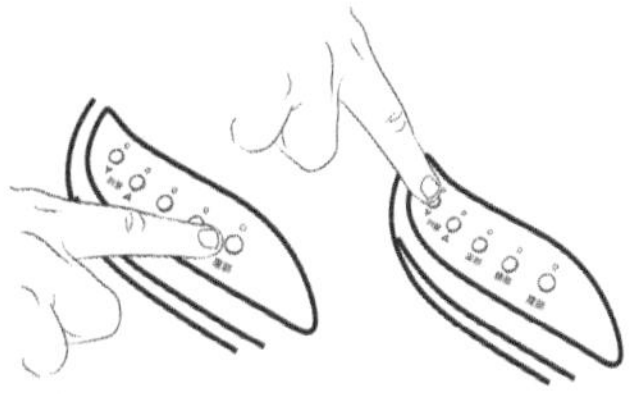

第4步：开机；按"腹部"键；
调节剂量至刺激度舒适为宜

膝部理疗步骤图示

对症：疏通经络和局部气血，迅速改善膝关节病变，如膝关节疼痛、水肿、代偿性骨质增生等

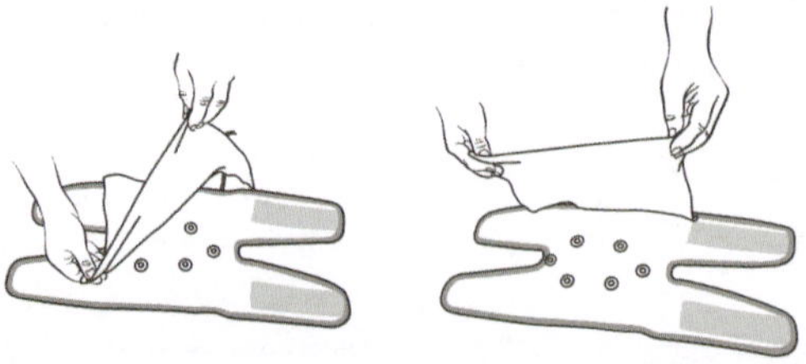

第1步：在2个理疗垫上敷设湿润小方棉巾（保健）或特制药巾（治疗）

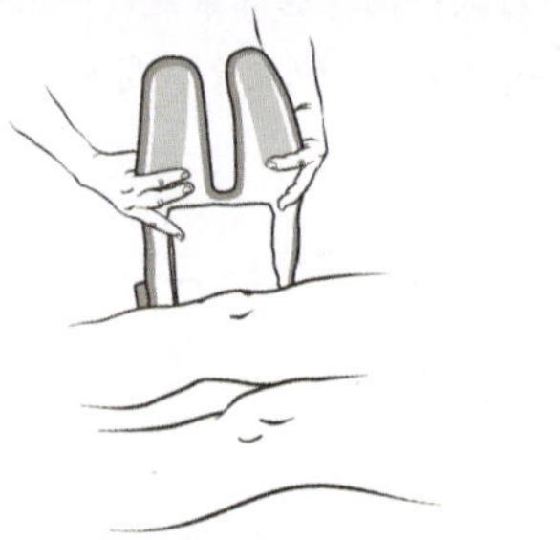

第2步：将理疗垫与药巾对准膝关节

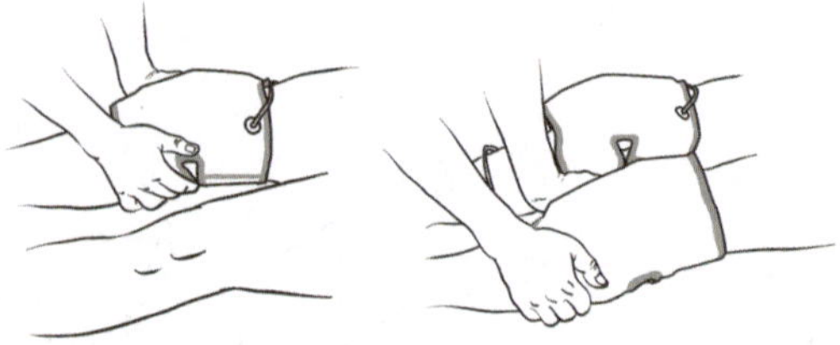

第3步：将2个理疗垫依次绑紧于双膝关节部位

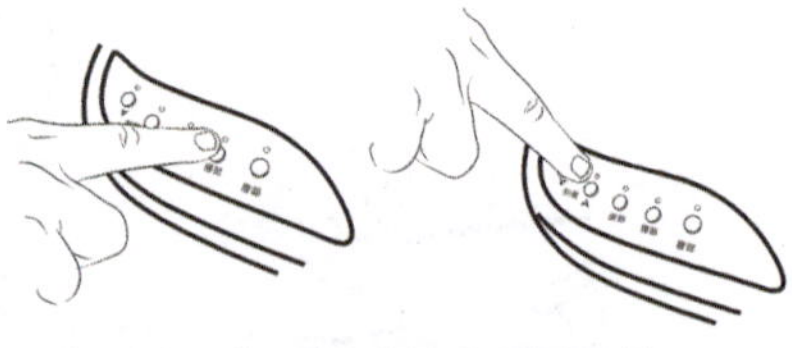

第4步：开机；按“腰部”键或“腹部”键；调节剂量至刺激度舒适为宜

面部理疗举例图示

对症：运用独创的高效双频电磁能探头，以“扫穴”手法刺激面部经络，可促进细胞新陈代谢、加快血液循环、恢复面部弹性、减轻色素沉着、缓解眼周疲劳、有效改善视力、快速通窍、缓解伤风感冒症状等

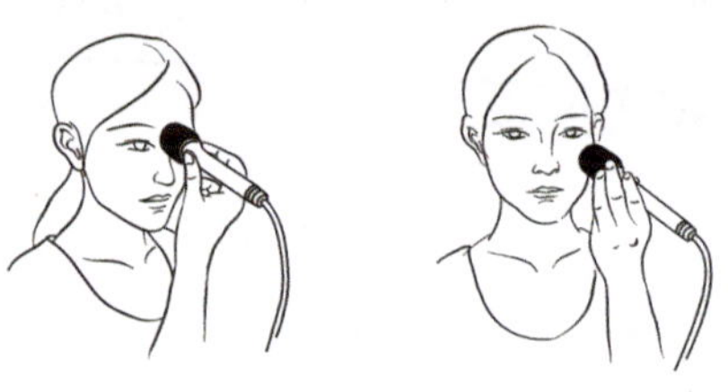

扫穴例1：刺激印堂穴1分钟，顺承泣、睛明、攒竹、丝竹空穴缓慢平扫至太阳穴止，左右分别做3次（以解除眼睛疲劳，有明亮效果为准）

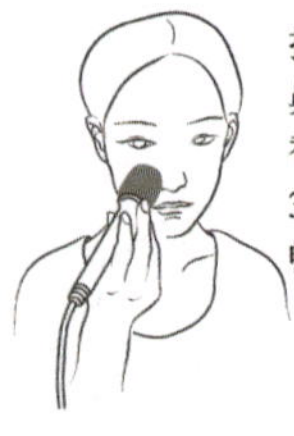

扫穴例2：匀速顺鼻梁缓慢平扫至迎香穴，左右分别做3次（以呼吸道舒畅为准）

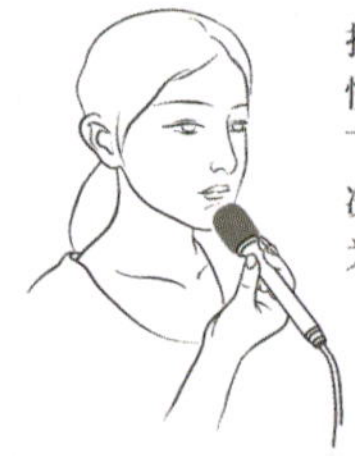

扫穴例3：自承浆缓慢扫至地仓、颊车、下关，左右分别做3次（以感觉肌肤紧致为准）

重要操作提示：

- 使用探头须连接足部（涌泉穴）绑带垫或连接腰腹垫
- 探头的黑色海绵套须浸湿后方可使用

阿是穴理疗举例图示

对症：高效双频电磁能探头可对身体任何穴位或激痛点（病灶区域）实施能量刺激，疏通经络腧穴，迅速解除疼痛，具有“无创针灸”调治功能

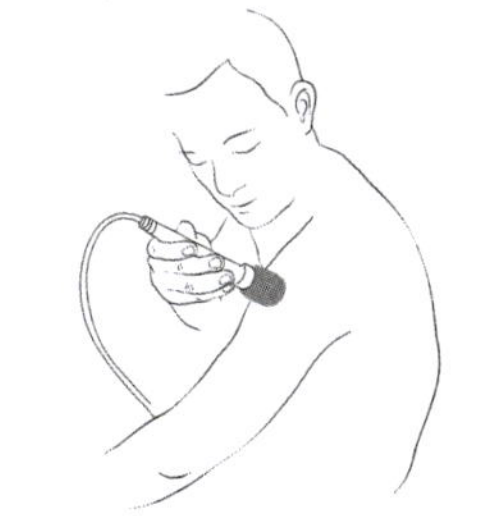

例1：对肩部关节的能量刺激

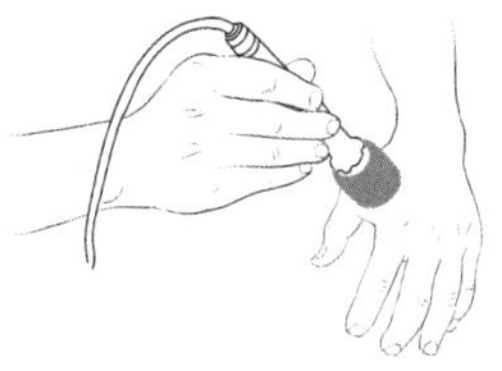

例2：对合谷穴的能量刺激

重要操作提示：

- 使用探头须连接足部（涌泉穴）绑带垫或连接腰腹垫
- 探头的黑色海绵套须浸湿后方可使用

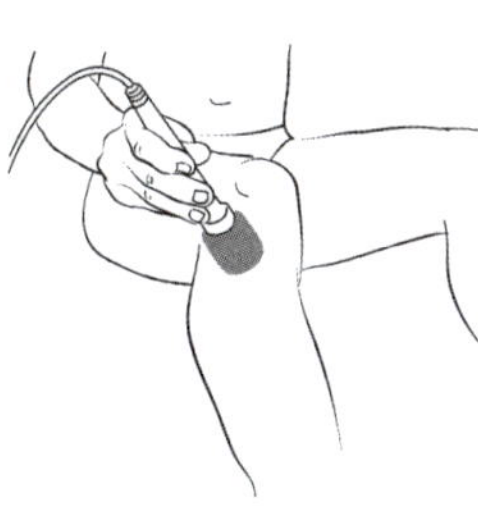

例3：对足三里穴的能量刺激

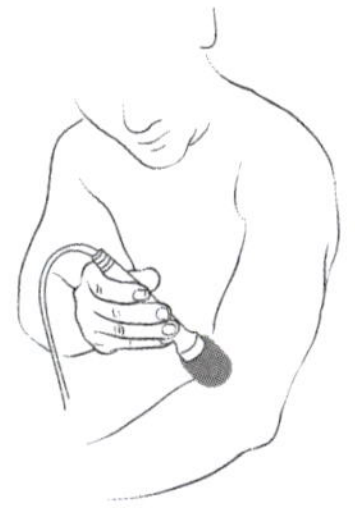

例4：对肘部关节的能量刺激

操作步骤：开机；按“面部”键；调节剂量至刺激度舒适为宜

足部(涌泉穴)绑带垫操作步骤图示

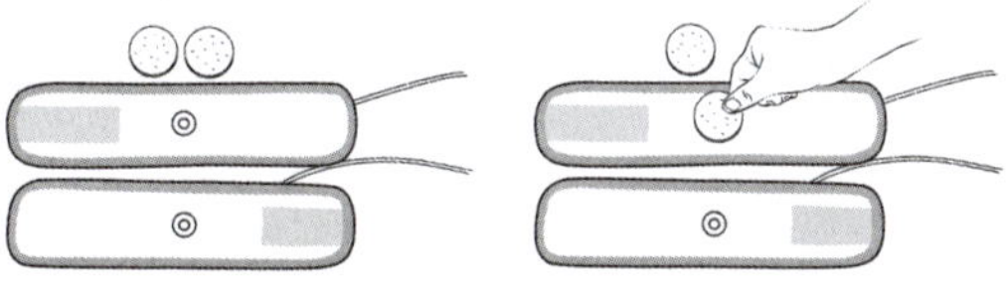

第1步：将浸水海绵圆片置于2个绑带垫的电磁极位置

对症：涌泉穴是足少阴肾经的常用腧穴，也是人体长寿大穴。对其实施刺激，不仅为“整体治疗”形成大循环生物传导，还能镇静安神、疏肝明目，对防治高血压、眩晕、耳鸣、心悸、下肢痉挛疼痛、食欲不振、大便秘结、小便不利等均大有裨益

重要操作提示：●须配合电磁能探头同步使用

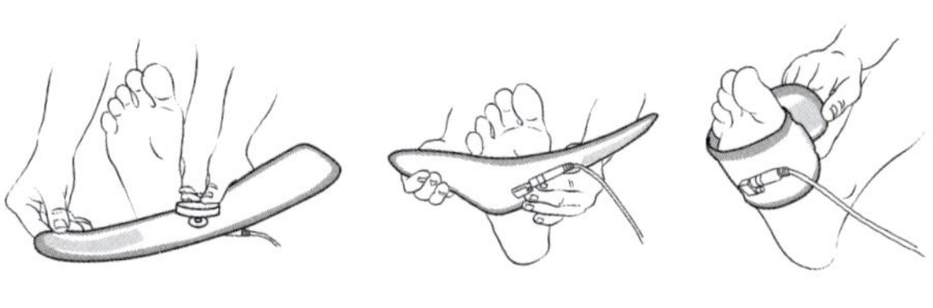

第 2 步：将电磁极和海绵圆片对准足底涌泉穴，绑带束紧于脚背处

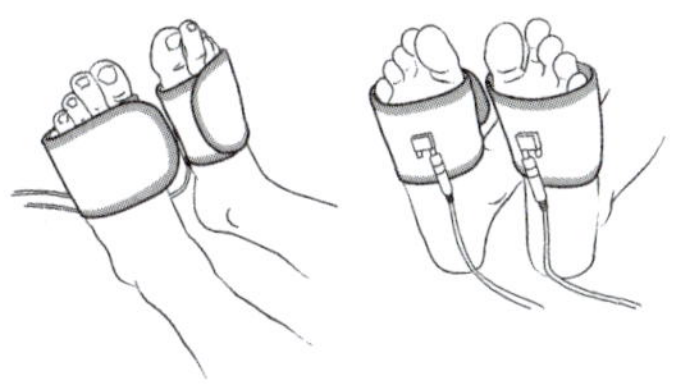

第 3 步：双脚须同时绑束，以获得最佳平衡施治效果

附录五 “针刺麻醉”历史钩沉

在疼痛医学史上，有一项技术的诞生震惊世界，它是继承和发展我国医学所取得的一项新成就，为应用现代科学方法研究经络理论提供了一个新的途径，也被世界卫生组织确认为我国医学科学研究的五项重大成果之一，这项技术就是针刺麻醉。针刺麻醉简称“针麻”，是根据手术部位、手术病种等，按照循经取穴、辨证取穴和局部取穴原则进行针刺，在实现麻醉效果后在患者清醒状态下施行外科手术的一种麻醉方法。

回顾我国医学史，针刺在中国已经应用了数千年。中国最早的医学典籍《黄帝内经》便记载过使用针刺治病的场景，最早记载将针刺应用到麻醉上、采用灸法治疗各类痛症的书籍，是春秋战国时期的《足臂十一脉灸经》和《阴阳十一脉灸经》，而应用针刺麻醉进行手术最迟也可追溯到唐代。唐代文学家薛用弱在其所撰《集异记》中，就曾记载有我国第一例针刺麻醉手术。

从针灸医学发展史可以发现，针灸不仅广泛地应用于治疗疼痛性疾病，而且逐步被用于抑制和预防某些损伤性疼痛，并显示出卓越的效果。但针灸医术跨进现代外科手术室的大门，是在新中国建立之后。在中国，用针刺代替麻醉药的思路，是受针刺可以解除各种疼痛的作用所启示。以下是我国针刺麻醉的发展历程：

1958 年，上海第一人民医院尹慧珠写下了世界第一份针刺麻醉病历。

1958 年 12 月 15 日，成功地进行了第一例电针麻醉扁桃体摘除手术。

1959 年 3 月，成功实施针刺麻醉右肺上叶切除术，标志着针刺麻醉在大型手术中的应用。

1965 年 12 月，国家科委发布了上海 186 例使用针刺麻醉进行肺切除手术获得成功的成果报告。

20 世纪 60 年代初到 70 年代后期，应用针刺麻醉完成手术两百余万例，计一百多种病症，手术对象包括几个月的婴儿和七八十岁的老人。

1970 年 7 月，我国向世界公布针刺麻醉研究的成功。针刺麻醉研究共获得国家和部级成果奖21项，其中临床研究成果获部级奖9项、国家级奖1项，原理研究获部级奖11项、国家级奖1项。另外，我国著名神经生理学家、针刺麻醉机制研究主要学术带头人之一的张香桐教授还获得了国际茨利休尔德奖。

然而，20世纪80年代以后，出于各种各样的原因，针刺麻醉热渐趋衰微，未能在全世界广泛传播，我们不得不承认针灸麻醉存在一定的缺陷。作为一种临床麻醉方法，针刺麻醉存在着镇痛不全、内脏牵拉反应较大和引起腹壁肌肉紧张等不足，有时需要采取适当的药物予以辅助。此外，针刺麻醉还存在取穴多、诱导时间长等不足，并且存在个体差异，同时由于镇痛效果不稳定、缺少操作规范、作用原理依然不明确等问题，使得其目前无法在临床上广泛推广，也未能获得国际上的认同。

针刺麻醉的系统性研究始于20世纪60年代，至今为止我国对针刺麻醉的理论探讨和实验从未间断。1965年，周恩来总理指示卫生部组织力量研究针刺麻醉的原理，当时的卫生部部长钱信忠将这个任务交给了北京医学院。同年9月，北京医学院党委书记彭瑞骢找到当时在生理学教研室工作的韩济生谈话，希望他能担起这项任务。韩济生带领他的同事和学生开始了不懈的努力与探索，经过30多年的潜心研究，他们深入地阐明了针刺镇痛机理。韩济生带领他的团队，从针刺穴位能产生镇痛效果的客观事实出发，在整体、细胞、分子和基因等不同水平上证明了针刺穴位可以促进脑和脊髓释放出5-羟色胺、内源性阿片肽等化学物质，从而产生镇痛作用。如在针灸针上通以一定参数的电刺激代替手捻针，就可以更精确地进行定量研究。他还发现，应用不同频率的电脉冲，可刺激脑和脊髓释放出不同种类的神经肽。这些研究结果说明，中国针灸学中关于"在同一穴位用不同手法进行针刺可产生不同的疗效"的说法，是有其科学基础的。研究还发现，如果针刺的持续时间过长，其镇痛效果会逐渐减弱，从而形成"耐受"。韩济生对这一现象的机理进行了深入研究，发现长时间针刺引起的中枢神经系统中阿片样物质的大量释放，将触发另一类神经肽即抗阿片样物质的释放，这种物质能够对抗阿片肽的效应起到负反馈作用。在动物实验中，韩济生还尝试用药理学和转基因的方法改变阿片肽与抗阿片肽的相对平衡，这样就可以定向改变个体对针刺的反应，从而为提高针灸疗法的临床效果打下基础。

现代神经科学的蓬勃发展、研究手段的不断改进，为研究古老的针灸作用原理铺平了道路，而对针灸原理的深入研究，则为神经科学的发展提供了新思路。韩济生和他的百余位同事及学生30多年来的研究，不仅揭开了针刺麻醉和针刺镇痛的奥秘，而且为世界神经科学文库增添了有价值的新内容。

附录六　变革前夜的中国社区卫生医疗

改革开放以来，我国经济快速发展，群众生活水平也不断提高。然而，人民日益增长的物质文化需要同现有社会生产力之间的落差依旧存在，教育、医疗等公共配套资源难以满足不断增长的人口需求，其中医疗资源短缺和分配不均的问题更为明显。近年来，看病难和贵、大医院挂号难、床位紧张等问题十分突出，大部分百姓过度信赖名医和名医院，无论病情轻重都热衷于去大型三甲医院，出现“大医院人满为患，小医院门可罗雀”的局面，致使医疗资源有限的大医院出现“一号难求”等问题，甚至出现天价挂号费。此种现象，折射出中国当下卫生医疗体制存在的问题，新的医疗改革迫在眉睫。

要从根本上解决百姓“看病难、看病贵”的问题，新医改就需要不断提升基层医疗卫生质量与服务水平。有建议提出建立分级诊疗①的医疗服务新模式，形成“首诊在社区，小病进社区，大病到医院，康复回社区”的就医格局。其中“社区”主要是指社区卫生服务中心。这个构想是否符合需求？它需要什么条件呢？

早在1997年，全国卫生工作会议就发布了《中共中央、国务院关于卫生改革与发展的决定》，提出在我国大力开展社区卫生服务②。至今为止，社区卫生服务中心的数量已迅猛增加。据统计，截至2013年底，我国668个城市中开展社区卫生服务的城市达到358个，近90%的地级城市开展社区卫生服务工作，建有2 500多个社区卫生服务中心和9 726个社区卫生服务站。

看上去，形势一片大好。然而，跟着政策迅猛扩张的中国社区医疗体系，却

---

① 所谓分级诊疗，就是按照疾病的轻重缓急及治疗的难易程度进行分级，不同级别的医疗机构承担不同疾病的治疗，逐步实现从全科到专业化的医疗过程，其内涵包括基层首诊、双向转诊、急慢分治、上下联动。

② 社区卫生服务（Community Health Service，CHS）是社区建设的重要组成部分，是在政府领导、社区参与、上级卫生机构指导下，以基层卫生机构为主体，全科医师为骨干，合理使用社区资源和适宜技术，以人的健康为中心、家庭为单位、社区为范围、需求为导向，以妇女、儿童、老年人、慢性病人、残疾人、贫困居民等为服务重点，以解决社区主要卫生问题、满足基本卫生服务需求为目的，融预防、医疗、保健、康复、健康教育、计划生育技术服务功能等为一体的，有效、经济、方便、综合、连续的基层卫生服务。

存在诸多先天不足的问题，首先是整体资金投入不足，社区卫生机构的医疗技术和设备水平受资金限制而总体落后，许多无法担当国家希望的那种应有的卫生服务功能；其次，社区医院也面临人才短缺和人才易流失等问题，“庙小留不住大菩萨”，别说名医，就是出自医学名校的应届毕业生，社区医院也很难留得住；最后，在最常见的药品供应上，社区医院也无法获取充足的药品种类与存量，这是因为现有医疗体制对此有诸多限制。最终的结果是，社区居民过社区医院的门而不入，纷纷挤进大医院排长龙的人群里面。

现实常常令人困惑和无奈。怎么办？

放眼国际，英国的全科医疗体系独步全球，似乎可以给中国社区医疗的发展提供参考与借鉴。至今，英国是世界上拥有最强大全科医生队伍的国家之一。英国全科医疗体系的成熟也不是一蹴而就的，而是经历了70多年的改革后逐步完善的，其间不仅有政府的资金支持，还有相当严格的制度[①]培育出一支高质量的全科医生队伍。那么究竟英国全科医生体系的优越性体现在哪里呢？我们听听著名呼吸医学专家钟南山是如何评价的：

> 现代医疗模式就是要求预测性、预防性、个体化，因此全科医生显得尤为重要。英国并非仅在抢救呼吸衰竭等疑难杂症疾病的治疗上做得很好，而是在此类疾病发生之前就已经做好了预测和治疗，这就是现代医学的发展模式，值得中国深思。[②]

由此可见，英国全科医疗的重心落在更加注重防病的一面上，这显然对于维护公民健康是具有深远意义的。而相比之下，我们这个有着数千年“未病先治”传统的中医之国，整个基础医疗即社区卫生服务基本处于“只治不防”的现状中，所有有关防病的概念或方法，都在医疗体系之外的商业市场、新旧媒体以及人们的日常生活中疯狂传播，自生自灭。

此外，如今慢性病已经成为世界“头号杀手”，每年直接或间接因慢性病而死亡的人数也越来越多。慢性病重在防病，因为慢性病的危险因素大部分是可干预的，所以对于防治慢性病，社区卫生服务中心发挥的作用比大型医院更加重要。

---

① 英国拥有全世界最优秀也是最严格的全科医生规范培训制度和考核制度：在取得医学本科学位之后，全科医生还需要至少5年才能获得职业资格。此举确保了全科医生的质量。而中国在全科医生培育的机制上还处于起步阶段。

② 引自钟南山教授在2014中英国际全科医学及社区卫生发展学术交流会上的发言。

在上述问题中有一个突出的情况是，由于资金不足，部分社区卫生服务中心为了保证生存，不得不采取提高药价的方法获取更多利润。然而，国家新出台的药品管理政策对基层社区医疗可选择的药物做出了更严格的限制，依靠规定的常规药品利润小，而且处方开药报销额度高，压缩了社区卫生服务中心的收益，给社区卫生服务中心带来不小的影响。但值得关注的是，在限制药物使用的同时，国家把政策扶持的重点指向医疗器械领域。2015 年是我国医疗器械行业的政策大年，扶持政策密集出台。这一年，针对国产医疗设备的转型升级，政策方面一共下发了 18 部文件。这些政策包括：《关于改革药品医疗器械审评审批制度的意见》，将拥有核心技术即发明专利的产品、具有重大临床价值的创新医疗器械注册申请，列入特殊审评审批范围，予以优先办理；《中国制造 2025 重点领域技术路线图（2015 年版）》，将医疗器械领域重点发展对象主要集中在高性能诊疗设备如影像设备、医用机器人等；还有高值医用耗材，如全降解血管支架等。如此巨大的政策扶持力度，足见用心良苦，这也使得医疗器械行业的地位与重要性大幅提升。这种趋势在 2016 年仍将延续，国家对医疗器械产业的扶持力度不会改变。

国家对医疗器械的扶持对社区卫生服务中心来说，或许是一次突破发展局限的契机。首先我们必须明确社区医疗与大型医院的区别。社区医疗（Primary Care）范围是指一般的医疗保健，即病人在转诊到医院或专科前的一些医疗，是以维护老百姓健康为中心目的的，特点就是防病在首位，而治病为其次。至此，一种新的适合社区医院应用的卫生服务适宜技术就在中国逐渐推广起来。所谓社区卫生服务适宜技术，是指那些适合于常见病、多发病诊治和广大群众预防疾病、增进健康的技术，能够为广大基层群众预防重大疾病的发生、为企事业保健单位的医药卫生人员掌握和应用的技术，还指那些费用较为低廉、广大群众在经济上一般能够承受的技术[①]。卫生部在 1991 实施“卫生部面向农村和基层推广医药卫生适宜技术十年百项计划”，至今已经取得较大的社会效益。本书重点介绍的低频电磁生物传导技术就属于这样的技术，而且是一项将中医医技进行了简化、强化、规范化、数据量化的技术。在广州自 2013—2015 年持续了三年的广东省级立项——“社区卫生服务适宜技术重点推荐项目”——广州越秀区光塔街社区卫生服务中心引进低频电磁生物传导技术设备后，老百姓获得了更有效、更舒适、更便捷的治疗，该项目也获得良好的口碑，其成功经验非常值得借鉴。

① 定义引自：杜渚蔽．应当大力发展医学适宜技术．医学与哲学，1997，18（5）：225－229.

附录六 变革前夜的中国社区卫生医疗

Appendix six

当下中国社区医疗卫生体系正处在变革的前夜，而新的社区卫生服务适宜技术将成为这场变革的重要力量。变革的模式，首先可以借鉴英国、美国等先进国家的经验，提升我国全科医疗的整体水平，但必须明确的一点是：鉴于社会福利条件的极大差异，欧美模式无法全盘照搬到我国来，这不是短时间内可以改变的。在这种现实情况下，立足于建立适合我国国情的全科医疗体系模式，成为更值得探讨与尝试的选项。其中，引进优质的社区卫生服务适宜技术作为社区医疗中的特色门诊项目，将有利于解决现实中的社区医疗体系的困扰，也能够给社区卫生服务体系带来实实在在的社会效益和经济效益。而当社区卫生医疗的地位和作用都获得了提升，群众对其依靠性增强之后，社区医院的人才流失问题也会获得不同程度的解决和改变，中国社区医疗的整体面貌必将获得提升，焕然一新。

参考文献

1. 李经纬．中医史．海口：海南出版社，2015.

2. 阿克塞尔·凯恩，帕特里克·贝什，让·克洛德·阿梅森，伊万·布洛哈尔．西医的故事．闫素伟，译．北京：商务印书馆，2015.

3. 刘力红．思考中医：对自然与生命的时间解读．桂林：广西师范大学出版社，2003.

4. 李辉．生命之窗：生命科学前沿纵览（疼痛生物学）．西安：第四军医大学出版社，2014.

5. 姜堪政，袁心洲．生物电磁波揭密：场导发现．北京：中国医药科技出版社，2011.

6. 王涛．失传的营养学：远离疾病．北京：世界知识出版社，2013.

7. 健康大学堂编委会．图解黄帝内经．石家庄：河北科学技术出版社，2013.

8. 丹尼尔·查莫维茨．植物知道生命的答案．刘夙，译．武汉：长江文艺出版社，2014.

9. 布莱恩·阿瑟．技术的本质：技术是什么，它是如何进化的．曹东溟，王健，译．杭州：浙江人民出版社，2014.

10. 布拉德福·哈里斯，李升伟．共生起源：进化的另类故事．http：//www. guokr. com/article/441194/？f = wx，2016 - 02 - 24.

11. 钟知霖．经络本质统一论．http：//www. acucn. com.

12. 百度百科，http：//baike. baidu. com.

13. 医药网，http：//www. pharmnet. com. cn.

14. 科普中国，http：//www. kepuchina. org.

15. 中文业界资讯站，http：//www. cnbeta. com.

16. 中国医药联盟，http：//www. chinamsr. com.

17. 电子产品世界网，http：//www. eepw. com. cn.

后 记

低频电磁生物传导技术与医学的未来

当王一飞教授与我商讨撰写这本书的时候，我正在参与低频电磁生物传导技术的一个新项目——为一家省级三甲医院的2 000多名医护人员提供“亚健康调理”技术服务，该项目由广东省传统医学与运动伤害康复研究所立项，我受研究所领导委托负责低频电磁生物传导技术的应用指导工作。

这是一件非常有意义的事情，医生、护士这些医疗事业从业者，在我们国家是一个庞大的群体，他们担负着为广大人民群众解除疾患、消除痛苦、治病救人的崇高责任，但是他们自己常常得不到应有的休息和调养，本身也成了亚健康状况比较严重的一群人。我期望该项目所获得的各种临床经验和第一手数据资料，能够在未来更大范围内推动并实施一项针对医护人员的健康保障计划，为我国医疗事业在未来的健康发展贡献一分力量。

医护人员这一特殊群体是有代表性的，我们在本书中也曾表达过这样一个理念，即“治病≠健康”，为他人疗疾者却没有好办法自我保护，这种窘况在今日医学体系之下，如何获得更新与更正？作为低频电磁生物传导技术的研发者，我内心十分清楚它所具有的现实意义。人类历史总是在纠错中前行，医学也同样如此。我们正在追求一种“基于健康理念的治疗”，也就是寻找中西方医学先贤们共同主张的“医者职责乃帮助人体恢复自然之平衡”的观念，这一伟大的思想，不应被现代医学所遗弃，它不是糟粕和落后的观念，恰恰相反，它代表着进步与升华。

怎样理解“基于健康理念的治疗”这句话呢？我想说说自己的体会。我在某止痛药的使用说明中发现，它标明的禁用人群有5类，不良反应有8项，注意事项（即副作用提醒）有15项，药物相互（副）作用有6项，加在一起共有30余项之多。请您想象一下，如果您经常头痛，吃这个止痛药会怎样呢？它在缓解头痛的时候，会带来哪些负面影响呢？它所做的“治疗”是真正意义上的治疗吗？也就是说，所谓真正意义上的治疗应该以恢复健康为标准，它可以做到恢复健康吗？这就是问题的实质所在。那么，低频电磁生物传导技术在治疗头痛时是怎么做的呢？通常在确认无脑部器质性病变后我们会将关注点放在颈部，因为现代人因颈椎病造成头痛的比例非常大。我们用低频电磁能对颈部经络穴位实施能量导入，修复紊乱的病灶信息，改善颈部血液循环，在有效解决头痛的过程中直接干预病灶源头，恢复肌体组织的自然平衡状态，不会产生由化学药物引发的副作用。

低频电磁生物传导技术的研发思想是从中医理论出发的，对于这点我自信有发言权。我生长在一个中医世家，当投入这项研发之始，第一推动力就是中医经络，虽然当时我所带领的科研团队还无法依托如今生命科学的最新成果，但对于低频电磁能能够借助经络实现传导坚信不疑，这也最终成就了这项技术的独特性和有效性。我们目前对低频电磁生物传导技术的培训体系进行了一个级别划分：初级治疗师须掌握基本技术操作要领，学会哪里不适“打”哪里的方法；中级治疗师则除掌握基本操作技术外，还须掌握较好的经络腧穴理论，懂得运用中医知识，较精准地治疗病症；高级治疗师则需要全面掌握核心技术原理，懂得系统性地运用中医经络手法综合施治，有能力独立完成临床病例，同时还需具备传授课程的完整表达能力。各位读者可以从中看到，我们的技术级别设置与通常的理疗技术是非常不同的，中西医专业结合能力越强，则级别越高。因此可以充分说明，我们在现代科技应用与中医理论的结合上做出了极大的努力，换句话说，我们在中医医技的创新上取得了一些具有突破意义的成果。

当然我们也深知，科学的道路是无止境的，对中医这个人类文明宝藏的挖掘和利用有着可期待的前景，世界医学的目光也正聚焦于此。为此，面向医学的未来，我们已经做好准备，目前正在与多家权威科研机构、科学实验室、专业院校和医疗实体展开紧密的合作，倚重于现代生命科学及其衍生技术所带来的契机，以积极务实的创新驱动，不断升级、完善这项新技术。

此刻，我由衷地感谢所有关注本书以及关注低频电磁生物传导技术的读者们。同时也借此表达一下我的心声：虽然我是这项技术核心思想的倡导者和实践者，但是它最终并不属于我个人。它属于我们这个孕育了伟大中医理论体系的东方文明古国，也属于所有能够享受到新世纪科技进步的你们，它还属于未来更多参与对低频电磁生物传导技术进一步升级研发的科学家们，他们将与我们共同携手成为这一技术造福社会、造福人类的见证人。

最后，祝您及您的家人健康、幸福、快乐！

2016 年 3 月 29 日